Germain Weber • Intellektuelle Behinderung

Germain Weber

Intellektuelle Behinderung

Grundlagen, klinisch-psychologische Diagnostik und
Therapie im Erwachsenenalter

mit einem Beitrag zur
Hypothese der Emotions-Spezifität

WUV-Universitätsverlag

Die Deutsche Bibliothek – CIP-Einheitsaufnahme

Weber, Germain:
Intellektuelle Behinderung : Grundlagen, klinisch-psychologische Diagnostik und Therapie im Erwachsenenalter ; mit einem Beitrag zur Hypothese der Emotions-Spezifität / Germain Weber. - Wien : WUV-Univ.-Verl., 1997
ISBN 3-85114-340-X

Satz und Druck: WUV-Universitätsverlag
Umschlaggestaltung: A + H Haller
Printed in Austria
ISBN 3-85114-340-X

Gedruckt mit Unterstützung durch das Bundesministerium
für Wissenschaft und Verkehr und die Österreichische Forschungsgemeinschaft

Für Andreas Rett

Wenn das Unerwartete nicht erwartet wird,
wird man es nicht entdecken,
da es dann unaufspürbar ist
und unzugänglich bleibt.

Clemens von Alexandria (nach Heraklit)

Inhaltsverzeichnis

1. Einleitung

In der vorliegenden Monographie werden rezente Ergebnisse aus der klinisch-psychologischen Forschung zugunsten erwachsener Menschen mit intellektueller Behinderung (IB) präsentiert und diskutiert. Ziel ist es, den Stand der Forschung zu psychischen Auffälligkeiten und Verhaltensstörungen, also den psychopathologischen Erscheinungsformen in dieser Population, in einer umfassenden Form darzustellen. Zusätzlich werden rezente Ergebnisse zur Hypothese der Emotions-Spezifität erläutert. Dabei wird an Hand von eigenen Befunden versucht die Relevanz dieser Hypothese bezüglich psychischer Auffälligkeiten zu präzisieren.

1.1 Hintergrund und Relevanz der Thematik

Die Relevanz der wissenschaftlichen Auseinandersetzung mit dem Thema Psychopathologie bei erwachsenen Menschen mit IB läßt sich über mehrere Aspekte begründen.

(1) Die Anzahl der erwachsenen Menschen mit IB ist in den letzten Jahrzehnten, bedingt durch die spezifisch für diese Population überdurchschnittlich gestiegene mittlere Lebenserwartung, deutlich gewachsen. Es ist anzunehmen, daß gleichzeitig auch die absolute Anzahl von Fällen mit klinisch-psychologisch relevanter Symptomatik gestiegen ist. In diesem Zusammenhang nehmen Themen der Diagnostik und der Intervention grundsätzliche Bedeutung in der Forschung ein. Tatsächlich hat sich die klinisch-psychologische Forschung erst in den jüngsten Jahren vermehrt für diese Gruppe interessiert. Von den Forschungsergebnissen wiederum läßt sich ein Qualitätsanstieg im professionellen Umgang mit psychischen Störungen bei Menschen mit IB erwarten. Bereits in den frühen achtziger Jahren wurde die Problematik psychischer Störungen bei heranwachsenden und alternden Menschen mit IB von Rett erwähnt (Rett und Seidler, 1981; Rett, 1984). Eine erste systematischere Auseinandersetzung mit psychopathologischen Störungen bei Menschen mit IB findet in den Arbeiten von Menolascino statt (e.g. Menolascino und Stark, 1984).

(2) Es ist zu hinterfragen, inwiefern klinisch-psychologische bzw. psychiatrische Diagnoseinstrumente, die auf Klassifikationssystemen

wie dem der WHO, dem ICD-10 (Dilling, Mombour und Schmidt, 1993) oder dem der American Psychiatric Association, dem DSM-IV (APA, 1994; Saß, Wittchen und Zaudig, 1996) bzw. dessen Vorläuferversion DSM-III-R (APA, 1987) beruhen, sich für das Aufzeigen von psychischen Störungen bei Menschen mit IB anwenden lassen. Bereits Sovner und Hurley (1983) heben hervor, daß die Anwendung von gängigen Richtlinien und Kriterien für die Erfassung und Bestimmung psychopathologischer Störungen bei Menschen mit IB überprüfenswert erscheint. Es ist nicht auszuschließen, daß bestimmte Verhaltensmuster bei Menschen mit IB hinsichtlich ihrer psychopathologischen Relevanz von unterschiedlicher Bedeutung sind, bzw. daß Ausmaß und Schweregrad bestimmter Verhaltensweisen sich hinsichtlich der klinischen Aussage zwischen Menschen mit und ohne IB unterscheiden (Moss, Patel, Prosser, Goldberg, Simpson, Rowe und Lucchino, 1993). Aus diesen Hinweisen ergibt sich die Notwendigkeit der empirischen Überprüfung dieser Feststellungen, sowie die damit in Verbindung stehende Entwicklung von theoriegeleiteten Instrumentarien zur Erfassung psychischer Störungen und Verhaltensauffälligkeiten bei Menschen mit IB.

(3) In den letzten Jahren konnten einerseits vermehrt Nachweise dafür erbracht werden, daß psychische Störungen und Verhaltensauffälligkeiten häufig unabhängig von der IB, bzw. von den diese verursachenden Faktoren – soweit überhaupt bekannt – zu sehen sind (Lingg und Theunissen, 1994; Theunissen, 1994, 1997b). Hierdurch konnte die traditionelle psychiatrische Sicht, welche die sich manifestierenden psychischen Störungen in dieser Population per se der IB als zugehörig ansah, grundsätzlich verändert werden. Andererseits liegen einige Ergebnisse vor, in welchen in Zusammenhang mit bestimmten Formen von IB sich sogenannte verhaltensphänotypische Auffälligkeiten herausschälen ließen. Bei letzteren Auffälligkeiten liegen neuerlich erste empirische Hinweise zu einem möglicherweise primär genetisch-biologischen Hintergrund bei diesen Auffälligkeiten vor. Ein differenzierteres Wissen und Verständnis um die verursachenden, bzw. mitverursachenden Faktoren bei Verhaltensstörungen und psychischen Auffälligkeiten, führt letztlich zu Implikationen für therapeutische Vorgangsweisen.

(4) Die Entwicklungen und Forschungsergebnisse zu den hier angeschnittenen Themen aus der klinischen Psychologie bei IB haben bisher wenig Beachtung in der deutschsprachigen Fachliteratur gefunden. Mit der vorliegenden Monographie wird versucht diese Lücke ansatzweise zu schließen, sowie auf bestimmte Forschungsthemen aufmerksam zu

machen, deren Bedeutung sich nicht unbedingt auf den konkreten Praxisbezug und den sich daraus ergebenden Konsequenzen für die Bezugspopulation, erschöpft. Psychologische Forschung zum Phänomen der IB kann durchaus für eine Theorieentwicklung fruchtbar sein und kann somit zu einem differenzierteren Verständnis von allgemeinen psychischen Phänomen beitragen.

1.2 Inhaltliche Schwerpunkte

Im Zentrum der vorliegenden Abhandlung steht die systematische Zusammenstellung von Forschungs- und Entwicklungsergebnissen zu ausgewählten Aspekten psychischer Auffälligkeiten und Verhaltensstörungen, die für die Weiterführung klinisch-psychologischer Forschung aber auch für die Umsetzung in die Praxis zugunsten der Population der Menschen mit IB von Bedeutung erscheinen.

Das erste Kapitel setzt sich mit Definitions- und Klassifikationsversuchen zu IB auseinander, wobei Bezug auf aktuelle Regelwerke genommen wird. Weiter folgt eine Darstellung und Diskussion zentraler Populationskennwerte bei IB. Hier werden vor allem epidemiologische Daten hinsichtlich psychischer Störungen und Verhaltensstörungen bei erwachsenen Menschen mit IB besprochen. Im darauffolgenden Kapitel wird die Heterogenität an Erscheinungsformen von IB, unter Berücksichtigung bekannter bzw. vermuteter ätiologischer Faktoren dargestellt, dies unter besonderer Berücksichtigung des für klinisch-psychologische Fragestellungen bedeutsamen Verhaltensphänotyps. Im vierten Kapitel werden neuere Entwicklungen, die in Zusammenhang mit der Erfassung von psychischen Störungen, stehen, beschrieben. Hierbei werden vor allem jene neueren Verfahren dargestellt, die auf der ICD-10 Klassifikation (Dilling, Mombour und Schmidt, 1993) beruhen. Es folgt im nächsten Kapitel eine Übersicht und Diskussion zu empirisch fundierten therapeutischen Ansätzen bei psychischen Störungen und Verhaltensstörungen. Im abschließenden sechsten Kapitel werden neuere Ergebnisse zur Hypothese der Emotions-Spezifität bei Menschen mit IB dargestellt und hinsichtlich ihrer möglichen Bedeutung an Hand neuer Daten in Zusammenhang mit psychischen Störungen diskutiert. Das abschließende Kapitel enthält Anregungen für zukünftige hypothesengeleitete Forschungsfragen sowie für anwendungsorientierte Entwicklungsarbeiten.

1.3 Psychische Störungen und Verhaltensstörungen

Mit den heute für die Allgemeinpopulation zur Verfügung stehenden diagnostischen Klassifikationssystemen und Erfassungsinstrumenten läßt sich die Vielfalt der psychopathologischen Erscheinungen nicht erschöpfend differenzieren. Die Verwendung des Begriffs „psychische Störung" stellt gleichfalls wie der Begriff „Verhaltensstörung" lediglich eine Konvention dar. Mit den Begriffen psychische Störung bzw. Verhaltensstörung ist nicht gemeint, daß diese Störungen von biologischen Faktoren unabhängig sind, bzw. daß körperliche Erkrankungen unabhängig von Verhaltens- und psychosozialen Faktoren ablaufen.

Der Begriff Verhaltensstörung findet vielmehr besonders dann Verwendung, wenn eine oder mehrere schwerwiegende Abweichungen im Verhalten vorgefunden werden, die nicht direkt in Zusammenhang mit der gängigen Definition einer psychischen Störung gebracht werden können, bzw. die nicht in Zusammenhang mit einer psychischen Störung reflektiert werden. Eine eindeutige Abgrenzung zwischen den zwei Begriffen scheint aber nicht unproblematisch.

Weiter bleibt zu unterstreichen, daß mit Erfassungssystemen nicht Störungen diagnostiziert werden, sondern Menschen mit bestimmten Störungsformen. Dieser letzte Aspekt erscheint nicht nur für die Praxis von Bedeutung, da hierdurch dem Verständnis um die individuelle Pathogenese größere Bedeutung zukommen kann. Vielmehr lassen sich unter vermehrter Berücksichtigung spezifischer Faktoren auch neue Impulse für die Forschung erwarten. Hiermit wird die Verwendung der eventuell umständlich erscheinenden Bezeichnung von z. B. *Menschen mit depressiven Störungen*, an Stelle von *Depression* begründet.

1.4 Intellektuelle Behinderung

In der vorliegenden Schrift wird der Begriff intellektuelle Behinderung (IB) verwendet, welcher hier an Stelle des Begriffes „geistige Behinderung" eingeführt wird. Eine kurze Darstellung zum Hintergrund und zur Begründung dieses Vorschlages erscheint angebracht. Durch den Austausch des Wortes *geistige* mit *intellektuelle* wird verschärft auf das persistierende Merkmal bei diesem Erscheinungsbild hingewiesen, nämlich auf die Beeinträchtigung intellektuell-kognitiver Funktionen. Die Einschränkungen beziehen sich vor allem auf die Bereiche der abstrakt-analytischen und begrifflichen Intelligenz und den hiermit verbundenen mehr oder weniger stark ausgeprägten Schwierigkeiten und Begrenzungen in der Aneignung von Fertigkeiten wie z. B. dem Generalisierungsvermögen, dem abstrakt-logischen Denken, dem Vorstellungsvermögen, der Strategieentwicklung und der Strategiebefolgung. Demgegenüber entwickeln Menschen mit IB unter normalisierten Bedingungen und häufig graduell zum Schweregrad der intellektuellen Behinderng größere Fertigkeiten in sozialen Kompetenzen. Dies betrifft nicht nur die Bereiche des zwischenmenschlichen Kontaktes, sondern trifft auch auf die Entwicklung von beruflichen Fertigkeiten und auf die Entwicklung von persönlichen Interessen zu. Insofern erscheint der Begriff geistige Behinderung als zu breit für das besprochene Erscheinungbild und im Hinblick auf den heutigen Kenntnistand als nicht mehr korrekt. In Folge dessen hat bereits vor einigen Jahren die in diesem Bereich seit vielen Jahrzehnten tätige internationale Forschungsgesellschaft ein Zeichen in diese Richtung gesetzt und den Gesellschaftsnamen konsequent in „International Association for the Scientific Study of Intellectual Disabilities" umbenannt. Es folgte die Umbenennung von peer-reviewed Fachzeitschriften. Die 1995 in Wien gegründete europäische Forschungsinitiative nannte sich konsequenterweise „European Network on Intellectual Disability and Aging". Die Verwendung des Begriffes „intellektuelle Behinderung" (IB) soll in der vorliegenden Monographie in Zusammenhang mit dieser Entwicklung gesehen werden.

1.5 Psychologische Forschung bei intellektueller Behinderung

Ein erster Meilenstein in der empirisch psychologischen Forschung bei intellektueller Behinderung stellt die Entwicklung des Binet Intelligenztest vor circa 100 Jahren dar. Hat diese Entwicklung dazu gedient Kinder, mit IB aus dem damaligen Schul- und Berufsfindungssystems sowie dem öffentlich sozialen Bereich auszusondern, so befaßt sich die heutige psychologische Forschung mit Themen, die von der Optimierung von Frühförderprogrammen über die Erforschung von effektiven Lernstrategien bei Menschen mit IB bis hin zu effektiven flankierenden Begleitmaßnahmen zur Verbesserung der sozialen Integration reichen. Weiter sind Fragestellungen, die Themen der Informationsverarbeitung bei Menschen mit IB zum Gegenstand haben, für die psychologische Grundlagenforschung in diesem Bereich von zentraler Bedeutung. Über diese Themen lassen sich Verknüpfungen sowohl zu neuropsychologischen als auch zu neurobiologischen Fragestellungen ableiten, aus welchen bedeutsame Ergebnisse zu Hirn-Verhaltens-Interaktionen zu erwarten sind. Darüberhinaus kann sich die psychologische Forschung den rezenten Herausforderungen aus dem Gebiet der Gen-Forschung bei IB nicht verschließen.

Viele Themen der vorherrschenden anwendungsbezogenen psychologischen Forschung bei IB befassen sich sich mit Teilaspekten, die in Zusammenhang mit der sozialen Integration gesehen werden können. Dabei konzentriert sich die psychologische Forschung im wesentlichen auf das Verhalten des Individuums als einzelner oder in der Gruppe. Durch die Anwendung verhaltenswissenschaftlicher Erkenntnisse auf das Forschungsfeld der IB und durch die spezifische Weiterentwicklung von theoriegeleiteten psychologischen Ansätzen konnten die Grenzen der Verhaltensplastizität bei Menschen mit IB besser verstanden werden. So wurde beispielsweise nachgewiesen, daß viele Bereiche des individuellen Verhaltens sich bei Menschen mit IB relativ entschieden verändern lassen, sofern bestimmte Umwelt- und Gesundheitsvariablen kontrolliert werden. Über die systematische Umsetzung dieser Erkenntnisse sollte es prinzipiell möglich sein, Menschen mit IB vermehrt in einer angemesseneren und produktiveren Weise an der Gesellschaft teilnehmen zu lassen.

Ein relativ neuer Forschungsbereich in der Population der erwachsenen Menschen mit IB stellt die Auseinandersetzung mit Themen zur psychischen Gesundheit dar. Zeigt ein Mensch mit IB zusätzlich psychische Störungen bzw. schwerwiegende Verhaltensstörungen, so bedeutet dies in letzter Konsequenz gravierende Barrieren für seine soziale Integration. Durch diesen Umstand soll die Bedeutung der Erforschung psychischer Störungen bei Menschen mit IB unterstrichen werden. Durch die systematische Erforschung könnte das spezifische Wissen in diesem Bereich deutlich erhöht werden. Durch die Umsetzung dieser empirisch gewonnenen Erkenntnisse könnte die klinische Psychologie einen entscheidenden Beitrag zur Verbesserung der Versorgung psychischer Störungen bei Menschen mit IB leisten.

2. Intellektuelle Behinderung

In diesem Kapitel soll in komprimierter Form Entwicklung und Stand der Kriterien für Definitionen und Klassifkationen zu IB sowie generelle und spezifische Kennwerte zur Gruppe der Menschen mit IB dargestellt werden. Dieser Informationshintergrund dient zu einem differenzierteren Verständnis psychopathologischer Forschungsfragen bei erwachsenen Menschen mit IB.

Die Bezeichnung intellektuelle Behinderung stellt keine einheitliche phänomenologische Kategorie dar. Weiter handelt es sich bei der Bezeichnung IB weder um eine medizinische noch um eine klinisch-psychologische oder psychiatrische Diagnose. Bei der Operationalisierung dieser phänomenologischen Entität kommt der empirisch-wissenschaftlichen Evidenz eine besondere Bedeutung zu, doch sind zu jeder Epoche auch philosophische bzw. erkenntnistheoretische Orientierungen bei der Diskussion um diesen Begriff beteiligt gewesen, bzw. sind es noch heute. Zu diesem letzten Punkt sei lediglich die provokante These von Feuser (1996) angeführt, der meint „Geistigbehinderte gibt es nicht"! Feuser möchte diese Aussage nicht nur rein rhethorisch verstanden wissen. Das Erscheinungsbild eines Menschen mit IB läßt sich aber nicht so einfach leugnen. Intellektuelle Behinderung ist vielmehr ein Konzept, welches sich auf die systematische Beobachtung von menschlichem Verhalten bezieht, dies vor allem während der Periode der Entwicklung. Dabei kommt dem Versagen in der Entwicklung, bzw. dem Versagen in der Aneignung von Wissensstrukturen, kognitiv-intellektuellen Fähigkeiten und Problemlösungsverhalten eine besondere Bedeutung zu. Diese bestimmen großteils den Hintergrund der intellektuellen Behinderung.

2.1 Definition und Klassifikation

Wenn auch im alltäglichen Umgang mit Menschen mit IB Sinn und Zweck einer Definition und Klassifikation sowie den daraus folgenden Bezeichnungen, z. B. eines bestimmten Labels oder einer Diagnose, nicht immer leicht nachvollziehbar ist, so bleiben diese Schritte sowohl für Grundlagen- und angewandte Forschung, als auch für viele Themen der Evaluation von zentraler Bedeutung.

2.1.1 Rückblick auf Entwicklungen

Ein kurzer Rückblick auf die letzten 40 Jahre verdeutlicht, daß auch die empirisch-wissenschaftlichen Evidenzen zu verschiedenen Zeitpunkten zu unterschiedlichen Positionen führten, und die Definitionen als das Ergebnis eines Konsenses aus einem komplexen sozialen Kräftegefüge der jeweiligen Epoche angesehen werden können. Als pragmatisches Kriterium wurde über viele Jahre zur Bestimmung einer IB bei Kindern oder Jugendlichen lediglich ein bestimmter „cut-off" Wert im Intelligenzquotient (IQ) verwendet. Bis 1959 galten minus zwei Standardabweichungen (SD) vom Durchschnitts-IQ. Von 1959 bis 1973 galt jedoch in den USA, ein Kind als intellektuell behindert, wenn es bereits eine Standardabweichung unter dem Durchschnitt im IQ lag, also die 85 IQ-Punktegrenze unterschritt (Heber, 1959). Dies führte schlagartig zu einer Vervielfachung der damals als intellektuell behindert bezeichneten Menschen auf theoretisch fast 17 Prozent. Die Begründung zu diesem Schritt lag damals im Zusammenhang mit der Problematik der Zuweisung zu Sonder- und Regelschule. Die Einschulung von Kindern mit einem IQ zwischen 70 und 85 erwies sich in der Regelschule als problematisch. Die Folgen dieser Grenzziehung waren die schon genannte hohe Zahl an Personen (Schülern) mit IB und die Tatsache, daß eine Abweichung von 1,5 SD doch, wenn schon nicht eine Prognose für schulischen Erfolg in akademischen Fertigkeiten, mindestens die Vorhersage für eine erfolgreiche Berufsausbildung nicht auschloß. Diese heute noch gelegentlich als Menschen mit „borderline" Intelligenz bezeichneten Jugendlichen verpaßten hierdurch die für sie prinzipiell erreichbaren Bildungsabschlüsse. Als Reaktion darauf wurde 1973 wieder ein cut-off von 2 SD unter dem Durchschnitt für die Defintion von IB vorgeschlagen (Grossman, 1973). Stellt eine Standardabweichung von minus 2 SD eine relativ gute Schätzung für den erfolgreichen Erwerb von schulischen Kulturtechniken dar, so bleibt aber eine Abweichung von minus 2 bis minus 3 SD als einziges Kriterium zur Vorhersage vom Erfolg im Erwachsenenleben eigenartig und nicht unproblematisch. In der von 1983 von der American Association on Mental Retardation (AAMR) revidierten Definition wurde erstmals auch gefordert, daß gleichzeitg zu dem IQ Kriterium deutliche Abweichungen im sozial-adaptiven Verhalten vorliegen müssen, damit von IB gesprochen werden kann (Grossman, 1983). Zur Erfassung von sozial-adaptivem

Verhalten wird die Benutzung von Verfahren empfohlen, die nach psychometrischen Kriterien konstruiert sind.

Ein weiterer Punkt, der zu verschiedenen Zeiten in der Etablierung von Kriterien für intellektuelle Behinderung diskutiert und verändert wurde, ist das Lebensalter zum Zeitpunkt der Bestimmung der IB. Wurde die Feststellung früher mit der Umschreibung „Schulalter" definiert, so gab Grossman (1983) als Altersgrenze bis zu der spätestens von einem Erscheinungsbild mit IB gesprochen werden kann, ein Alter zwischen dem 16-ten und 18-ten Lebensjahr an. In der aktuellen Definition der AAMR (Luckasson, Coulter, Polloway, Reiss, Schalok, Snell, Spitalnik und Stark, 1992) wird nur von IB gesprochen, wenn die Kriterien für IB bis zum 18-ten Lebensjahr vorliegen. Kürzlich schlugen Jacobson und Mulick (1996) vor, diese Grenzziehung bis zum 22-ten Lebensjahr hin auszudehnen.

Um die besonderen schulischen Bedürfnisse jener Kinder zu berücksichtigen, die im IQ-Range von 70 bis 85 liegen – Berücksichtigung des Standardmeßfehlers (SE) noch nicht eingeschlossen – hat sich der Begriff Lernbehinderung (LB) (learning disabilities) durchgesetzt (vergleiche etwa bei Weber, Mück und Pibinger, 1988). Die Abgrenzung zwischen IB und LB bleibt zwischen verschiedenen Kulturbereichen unterschiedlich (Jantzen, 1987, S. 332).

2.1.2 Aktuelle Definitionen und Kriterien

Aktuelle und weit verbreitete Definitionen und Klassifikationen zum Phänomen der IB sind heute in der ICD-10 der WHO und dem DSM-IV der American Psychiatric Association (APA) vorzufinden. Handelt es sich bei diesen zwei Werken primär um Klassifikationssyteme hinsichtlich psychischer Störungen, so handelt es sich bei den Vorschlägen der American Association on Mental Retardation (Luckasson, Coulter, Polloway, Reiss, Schalock, Snell, Spitalnik und Stark, 1992) sowie dem neulich von der American Psychological Association (APA) (Jacobson und Mulick, 1996) vorgelegten Werk um spezifische Abhandlungen zu IB und somit um deutlich weiterentwickelte Konzepte. Diese Ansätze sollen in der Folge hinsichtlich ihrer Gemeinsamkeiten und Unterschiede kurz dargestellt und diskutiert werden.

ICD-10 und DSM-IV

Bei der ICD-10 (Dilling, Mombour und Schmidt, 1991), wie auch bei dem DSM-IV (APA, 1994), handelt es sich um multiaxiale Klassifikationssysteme für psychische Störungen, in denen Intelligenzminderung als eigene Kategorie vorkommt. In den Forschungskriterien zur ICD-10 (Dilling, Mombour, Schmidt und Schulte-Markwort, 1994) wird neben der Klassifikation an Hand von Abstufungen der Intelligenzminderung nach IQ-Werten (siehe Tabelle 1) auch die Erfassung des Niveaus der sozial-adaptiven Kompetenz gefordert. Hierfür wird für den amerikanischen, wie auch den europäischen Kulturkreis, die „Vineland Social Maturity Scale" (Doll, 1965) empfohlen, ohne daß aber nähere Angaben hinsichtlich der Kriterien vorliegen. Zur Erfassung der sozial-adaptiven Fertigkeiten liegt keine normierte deutschsprachige Version vor. Hinsichtlich des Kriteriums „Alter" wird darauf verwiesen, daß es sich um eine in der Entwicklung unvollständige oder ausgebliebene Entwicklung der geistigen Fähigkeiten handelt.

Tab. 1: *Klassifikation der Intelligenzminderung nach ICD-10; (aus Dilling et al., 1994, S. 171)*

Kategorie	Intelligenzminderung	IQ	mentales Alter (Jahre)
F70	leichte	50-69	9 bis < 12
F71	mittelgradige	35-49	6 bis < 9
F72	schwere	20-34	3 bis < 6
F73	schwerste	< 20	< 3
F79	nicht näher bezeichnete Intelligenzminderung		

Im DSM-IV wird IB unter Axe II, Persönlichkeitsstörungen und intellektuelle Behinderung, eingetragen und wird unter dem Abschnitt „Störungen, die in der Regel zuerst im Kleinkindalter, im Kindes- oder im Jugendalter diagnostiziert werden", näher beschrieben. Als Kriterien werden drei genannt, die gleichzeitig beobachtet werden müssen, damit von IB gesprochen werden kann:

(1) intellektuelle Kompetenzen, die signifikant unter dem Mittel liegen,

(2) signifikante Beeinträchtigung der sozial-adaptiven Fähigkeiten, und

(3) die zwei erstgenannten Kriterien müssen vor dem 18-ten Lebensjahr aufgetreten sein.

Als Kategorien werden vergleichbar zur ICD-10 vier genannt, die hinsichtlich der IQ-Grenzwerte ebenfalls mit jenen der ICD-10 übereinstimmen. Zur Erfassung der sozial-adaptiven Kompetenzen wird die Skala von Doll (1965) sowie jene von Nihira, Foster, Shellas und Leland (1974) empfohlen. Es werden keine cut-off Kriterien für diese Instrumente angeführt.

Definition der AAMR von 1992

In der jüngsten Definition der American Association on Mental Retardation (Luckasson et al., 1992) wird IB als das Ergebnis einer Wechselwirkung zwischen den persönlichen Fähigkeiten (Intelligenzstruktur und sozial-adaptiven Kompetenzen), den psychologisch-emotionalen Gegebenheiten der Person, den biologischen Einschränkungen (Ätiologie und Gesundheit), der Umwelt (Elternhaus, Schule/Berufswelt und der Gemeinschaft) sowie den benutzbaren realen Unterstützungsmaßnahmen gesehen. Diese Definition hat in Forscherkreisen zu heftigsten Kontroversen geführt (MacMillan, Gresham und Siperstein, 1993; Reiss, 1994 a). Unter anderem wird kritisiert, daß das Ergebnis der Analyse aus den genannten Bereichen nicht mehr zu einem kategorialen Klassifikationssystem im bisher bekannten Sinne führe. Ein kategoriales System hatte sich aber in der Forschung zwecks Definition von Untersuchungsgruppen bisher mehr als bewährt. Demgegenüber kann das Ergebnis der diagnostischen Abklärung der neuen AAMR Definition als „zielorientiert" verstanden werden, weil der Unterstützungsbedarf, der zur Durchführung von verschiedenen sozialen Aufgaben und Rollen notwendig ist, deutlich herausgearbeitet werden kann. Die Beschreibung und Klassifikation erfolgt somit nicht mehr nach einer Analyse von globalen Defiziten in Intelligenz oder sozial-adaptivem Verhalten oder nach einem Stärken-Schwächen Profil verschiedener Kompetenzbereiche, sondern zeigt auf, was die einzelnen Menschen mit IB an konkreten Unterstützungen in verschiedenen sozialen Rollen benötigen. Insofern zeigt dieses Modell deutliche Parallelen zum theoretischen Ansatz des Entwicklungskontextualismus nach Ford und Lerner (1992) auf. Aus einem solchen Bedürfnisprofil lassen sich Konsequenzen für Interventionsstrategien und Maßnahmen bestimmen, die ihrerseits wieder einer Evaluation über eine nächste Analyse zugeführt werden können. Die Abstufung erfolgt nach der Dringlichkeit der benötigten Unterstützung und erfolgt von „zeitweise" über „beschränkt" und „umfassend" bis hin zu „durchgehend".

Die vorgeschlagene Definition geht also weit über eine Definition im klassischen Sinne hinaus, da sie eine Systematik zur Bestimmung der Unterstützungsbereiche enthält. Als Begründung für diesen Vorschlag wird von den Autoren angeführt:

(1) die Erweiterung des Konzeptes zum Phänomen IB,

(2) die Bestimmung des Behinderungsschweregrades ist nicht mehr so prominent über die Intelligenzstufen zu orientieren, und

(3) die Bestimmung angemessenerer Unterstützungsmaßnahmen hinsichtlich der Bedürfnisse des einzelnen Menschen ist hierdurch eher zu garantieren.

a) dreistufige diagnostische Vorgangsweise

Die diagnostische Abklärung erfolgt gemäß diesem Vorschlag dreistufig:

(1) Bestimmung der IB:

– intellektuell-kognitives Funktionsniveau

– Niveau der sozial-adaptiven Fähigkeiten

– Alter bei Beginn der IB

(2) Klassifikation und Deskription

Wurde bei einem Menschen eine IB diagnostiziert, so erfolgt daraufhin eine Beschreibung des Stärken-Schwächen Profils dieses Menschen gemäß:

– den psychologisch-emotionalen Charakteristiken

– dem biologischen Hintergrund

– der Umweltsituation des betroffenen Menschen

(3) Profil und Ausmaß des Unterstützungsbedarfs

Die Beschreibung des Unterstützungsbedarfes erfolgt an Hand aller Aspekte die erfaßt werden konnten.

b) Kriterien der Definition

An dieser Stelle sind die Kriterien aus Punkt 1, der stufenweise Vorgangsweise, durch welche eine mögliche IB letztlich bestimmt wird, von Interesse.

Kriterium intellektuell-kognitive Kompetenzen

Für den intellektuell-kognitiven Bereich wird gemäß dem Vorschlag auf eine Unterteilung hinsichtlich verschiedener Ausprägungsklassen des IQ-Wertes verzichtet. Dieses Kriterium wurde mit dem Range von

70 bis 75 IQ-Punkte definiert (1. Kriterium), gemessen mit einem erprobten Instrument, wie z. B. der „Wechsler Intelligence Scale for Children-III" (Wechsler, 1991), oder der K-ABC (Kaufman und Kaufman, 1983). Der vorgeschlagene Range von 5 IQ-Punkten wird über den üblichen Standardmeßfehler, der bei gut standardisierten Instrumenten zwischen 3 und 5 Punkten liegt, begründet. Eine Erhöhung des IQ-Kriteriums auf 75 Punkte hätte, so die Kritiker, unweigerlich zur Folge, daß mehr Personen der Allgemeinpopulation in den Bereich des cut-off Wertes fallen würden. Demgegenüber wird die Flexibilität im cut-off Kriterium der Intelligenzbestimmung von den Autoren der neuen AAMR Definition durch den sogenannten kulturellen Bias, mit dem IQ-Werte bekanntlich behaftet sind, begründet.

Kriterium sozial-adaptive Fertigkeiten

In den sozial-adaptiven Fertigkeiten werden folgende Erfassungsbereiche definiert, die im Kontext der jeweiligen Entwicklungsperiode erfaßt werden sollen:
- Kommunikation (z. B. sprachliche Verständigung)
- Selbständigkeit in persönlichen alltagsrelevanten Fertigkeiten (z. B. Hygiene, Kleidung, Essen)
- Selbständigkeit im Bereich des Wohnens (z. B. Haushaltsführung, Kochen, Einkäufe planen, Umgang mit Geld)
- Sozial-relationale Fähigkeiten (z. B. soziale Interaktionskompetenzen, Erkennung von emotionalen Ausdrücken von anderen Menschen)
- Unabhängigkeit in der Benutzung von allgemeinen Dienstleistungen (z. B. Benutzung öffentlicher Transportmittel, Einkäufe erledigen)
- Selbsbestimmung und Lebensplanung (z. B. Fähigkeit zur Durchführung von einfachen Entscheidungen, Terminplan führen)
- Gesundheit und Sicherheit (Ernährungsgewohnheiten, Erkennung von Gefahrensituationen)
- Fertigkeiten in Kulturtechniken (Lesen, Schreiben)
- Freizeitgestaltung (eigene Interessensgebiete)
- Arbeitsverhalten (Fähigkeiten die in Zusammenhang mit einer erfolgreichen Integration in die Arbeitswelt stehen, wie z. B. eine Aufgabe bis zum Ende durchführen).

Gleich aus mehreren Gründen wird davon Abstand genommen als Kriterium einen cut-off Wert, bezogen auf den Prozentrang einer gesamten

Skala, zu benutzen. Von den Autoren wird aber nicht erwähnt, daß eine Erfassung der 10 Bereiche derzeit durch keine der vorhandenen Skalen zuverlässig gewährleistet werden kann. Dagegen wird das Kriterium vage mit „substantieller Beeinträchtigung in mindestens zwei der zehn angeführten Bereiche" umschrieben. Zur Bestimmung der „substantiellen Beeinträchtigung" werden aber keine Angaben gemacht. Somit bleibt die Bestimmung des nur verbal umschriebenen allgemeinen Kriteriums letztlich mit einer relativ großen Subjektivität behaftet und ist stark von der klinischen Erfahrung und der Einschätzung des Gesamtumfeldes abhängig. Weiter bleibt zu hinterfragen, inwieweit von einer globalen Begrenzung sozial-adaptiven Verhaltens gesprochen werden kann, wenn als Kriterium eine deutliche Reduzierung der Fähigkeiten in lediglich 20 Prozent der Bereiche gesetzt wird.

Zur Erfassung der sozial-adaptiven Fertigkeiten empfehlen die Autoren unter anderem die Benutzung von einem der folgenden Instrumentarien: Vineland Social Maturity Scale (Doll, 1965), AAMR Adaptive Behavior Scale (Nihira et al., 1974), der AAMR ABS-School (Lambert und Windmiller, 1981).

Kriterium Alter

Als drittes Kriterium wird das Alter von 18 Jahren genannt. Bis zu diesem Alter sollen die Kriterien der Bereiche 1 und 2 nachweislich vorliegen, damit von einer IB gesprochen werden kann.

c) Diskussion

Mit dem vorliegenden Konzept zur Beschreibung einer IB wurde versucht, jene Veränderungen, die in den letzten Jahren in Praxis und Gesellschaft gegenüber dem Menschen mit IB stattgefunden haben, in einer Definition zu integrieren. Die Hauptintention der neuen Definition ist nach Reiss (1994) das Bewirken einer veränderten Denkweise gegenüber intellektueller Behinderung. Das alte Defizit-Modell wird durch ein neues Unterstützungs-Bedürfnis-Modell ersetzt. Eine gemäß diesem Konzept erfolgende Definition, Klassifikation und Analyse mag einerseits für die Bestimmung einer optimalen Betreuungs- und Förderungssituation dienlich sein, vorausgesetzt die durchführenden Personen verfügen über ein breites theoretisches Wissen und einen großen Erfahrungshintergrund um die Informationen aus den verschiedenen Bereichen so miteinander verschmelzen zu können, daß die betroffene Person einen Gewinn durch diesen Aufwand erwarten kann. Hervorzuheben ist, daß erstmals im Rahmen der diagnostischen Abklärung bei IB auch eine Erfassung emotional-affektiver Dimensionen gefordert wird. Andererseits erscheint diese Definition für die Bearbeitung wissenschaftlicher Fragestellungen in Disziplinen wie z. B. der Psychologie nur beschränkt anwendbar zu sein. In vielen psychologischen Fragestellungen hat sich gezeigt, daß der Schweregrad der Intelligenzminderung ein nicht zu unterschätzender Faktor in Zusammenhang mit dem Anteil der erklärten Varianz in der abhängigen Variablen darstellt, wie dies z. B. für die Entwicklungstruktur von sozial-adaptiven Verhaltensweisen der Fall ist (Eyman und Widaman, 1987). Eine entsprechende Abstufung nach Intelligenzgraden nicht mehr zu berücksichtigen wäre, ebenso wie ein Verzicht auf Unterteilungen nach bekannten ätiologischen Faktoren der IB bei manchen Fragestellungen, ein deutlicher Rückschritt in der Forschung.

Definition der American Psychological Association von 1996
Die American Psychological Association hat kürzlich, in Antwort auf die Vorschläge der AAMR von 1992 eine forschungsbezogene Definition der IB vorgestellt. Es werden hier vor allem die für die psychologische Forschung relevanten Kriterien zur Bestimmung einer IB definiert. Im Vorschlag der APA (Jacobson und Mulick, 1996) wird eine IB weiterhin in vier verschiedene Abstufungen nach dem Intelligenzgrad, unter gleichzeitiger Berücksichtigung der sozial-adaptiven Fertigkeiten, definiert (siehe Tabelle 2).

Kriterien für intellektuell-kognitive Fertigkeiten
Diese Kriterien werden sowohl im Range der IQ-Werte angeführt als auch mit der dazugehörenden Anzahl an SD, wobei der IQ-Range unter Berücksichtigung des SE (standard error) des jeweiligen Instrumentariums als annähernde Größe verstanden wird (vergleiche Tabelle 2).

Tab. 2: *Schweregrade von intellektueller Behinderung (IB); (aus Jakobson und Mulick, 1996 S. 14)*

Schweregrade der IB	IQ-Range	IQ-Abweichung	Ausmaß der sozial-adaptiven Beeinträchtigungen
Leichte	55–70	– 2 SD	zwei oder mehr Bereiche
Mittelgradige	35–54	– 3 SD	zwei oder mehr Bereiche
Schwere	20–34	– 4 SD	alle Bereiche
Schwerste	< 20	– 5 SD	alle Bereiche

Kriterien für sozial-adaptive Fertigkeiten

Zur Feststellung der Beeinträchtigung in sozial-adaptiven Fertigkeiten werden die, entsprechend dem chronologischen Alter der untersuchten Person, zu erwartenden Leistungen miteinander in Relation gesetzt, und es wird eine Abweichung von mindestens minus zwei SD vom Mittelwert verlangt, damit von einer signifkanten Beeinträchtigung die Rede sein kann. Es wird vorausgesetzt, daß dieser Bereich mit einem aktuellen, hinreichend normierten Instrumentarium erfaßt wird.

Kriterium Alter

Der gleichzeitige Nachweis der Kriterien aus dem Intelligenzbereich und dem Bereich der sozial-adaptiven Fertigkeiten soll längstens bis zum 22-ten Lebensjahr vorliegen. Das Alterskriterium wird deutlich breiter festgelegt als in vorherigen Definitionen. Dies geht mit der heute gängigen zeitbezogenen Definition zum Jugendalter konform, das bis in den Beginn der zwanziger Lebensjahre gesehen wird. Eine Reihe von entwicklungspsychologischen Erkenntnissen legen nahe, daß ein Abschluß der Hauptentwicklungsperiode im Leben eines Menschen durchschnittlich in diesem Alter erfolgt, und begründet somit das Kriterium 22-tes Lebensjahr. Diese Altersgrenze hat beispielsweise in den USA bereits früher Einzug in gesetzliche Bestimmungen zugunsten von Menschen mit IB gefunden (z. B. im „Individuals with Disability Act" von 1985), mit der Intention, den betroffenen Menschen auch bis zum Abschluß der Hauptentwicklungsperiode entsprechende Ressourcen, vor allem Ausbildungsressourcen, zur Verfügung zu stellen.

Diskussion

Die Definition der American Psychological Association kann wegen der Nennung von klaren Kriterien in allen drei Definitionsbereichen und der hierdurch gewährleisteten Nachvollziehbarkeit, welcher im Rahmen empirischer Forschung elementare Bedeutung zukommt, als richtungsweisend für wissenschaftliche Applikationen gesehen werden. Es sei an dieser Stelle hervorgehoben, daß aus Intelligenztests gewonnene Werte mit jenen aus sozialadaptiven Instrumenten korrelieren. Kamphaus (1987) berichtet von Korrelationen zwischen $r = 0,4$ und $r = 0,6$ für Werte aus diesen zwei Konstrukten. Weiterhin ist bekannt, daß die Stärke der Korrelationen mit den Untersuchungsgruppen in Zusammenhang steht, wobei die Korrelationen bei Menschen mit schwerer und schwerster Intelligenzminderung ausgeprägter sind als bei jenen, die keine schwere IB aufzeigen, bzw. die nicht behindert sind (Platt, Kamphaus, Cole und Smith, 1991).

Für eine Reihe von Forschungsfragen dürfte neben der Bestimmung der Kriterien, wie sie in der hierfür empfohlenen Vorgangsweise zur Definition von IB vorgeschlagen wird, auch die Berücksichtigung der Ätiologie, soweit überhaupt bestimmbar, von Bedeutung sein. So ist beispielsweise bekannt, daß innerhalb der Gruppe der Menschen mit Down-Syndrom eine schiefe Verteilung hinsichtlich der Intelligenzleistungen vorgefunden werden kann. Das heißt, es gibt viele Menschen mit Down-Syndrom mit einer mittelgradigen bis schweren Intelligenzminderung, und nicht so viele mit leichten Formen von IB (Weber und Rett, 1991). Beim fragilen-X-Syndrom ist dies beispielsweise umgekehrt. Die meisten Menschen mit diesem Syndrom zeigen leichte bis mittelgradige Beeinträchtigungen in ihren Intelligenzleistungen, sofern es sich um Menschen mit IB handelt. Genau in der Gruppe der Personen mit fragilem-X-Syndrom, läßt sich aber das volle Leistungsspektrum, welches von schwerster IB bis hin zu normalen Intelligenzleistungen reicht, beobachten. Durch diese und andere Beispiele läßt sich, je nach Art der Forschungsfrage, die Forderung nach einer Klassifikation auf zwei Ebenen, den Abstufungen nach Schweregraden (gemäß Definition von Jacobson und Mulick, 1996) und nach Ätiologie, wie dies bereits von Grossman (1983) vorgeschlagen wurde, begründen (vergleiche auch Weber, 1994c). Diese Zielvorstellung ist im Rahmen anwendungsorientierter Forschung nicht immer leicht realisierbar.

2.2 Häufigkeit intellektueller Behinderung

Unter Berücksichtigung der Normalverteilung ist rein theoretisch zu erwarten, daß ein IQ bis 70 in circa 2,3 Prozent der Personen der Bevölkerung beobachtet werden kann. Berücksichtigt man den Standardmeßfehler, der bei gut standardisierten und normierten IQ-Tests zwischen 3 und 5 Punkten liegen kann, so bedeutet dies, daß bei 2 bis 5 Prozent der Population ein solches Testergebnis zu erwarten ist. Zur Abklärung einer möglichen IB sind in weiterer Folge zusätzlich die Ergebnisse aus Untersuchungen zu sozial-adaptiven Fertigkeiten zu berücksichtigen.

In der Bevölkerung läßt sich aber eine Prävalenz von 1,0 bis 2,0 Prozent finden, die den Kriterien für eine intellektuelle Behinderung entsprechen. Dabei machen die Formen mit leichter IB circa 85 Prozent aus, die mit mittelgradiger IB circa 10 Prozent und die restlichen 5 Prozent verteilen sich auf die zwei schwersten Stufen der IB. Bezogen auf die Gesamtbevölkerung sind für die letzten zwei Abstufungen unter 0,05 Prozent (vergleiche bei McLaren und Bryson, 1987) anzunehmen. Berücksichtigt man IQ und sozial-adaptive Kompetenzen gleichzeitig, wie dies in den aktuellen Definitionen gefordert wird, so dürfte die Häufigkeit von IB eher auf ein Prozent sinken. Diese Zahlen und Verteilungen stimmen für industrialisierte Länder mit fortgeschrittener medizinischer Versorgung. In unterentwickelten Ländern sind die Prävalenzzahlen um ein Vielfaches höher.

Hinsichtlich der Geschlechtsverteilung wird ein Überhang für das männliche Geschlecht in allen Abstufungen der IB gefunden. Das Verhältnis kann mit 1,3 bis 1,8 Jungen bzw. Männern auf ein Mädchen bzw. eine Frau angegeben werden. Dabei ist der Überhang bei männlichen Personen in den leichteren Formen von IB deutlich größer. Die schwereren Formen von intellektueller Behinderung verteilen sich zwischen den sozialen Schichten gleich, die leichteren dagegen finden sich häufiger in Haushalten mit niedrigem Einkommen und korrelieren hoch mit Armut (vergleiche Jacobson und Mulick, 1996).

2.3 Ursachen intellektueller Behinderung

Obwohl unser Wissen über die Ursachen der IB bzw. die Faktoren, die eine IB bestimmen, in den letzten Jahrzehnten kontinuierlich steigen konnte, bleiben aus ätiologischer Sicht zwischen 30 und 40 Prozent der Fälle mit IB nicht näher bestimmbar. Unter den häufigsten prädisponierenden Faktoren finden sich solche, die zu Störungen in der frühen embryonalen Zeit führen, und nicht erblich bedingt sind. Diese Faktoren machen schätzungsweise 30 Prozent aller Fälle mit IB aus. Dabei handelt es sich beispielsweise um Faktoren, die zu chromosomalen Aberrationen führen, wie beispielsweise der sogenannten „freien Trisomie" (non-disjunction) beim Down-Syndrom, oder um Faktoren mit toxischer Einwirkung in der frühen pränatalen Periode, wie z. B. Infektionen. In schätzungsweise 15 bis 20 Prozent der Fälle werden psychosoziale Faktoren wie z. B. soziale und kommunikative Deprivation und Unterernährung als bedeutungsvoll für die Entstehung einer IB gesehen. Weitere 10 Prozent werden durch Schwangerschaftskomplikationen und perinatale Komplikationen hervorgerufen (z. B. mangelnde Versorgung des Fötus, Hypoxie, Viruseinwirkung und physisches Trauma). In der frühen Kindheit können virale Erkrankungen, physische Traumata und Vergiftungen zu einer IB führen, die weitere 5 Prozent aller Fälle repräsentieren. Lediglich 5 Prozent der Fälle mit IB folgen Erbgesetzen. Es handelt sich dabei meistens um metabolische Störungen wie z. B. beim Tay-Sachs-Syndrom, um Einzel-Gen Störungen, wie z. B. bei der tuberösen Sklerose und um chromosomale Störungen, wie z. B. der durch Translokation bedingten Form von Down-Syndrom.

Für die meisten Fälle wird ein multifaktorielles ätiologisches Bedingungsgefüge vermutet (siehe Tabelle 3), wobei meistens ein Zusammenspiel zwischen biologischen und psychosozialen Faktoren anzunehmen ist. Weiter kann davon ausgegangen werden, daß mit zunehmendem Schweregrad der Behinderung die Bedeutung von biologischen Faktoren ansteigt und vice versa.

Durch die gezielte Einführung von primär präventiven Maßnahmen ließen sich sowohl Fälle mit primär biologischen Ursachenmomenten (Baumeister und Woodley-Zanthos, 1996), aber sicherlich auch Fälle, die vornehmlich auf psychosozialen Faktoren beruhen, vermeiden (Ramey, Mulvihill und Landesman-Ramey, 1996). In der Übersichtsarbeit der letztgenannten Autoren wird insbesonders auf die Bedeutung der sekundären Prävention (z. B. Frühförderung) eingegangen, durch welche Entwicklungsverläufe entschieden beeinflußt und optimiert werden können.

Aus Forschungsarbeiten, in welchen die Ätiologie der IB als unabhängige Variable berücksichtigt werden konnte, ist bekannt, daß genetische oder biologische Faktoren eine deutliche Rolle in der Entwicklung intellektuell-kognitiver Funktionen spielen können. Dies bedeutet, daß die Entwicklung von intellektuell-kognitiven Funktionen sowie die Struktur dieser Funktionen in Abhängigkeit von ätiologischen Faktoren variieren können. Für die vielen Belege hierfür sei stellvertretend auf die Arbeit von Hodapp, Leckman, Dykens, Sparrow, Zelinsky und Ort (1992) verwiesen. Hier konnten die Autoren Unterschiede in den kognitiven Prozeßen zwischen Kindern mit fragilem-X-Syndrom und gleichaltrigen Kindern mit Down-Syndrom nachweisen und gleichzeitig beobachten, daß in beiden Gruppen die Leistungen bei sequentieller Informationsverarbeitung niedriger waren, als bei simultaner Informationsverarbeitung. Pueschel, Gallagher, Zartler und Pezzullo (1987) konnten bei Personen mit Down-Syndrom ein spezifisches kognitives Entwicklungsmuster nachweisen.

Tab. 3: *Systematik ätiologischer Faktoren, die häufig mit einer intellektuellen Behinderung einhergehen, mit ausgewählten diagnostischen Kategorien und Zustandsbildern (nach Rojahn & Weber, 1996, und in Anlehnung an Luckasson et al., 1992).*

Kategorien schädigender Einflüsse	Zeitpunkt des schädigenden Einflußes		
	pränatal	perinatal/neonatal	postnatal
Infektionen und Vergiftungen	mütterliche Röteln, HIV, Syphilis, Alkohol		Bleivergiftung, Quecksilber-vergiftung
Physische Traumata	traumatische Verletzung des Fötus	Gehirnverletzung, Plazentainsuffi-zienz, gestörter Geburtsvorgang	frühkindliches Schädeltrauma
Ernährungs- und Stoffwechseler-krankungen (SWE)	Aminosäure-SWE (z. B. Phenylke-tonurie), Kohlen-hydrate-SWE z. B. Galaktosämie), Mucopolysaccha-rid SWE (z. B. Hurler-Syndrom), Nukleinsäure-SWE (z. B. Lesch-Nyhan-Syndrom)	Hyperbilirubi-nämie, Hypoglykämie, Hypothyroidis-mus	Dehydrierung, Hypoglykämie, zerebrale Ischämie
Erkrankungen des ZNS	Neurofibrimatose, Gehirntumor		Demyelinesie-rungs-erkrankung, degenerative Erkrankungen (z. B. Rett-Syndrom), Anfallsleiden
Chromosomale Störungen	Autosomal (nicht erblich) (z. B. non-disjunction Down-Syndrom), X-gebunden (erb-lich) (z. B. fragiles-X-Syndrom), 21. Chromosom (rezessiv-erblich) (z. B. Translo-kations-Trisomie)		
Unbekannte soma-tische Störungen	Menigozele, Hydrozephalus		

Kategorien schädigender Einflüsse	Zeitpunkt des schädigenden Einflußes		
	pränatal	perinatal/neonatal	postnatal
Syndromale Erkrankungen	Neurokutane Erkrankungen (z. B. Sturge-Weber-Syndrom), Muskelerkrankungen (z. B. Muskeldystrophien), Kraniofaziale Erkrankungen (z. B. Akrozephalie) Skelettale Erkrankungen (z. B. Akrodysostosis)		
Psychosozial bedingte Faktoren	unzureichende Ernährung der Mutter, mangelnde ärztliche Betreuung während der Schwangerschaft		soziale Deprivation, intellektuelle Verarmung, Kindesmiß-handlung

2.4 Lebenserwartung

Die Entwicklung der durchschnittlichen Lebenserwartung für Menschen mit IB läßt sich an Hand von Angaben aus vielen Untersuchungen, gewonnen über die letzten Jahrzehnte, gut belegen (vergleiche Tabelle 4). Obwohl die Daten zur Lebenserwartung in den meisten der hier angeführten Untersuchungen mit methodologischen Ungenauigkeiten verbunden sind, wie beispielsweise mögliche, nicht kontrollierte bzw. kontrollierbare Selektionseffekte in den Stichproben, unterstreicht die heute mit über 60 Jahren anzusiedelnde mittlere Lebenserwartung für Menschen mit IB bereits allein die rein quantitative Bedeutung der Gruppe der erwachsenen und älteren Menschen mit IB. Mit der erhöhten Lebenserwartung werden nicht nur zusätzliche Dienstleistungen zur Betreuung von älteren Menschen mit IB notwendig, sondern diese Entwicklung stellt gleichfalls neue Herausforderungen in der Forschung dar. War die psychologische Erforschung des Erwachsenenalters bei Menschen mit IB wegen der zu kleinen Anzahl der Personen, die dieses Alter erreichten, über Jahre hinweg verwaist, so zeigt sich heute, allein durch die aus der Praxis formulierten Problembereiche, wie z. B. der Erkennung und der Erfassung von psychischen Störungen bei diesen Menschen, daß ein deutlicher Nachholbedarf besteht.

Die Bestimmung der mittleren Lebenserwartung erfolgt in der Regel über die Berechnung von sogenannten „life table functions". Bei entsprechenden Berechungen für die Population mit IB sind aber besondere

Funktionen zu berücksichtigen. So sind beispielsweise bei einer Bestimmung der Lebenserwartung in der Teilpopulation, die in Institutionen lebt, Aufnahme- und Entlassungsdaten in die Berechnungen miteinzubeziehen (Eyman, Grossman, Tarjan und Miller, 1987).

Tab. 4: *Entwicklung der mittleren Lebenserwartung aus den letzten 70 Jahren bei Menschen mit intellektueller Behinderung*

Menschen mit intellektueller Behinderung

Bezugsjahr	männlich	weiblich	Quelle
	mittlere Lebenserwartung in Jahren		
1930	19,9	22,0	Carter & Jancar, 1983
1980	58,3	59,8	Carter & Jancar, 1983
1993	54,1	55,1	Maaskant et al., 1993 (1)

Menschen mit Down-Syndrom

Bezugsjahr	männlich	weiblich	Quelle
	mittlere Lebenserwartung in Jahren		
1929	9,0	9,0	Penrose, 1949
1947	13,5	13,5	Collmann & Stoller, 1963
1961	19,4	18,6	Collmann & Stoller, 1963
1968	30,4	28,6	Richards & Siddiqui, 1980
1978	39,8	37,6	Richards & Siddiqui, 1980
1986	47,0	47,0	Dupont et al., 1986
1993	50,3	50,3	Maaskant et al., 1993 (1)

(1) Die Daten stehen für die mittlere Lebenserwartung von Menschen, die in größeren Institutionen leben.

Es darf davon ausgegangen werden, daß die mittlere Lebenserwartung von Menschen mit IB heute, bezogen auf die ganze Gruppe der Menschen mit IB, bei knapp über 60 Jahren liegt, also noch deutlich niedriger als die Lebenserwartung der Gesamtbevölkerung, wobei aber vereinzelt eine Lebensspanne von über 80 Jahren bei Menschen mit IB berichtet wird. In Tabelle 4 wird die Lebenserwartung für die Gruppe der Personen mit Down-Syndrom gesondert hervorgehoben, da sie, im Vergleich zu den restlichen Menschen mit IB, deutlich niedriger liegt. Diese erniedrigte Lebenserwartung für Menschen mit Down-Syndrom scheint in Zusammenhang mit einem rascher ablaufenden Alterungsprozeß in Verbindung zu stehen, ist aber auch in Zusammenhang mit dem generell schwächer ausgeprägten Immunsystem zu sehen (Rett, 1982; Weber und Rett, 1991). Die Beobachtung, daß Menschen mit Down-Syndrom deutlich häufiger an Morbus Alzheimer erkranken können, und dies bereits in dem mittleren Erwachsenenalter, führt zur Annahme, daß die kürzere Lebenserwartung eventuell mit einer speziellen biologischen Prädisposition bei diesem Syndrom einhergeht. Diese Beobachtung hat das Interesse in der gerontologisch-geriatrischen Forschung speziell für diese Gruppe steigen lassen. Für eine umfassende Übersicht zum Stand der klinisch-psychologischen Forschung zu dieser speziellen Problematik sei auf die Arbeit von Weber (1997c) verwiesen.

2.5 Psychische Störungen und Verhaltensstörungen

In den vergangenen Jahren wurden psychopathologische Erscheinungsformen bei erwachsenen Menschen mit IB hinsichtlich unterschiedlicher Aspekte, wie z. B. epidemiologischer, diagnostischer, klinisch-psychologischer, biologischer und therapeutischer Art, vermehrt Aufmerksamkeit geschenkt. Sind es vor allem die diagnostischen und therapeutischen Arbeiten, die in der Arena der praktischen Betreuungsarbeit gefragt sind (Bouras, 1994), so nehmen epidemiologische Daten einen besonderen Stellenwert hinsichtlich des Bedarfsnachweises von speziellen Dienstleistungen für die Wahrung, bzw. Rehabilitation der psychischen Gesundheit in dieser Population ein. Bis vor kurzem konnte nur auf Schätzwerte und Expertenmeinungen hinsichtlich der Größenordnung dieser Probleme hingewiesen werden. In ihrer Aussage gingen diese Feststellungen alle in die gleiche Richtung, nämlich daß psychopathologische Erscheinungen in der Population der Menschen mit IB, verglichen mit der Allgemeinpopulation, deutlich vermehrt vorkommen.

Bei Menschen mit IB lassen sich grundsätzlich zwei Klassen von psychopathologischen Erscheinungsformen unterscheiden. Die erste Klasse nimmt Bezug auf bestimmte Verhaltensstörungen, die gehäuft bei Menschen mit IB zu beobachten sind. Es handelt sich hierbei um Verhaltensauffälligkeiten, die als bizarr, störend und herausfordernd umschrieben werden, bzw. um Verhaltensweisen mit direkt schädlichen Konsequenzen, wie beispielsweise automutilatives Verhalten. Einige, aber nicht alle Formen von Verhaltensstörungen bei erwachsenen Menschen mit IB lassen sich auf F9 der ICD-10 kodieren. Die zweite Klasse stellt die klassischen psychiatrischen Störungsformen dar, wie sie beispielsweise im Kapitel F(V) ICD-10 beschrieben werden. In vielen Fällen wird es nicht immer leicht sein, zwischen Verhaltensstörung und psychischer Störung klar zu unterscheiden. Auch können Symptome zu beiden Phänomenbereichen gleichzeitig vorliegen. Es gibt aber bestimmte Formen von IB, bei denen gehäuft bestimmte psychopathologische Symptome vorkommen, wobei mögliche hierfür verantwortliche Faktoren meistens noch dunkel bleiben. Eine Besprechung von entsprechenden verhaltensphänotypischen Auffälligkeiten im Zusammenhang mit ätiologischen Faktoren der IB erfolgt im Kapitel 3.

Epidemiologische Studien zu Verhaltensstörungen bei IB können auf eine längere Tradition zurückblicken, jene, die in Zusammenhang mit psychischen Störungen stehen, sind neueren Datums. Es wird heute davon ausgegangen, daß bei Menschen mit IB das ganze Spektrum an psychischen Störungen vorkommen kann (Dosen, 1997; Reiss, 1994 b). Die in der Literatur vorzufindenden Angaben zur Gesamtprävalenz psychopathologischer Störungen schwanken je nach der Definition der IB der untersuchten Population und je nach der theoretischen Orientierung, bzw. den verwendeten Kriterien um die Präsenz einer psychopathologischen Störung zu belegen, zwischen 14,3 und 67,3 Prozent (Borthwick-Duffy, 1994; Bouras und Drummond, 1992; Campbell und Malone, 1991). In Studien, in denen psychische Störungen und Verhaltensstörungen gleichzeitig erfaßt wurden, fand Reiss (1990) eine Gesamtprävalenz von 39 Prozent, Menolascino (1989) 30 Prozent, und Iverson und Fox (1989) berichten von einer Prävalenz von 35,9 Prozent. Haveman, Maaskant, Van Schronstein-Lantman, Urlings und Kessels (1994) wiederum fanden in Abhängigkeit vom Alter, in einer Untersuchung durchgeführt an 1.255 Personen im Alter von 21 Jahren bis über 60 Jahren, je nach Altersgruppe, eine Gesamtprävalenz für psychiatrische Störungen zwischen 23,2 und 28,9 Prozent, mit einem durchschnittlichen Prozentsatz von 25,9. Die Einschätzung der psychopathologischen Störung erfolgte durch den behandelnden Arzt. Zwischen der Häufigkeit der psychiatrischen Problematik und dem Alter konnten keine statistisch signifikanten Unterschiede nachgezeigt werden. Werden dagegen jene Personen, bei denen „bloß" eine Verhaltensstörung beobachtet wird, nicht berücksichtigt, so werden deutlich geringere Prävalenzzahlen berichtet. Heaton-Ward (1977) führt für psychotische und neurotische Störungen zusammen eine Prävalenz von 8 bis 10 Prozent an.

Bevor auf die Ergebnisse aus ausgewählten epidemiologischen Studien näher eingegangen wird, sollen zwecks Erklärung der Schwankungen in den Prävalenzangaben zwischen den einzelnen Studien einige grundlegende Überlegungen angeführt werden. Diese erfolgen in Anlehnung an Rojahn und Tassé (1996).

(1) Auswahl der Stichprobe
     Es gibt eine Reihe von empirischen Belegen, die dafür sprechen, daß es zwischen dem Schweregrad der IB und der Vorkommenshäufigkeit von psychopathologischen Symptomen Zusammenhänge gibt (Borthwick-Duffy und Eyman, 1990). Bei Menschen mit einer leichten bzw. mittelgradigen Intelligenzminderung werden häufiger psychische Störungen diagnostiziert, demgegenüber treten Verhaltensstörungen deutlich häufiger in der Gruppe der Menschen mit schweren und schwersten Formen von IB auf (Rojahn, 1994). In Prävalenzstudien fehlen aber meistens Angaben zum Grad der IB. Einige Unterschiede können auch in Zusammenhang mit der Stichprobe gesehen werden. So erscheint es naheliegend, daß in Untersuchungen, in denen die Betroffenen aus überschaubaren, gemeindeintegrierten Settings kommen, geringere Prävalenzraten gefunden werden, als in Untersuchungen, in denen sich die Stichproben auf Personen beziehen, die in großen Institutionen bzw. psychiatrischen Krankenhäusern untergebracht sind. Weiter ist anzuführen, daß in der Literatur auch das Alter als möglicher Faktor hinsichtlich der Häufigkeit von psychischen Störungen und Verhaltensstörungen angeführt wird. So berichten Corbett (1979) und Day (1985), daß mit zunehmendem Alter möglicherweise eine Reduktion in der Häufigkeit der psychischen Störungen und Verhaltensstörungen einhergeht.

(2) Definition von IB
     Allein die zur Definition der IB angewandten diagnostischen Kriterien können sich auf die Größe der untersuchten Population auswirken. Wird der IQ als einziges Kriterium benutzt, so wird die berücksichtigte Gruppe größer sein, als bei einer Definition der IB über zwei unbedingt zu erfüllende Kriterien (Russell, 1988).

(3) Unterschiedliche Datenherkunft
     In den wenigsten epidemiologischen Studien wurde bisher eine direkte psychopathologische Statuserhebung durchgeführt. Meistens

werden die Eintragungen aus der Krankengeschichte für die Datenerhebung benutzt, wodurch verschiedene Ungenauigkeiten in Kauf genommen werden, die sich aber stark verzerrend auf die Ergebnisse auswirken können. Reiss (1990) berichtet, daß solche Eintragungen in der Regel zu einer Unterschätzung bei der Bestimmung der Prävalenzrate führen. Als mögliche Ursachen hierfür kann angeführt werden, daß entsprechende Eintragungen häufig nicht durch einen spezialisierten Psychiater erfolgen, bzw. daß die untersuchende Person die Symptomatik nicht als psychiatrische Problematik versteht, weil sie z. B. die Symptomatik als Konsequenz der IB auffaßt.

(4) Verschiedene diagnostische Kriterien

Die Unterschiede in den Prävalenzschätzungen aus den verschiedenen Studien weisen aber auch auf das Problem der Reliabilität bei der Bestimmung von psychischen Störungen in dieser Population hin. Tuinier und Verhoeven (1993) kritisieren die Verwendung von Diagnoseinstrumenten, die auf der ICD bzw. dem DSM System beruhen und meinen, daß sie für die Erstellung einer psychiatrischen Diagnose bei Menschen mit IB kaum brauchbar seien. Allgemein kann bemängelt werden, daß in früheren und auch rezenteren epidemiologischen Studien Instrumente oder Methoden zur Erfassung von psychischen Störungen bei Menschen mit IB angewendet wurden, über deren Reliabilität bezogen auf den speziellen Personenkreis nichts bekannt ist bzw. deren Reliabilität stark angezweifelt werden muß. Die in einer Krankengeschichte festgehaltene psychiatrische Diagnose kann beispielsweise das Ergebnis einer bloßen klinisch-psychiatrischen Meinung sein, sie kann aber auch über ein strukturiertes diagnostisches Verfahren erstellt worden sein. Bei der Verwendung von nicht umfassenden strukturierten diagnostischen Verfahren bzw. Symptomlisten, läßt sich aber nur das erfassen, was Inhalt des Instrumentes ist. Das heißt, es können Störungen systematisch ausgeklammert sein. Zur Bestimmung von verläßlichen Prävalenzdaten sollten zukünftig nur solche Methoden und Verfahren benutzt werden, die sowohl reliabel als auch valide für die Gruppe der Personen mit IB sind.

2.5.1 Verhaltensstörungen

In Abhängigkeit von der Stichprobe der untersuchten Personen und den Erfassungsmethoden werden in älteren Studien für Verhaltensstörungen

Prävalenzraten zwischen 10 und 25 Prozent berichtet (Jacobson, 1982; Lund, 1986). Aus neueren Untersuchungen liegen präzisere Angaben hinsichtlich der Prävalenz von bestimmten Verhaltensstörungen vor. So werden etwa bei Rojahn, Borthwick-Duffy und Jacobson (1993) Punkt-prävalenzdaten zu Verhaltensstörungen aus einer repräsentativen Gruppe von bis zu 45 Jahre alten Menschen mit IB aus zwei US Bundesstaaten berichtet, wobei an dieser Stelle nur jene drei Verhaltensstörungsformen mit den höchsten Prävalenzraten erwähnt werden sollen (vergleiche auch bei Rojahn und Weber, 1996). Für aggressives Verhalten wurden Raten von 12,5 und 13,1 Prozent, ermittelt. Selbstverletzendes Verhalten hatte eine Punktprävalenz von 8,0 bzw. 9,1 Prozent und stereotypes Verhalten hatte eine Rate von 6,5 bzw. 7,0 Prozent. Aus der Analyse der Daten ging weiter hervor, daß Verhaltensstörungen weit häufiger wahrgenommen werden als psychiatrische Störungsformen. Dies dürfte in Zusammenhang mit der weiter oben angeführten Kritik zu sehen sein, nach welcher psychische Störungen als ein Teilaspekt der IB gesehen werden, bzw. wurden. Werden nur Personen, die in mittelgroßen und größeren Institutionen leben, berücksichtigt, findet man für selbstverletzendes Verhalten eine Häufigkeit von 8 bis 15 Prozent (Oliver, Murphy und Corbett, 1987). Dagegen tritt diese Verhaltensstörung nur in 2 bis 4 Prozent der Personen auf, die in kleineren, gemeindeintegrierten Wohnformen leben (Rojahn, 1986).

Für erwachsene Menschen mit IB, die in psychiatrischen Fachkliniken untergebracht sind, führt Day (1985) für schwere Verhaltensstörungen eine Prävalenz von 50 Prozent an, und bei gemeindeintegrierten Personen berichtet der gleiche Autor von einer Prävalenz von 30 Prozent. Day betont, daß es sich bei diesen Verhaltensweisen um Langzeitmuster der Personen handelt, dies im Unterschied zu Auffälligkeiten oder Störungen die zeitlich begrenzt ablaufen, wie dies bei bestimmten psychischen Störungen der Fall sein kann. Bei diesen, von Day genannten Prävalenzschätzungen, ist kritisch anzumerken, daß psychische Störungen mit zunehmender Intelligenzminderung immer schwerer diagnostizierbar sind und demgemäß seltener diagnostiziert werden (Schroeder, Rojahn und Oldenquist, 1991). Eine Erklärung für diese Beobachtung ist, daß mit zunehmendem Schweregrad der IB gleichzeitig die verbale Ausdrucksfähigkeit der Menschen mit IB sinkt. Menschen mit schwersten Formen von IB verfügen in der Regel kaum noch über verbale Ausdrucksfähigkeiten. Der Diagnostik entziehen sich aber die „verbal-kognitiven" Repräsentationen dieser Personen, und für die Diagnose stehen ausschließlich Infomationen von Drittpersonen bzw. Daten aus Verhaltensbeobachtungen zur Verfügung. Zusätzlich kommt, daß die beobachteten Verhaltensweisen, je nach theoretischer Position oder Sachverhaltskenntnis, unterschiedlich gewichtet werden können. So kann eine phänotypisch als „gleich" auftretende Verhaltensauffälligkeit, wie z. B. eine aggressive Handlung, als erhöhte Irritierbarkeit (z. B. im Rahmen einer Überforderungssituation), oder in Zusammenhang mit einer nachweislichen, hirnorganischen Beeinträchtigung gesehen werden, sofern entsprechende Angaben und Analysewissen vorhanden sind, oder aber sie kann aus Mangel an sonstigen Ausdrucksmöglichkeiten als Symptom für eine depressive Störung verstanden werden. Schlußendlich kann das aggressive Verhalten auch noch auf eine möglicherweise ungünstig gewählte psychopharmakologische Medikation zurückgeführt werden (Meins, 1995; Reiss und Rojahn, 1993; Sovner und DesNoyers-Hurley, 1986). Weiter wird hervorgehoben, daß ein und die „gleiche" Verhaltensauffälligkeit über die Lebensspanne betrachtet, verschiedenartige Bedeutung und Wertigkeit annehmen kann (Moss, 1995). Ein differenziertes Verständnis zur beobachteten Verhaltensstörung läßt sich bestenfalls über eine genaue Bedingungsanalyse bzw. die Analyse der motivationalen Komponenten unter gleichzeitiger Berücksichtigung möglicher biologischer Ätilogiefaktoren bestimmen.

Einen weiteren Problembereich stellt die Abgrenzung zwischen psychischer Störung und Verhaltensstörung dar. Oder anders formuliert, die Frage der Zusammenhänge zwischen den Symptomen psychischer Störungen und den Symptomen der Verhaltensstörung. In der Arbeit von Haveman et al. (1994) wird zwischen den zwei Subskalen zu diesen Konzepten eine Korrelation von $r = 0,54$ gefunden, was eine erklärte Varianz von 29 Prozent darstellt. Gemäß diesem Wert dürften diese zwei Konzepte nicht so stark mit einander verflochten sein, wie dies manchmal vermutet wird. Die Autoren schlußfolgern jedenfalls, daß die Präsenz einer psychischen Störung nur teilweise die Präsenz von Verhaltensstörungen erklären kann und umgekehrt.

In den letzten Jahren hat sich neben dem Begriff Verhaltensstörung auch noch die Bezeichnung „herausforderndes Verhalten" (challenging behaviour) eingebürgert. Durch die Bezeichnung herausforderndes Verhalten soll hervorgehoben werden, daß die jeweilig Verhaltensstörung nicht nur der betroffenen Person „gehört", sondern das Problem wird gleichwertig mit jenen Personen geteilt, die auf dieses Problem reagieren müssen und es verstehen sollen. Insofern ist der Herausforderungsgrad nicht nur von der Art der Verhaltensstörung abhängig, sondern hängt auch von der Fähigkeit der Umgebung ab, dieses Verhalten zu verstehen und zu verändern, bzw. die ungünstigen Folgen auf das Verhalten zu reduzieren oder es zu tolerieren. Durch die Bezeichnung herausforderndes Verhalten soll der ökologische Rahmen unterstrichen werden, in welchem sich Verhaltensstörungen manifestieren. Nach diesem Modell wird das Verhalten in einem deutlich breiteren sozialen Kontext gesehen als dies in einer traditionellen verhaltensorientierten Analyse geschieht. Herausforderndes Verhalten definieren Qureshi und Alborz (1992) als ein Verhalten, welches (a) zu einem bestimmten Zeitpunkt bei der Person selbst oder bei Drittpersonen zu mehr als geringfügigen Verletzungen geführt hat, (b) zu einem bestimmten Zeitpunkt zu Zerstörungen in der direkten Wohn- oder Arbeitsumwelt geführt hat, (c) welches die Person in extreme Gefahr bringt, bzw. welches die Intervention von mehr als einer Betreuerperson benötigt und mehr als einmal im Monat vorkommt und (d), welches Unterbrechungen in den Aktivitäten der umgebenden Personen von mehreren Minuten hervorruft und täglich mehrmals vorkommt. Der mit dem Begriff herausforderndes Verhalten verbundene ökologische Kontext, dürfte für den Umgang mit Personen mit Verhaltensstörungen vor allem von praktischer Bedeutung sein. Die Benutzung dieses Begriffes in einem wissenschaftlichen Kontext scheint allerdings problematisch, da die Beurteilung, ob ein Verhalten herausfordernd ist, letztlich sehr subjektiv bleibt. In diesem Zusammenhang konnten Kiernan und Moss (1990) nachweisen, daß die Diagnose Problemverhalten, ein Vorläuferbegriff für herausforderndes Verhalten, jene Variable war, die hinsichtlich ihrer diagnostischen Validität am problematischsten war.

2.5.2 Psychische Störungen

Wie bereits erwähnt, lassen sich bei erwachsenen Menschen mit IB die ganze Breite von psychischen Störungen nachweisen (Weber, 1997a). Die folgende Darstellungsstruktur folgt der Klassifikation psychischer Störungen gemäß der ICD-10. Die Ergebnisse der präsentierten Untersuchungen benutzten dabei aber in den wenigsten Fällen Instrumente, die selbst auf der ICD-10 Systematik beruhen.

Allgemeine Angaben

Aus einer umfassenden Untersuchung aus den Niederlanden ist bekannt, daß 24 Prozent der Menschen mit IB, die bei ihren Angehörigen leben, psychische Auffälligkeiten zeigen, demgegenüber aber 40 Prozent der Personen, die in Institutionen untergebracht sind, entsprechende Auffälligkeiten zeigen (Gielen, 1990). Verglichen mit der Allgemeinpopulation, wo man in den Niederlanden Prävalenzzahlen von 7 bis 10 Prozent für psychische Störungen nachgewiesen hat, ist die Vorkommenshäufigkeit für psychische Störungen bei Menschen mit IB als deutlich erhöht einzustufen. In einer neueren niederländischen Studie von Haveman, Maaskant, Van Schrontstein-Lantman, Urlings und Kessels (1994), in welcher Personen mit und ohne Down-Syndrom (DS und N-DS) hinsichtlich der Vorkommenshäufigkeit psychopathologischer Störungen durch den behandelnden Arzt beurteilt wurden, konnte festgestellt werden, daß die Prävalenzraten für diese Störungen mit der Behinderungsart und dem Schweregrad der IB variieren (vergleiche Tabelle 5).

Tab. 5: *Prävalenzen psychopathologischer Störungen (1) (in Prozent) bei Menschen mit intellektueller Behinderung (IB), (N=1.255); (aus Haveman et al., 1994)*

	DS (leichte IB)	DS (schwere IB)	N-DS (leichte IB)	N-DS (schwere IB)
Prävalenz (%)	6,4	1,7	37,2	25,5

DS = Down-Syndrom; N-DS = Nicht Down-Syndrom
(1) ausgenommen dementielle Erkrankungen

Nach diesen Ergebnissen scheinen Menschen mit Down-Syndrom für bestimmte psychische Störungen weniger anfällig zu sein als die restlichen Menschen mit IB. Ähnliche Ergebnisse werden auch in anderen Studien berichtet. So konnten Collacott, Cooper und McGrother (1992) aufzeigen, daß bei Menschen mit Down-Syndrom lediglich für depressive Störungsformen eine höhere Anfälligkeit angenommen werden kann. Schizophrenien bzw. wahnhafte Störungsformen konnten Collacott et al. (1992) nur bei 1,6 Prozent von insgesamt 378 Personen nachzeigen, dies bestimmt an Hand von ICD-10 Diagnoserichtlinien. Demgegenüber berichten Myers und Pueschel (1991) von einer Gesamtprävalenz psychischer Störungen von 22,1 Prozent für über 20jährige Menschen mit Down-Syndrom.

In der Untersuchung von Sansom, Singh, Jawed und Mukherjee (1993) wurden nur über 60jährige Menschen mit IB berücksichtigt. Hier wurden bei 8,9 Prozent der Personen affektive Störungen gefunden, und in 6,5 Prozent der Personen waren Schizophrenien beobachtbar. Nach diesen Befunden wäre bei älteren Menschen mit IB mit einer ähnlichen Rate von psychischen Störungen zu rechnen wie bei jüngeren Erwachsenen mit IB. Dieses Ergebnis steht in Widerspruch zu früheren Befunden, die besagen, daß die Häufigkeit psychischer Störungen (ausgenommen Demenz) mit dem Alter bei Menschen mit IB abnimmt (Patel, Goldberg und Moss, 1993). In der Untersuchung von Patel et al. (1993) wurde aber erstmals ein speziell für die Gruppe der erwachsenen Menschen mit IB entwickeltes Erfassungsinstrumentarium angewendet, welches auf den Grundlagen von ICD-10 fußt, und dessen aktuellste Version bei Moss, Goldberg, Patel, Prosser, Ibbotson, Simpson und Rowe (1995) zu finden ist. Die mit diesem Instrumentarium erfaßten Daten könnten einen höheren Grad an Reliabilität und Validität zeigen als Daten, die mit nicht spezifischen bzw. nicht standardisierten Verfahren erfaßt wurden. Für psychische Störungen wurde insgesamt eine Prävalenz von 11,4 Prozent gefunden. Bei den häufigtsen Störungsformen, die Patel et al. (1993) bei über 50 jährigen Menschen mit IB fanden, handelte es sich um Angst und Depression. Dieses von Moss et al. (1995) neu entwickelte Diagnoseverfahren, das „Psychiatric Assessment Schedule for Adults with a Developmental Disability" (PAS-ADD) könnte sich vor allem für die Erfassung von affektiven sowie neurotischen und Belastungsstörungen als effektiv erweisen.

Affektive Störungen (nach ICD-10: F3)

Reiss und Rojahn (1993) untersuchten die Prävalenz von Depression bei 528 Kindern und erwachsenen Menschen mit IB unter Verwendung des Reiss Screen (Reiss, 1987), ein Verfahren, welches speziell für die Population der Menschen mit IB entwickelt wurde. In der Untersuchung wurden alle Schweregrade der IB berücksichtigt. Insgesamt konnte für Depression eine Prävalenz von 8,9 Prozent gefunden werden. Weiter berichten sie, daß 40,4 Prozent der depressiven Patienten in der Beurteilung des aggressiven Verhaltens Werte erzielen, die das vorgesehene Kriterium erfüllen. Demgegenüber erfüllten nur 10 Prozent der nicht-depressiven Personen das Kriterium für aggressives Verhalten.

In einer Untersuchung, durchgeführt an 798 erwachsenen Menschen mit leichter bis schwerer IB, setzte Meins (1993) den Children's Depression Inventory (CDI) von Kovacs (1985) ein. Dieses Verfahren wurde ursprünglich zur Erfassung depressiver Störungsformen bei nichtbehinderten Kindern entwickelt. Meins fand eine Prävalenzrate von 2,6 Prozent für schwere Depressionsformen (gemäß DSM-III-R) und meint, daß der CDI als Diagnose- und Screening Instrument zur Erfassung von Depressionen bei erwachsenen Menschen mit IB nützlich sein kann. Diese Aussage stützt er auf Reliabilitäts- und Validitätskennwerte aus der eigenen Untersuchung. In einer weiteren Studie von Meins (1995) wurde nach Unterschieden in der Symptomatik von Personen mit schwerer Depression in Abhängigkeit zum Schweregrad der IB gesucht. Es konnte festgestellt werden, daß bei Patienten mit leichter IB eine signifikant häufigere Symptomatik für depressive Verstimmtheit, Schlafstörungen, Apathie oder Müdigkeit und erniedrigter Aufmerksamkeit zu beobachten ist. Menschen mit schwerer IB unterscheiden sich demgenüber durch signifikant höhere Verhaltensauffälligkeiten in den Variablen Irritierbarkeit und psychomotorischer Unruhe. Aus dem Vergleich zwischen der Gruppe mit schwerer Depression und einer Kontrollgruppe (ohne depressive Symptomatik) konnten für die Variablen aggressives Verhalten gegenüber Objekten, hyperkinetisches Verhalten, Schreien, Wutausbrüche und stereotypes Verhalten hochsignifikante Unterschiede beobachtet werden, wobei die höheren Werte in den Personen der Kontrollgruppe zu finden waren. Es kann als erwiesen angenommen werden, daß in bestimmten Situationen depressive Störungen mit bestimmten Verhaltensstörungen einhergehen (Charlot, Doucette und Mezzacappa, 1993; Reiss und Rojahn, 1993). Die Kombination von schweren Verhaltensstörungen, insbesondere Aggression und selbstverletzendes Verhalten, und bipolaren Störungsformen, lassen sich vor allem bei erwachsenen Personen mit schweren Formen von IB beobachten (Lowry und Sovner, 1993). Inwiefern solche klinische Bilder im Sinne einer sogenannten Co-Morbidität verstanden werden können, oder aber Ausdruck *einer* psychischen Störung verstanden werden sollen, bleibt offen. Zur Beantwortung dieser Frage scheint eine Berücksichtigung von ökologischen Variablen, in welchen die Lebensumweltsituation der betroffenen Personen direkt reflektiert wird, von prominenter Bedeutung.

Die empirischen Ergebnisse zu Verhaltensstörungen bei vorliegender depressiver Symptomatik sind somit alles andere als einheitlich, obwohl von verschiedenen Autoren unterstrichen wird, daß aggressives und autoaggressives Verhalten als ein charakteristisches Zeichen für depressive Störungen bei Menschen mit IB angesehen werden kann (Benavidez und Matson, 1993). In einer Untersuchung von Reiss und Benson (1984) konnte eine hohe negative Korrelation zwischen Depression und sozialer Unterstützung bei erwachsenen Menschen mit IB nachgezeigt werden. Hohe Depressionswerte gingen mit niedrigen Werten in der Skala zur Erfassung der sozialen Unterstützung einher. In einer weiteren Studie konnten Laman und Reiss (1987) aufzeigen, daß depressive Verstimmtheit sowohl mit geringen sozial-adaptiven Kompetenzen, als auch mit niedriger sozialer Unterstützung einhergeht. Auf der Grundlage ihrer Ergebnisse vermuten die Autoren, daß antisoziales Verhalten möglicherweise durch depressive Verstimmung motiviert werden könnte. Es bleibt hervorzuheben, daß es sowohl aus psychiatrischer Sicht, als auch aus einer verhaltensorientierten Position notwendig erscheint, die Beziehung zwischen Verhaltensauffälligkeit und Depression noch näher zu klären, sowie über die Entwicklung und Anwendung von spezifischeren Diagnoseverfahren zu einer stabileren Erfassung bei affektiven Störungen zu kommen.

Neurotische Störungen und Belastungsstörungen (nach ICD-10: F4)

Zur Erfassung der Angstsymptomatik liegen nur wenige Untersuchungen bei erwachsenen Menschen mit IB vor. Sternlicht (1979) hat über Interviewtechnik bei einer Gruppe von 146 erwachsenen Menschen mit leichter IB eine Prävalenzrate zwischen 21 und 34 Prozent zu verschiedenen Angst- oder Furchtinhalten gefunden. Inwieweit die in dieser Studie berichtete Symptomatik aber als klinisch relevant einzustufen ist, geht aus der Untersuchung nicht hervor.

Lindsay, Michie, Balty, Smith und Miller (1994) erfaßten über Einsatz von verschiedenen Instrumentarien und Verfahren die emotionale Befindlichkeit bei 67 erwachsenen Personen. Knapp 25 Prozent erreichten klinisch auffällige Ängstlichkeitswerte. Es zeigte sich, daß hohe Werte in der erfaßten Ängstlichkeit mit den Werten aus den Depressionsskalen positiv korrelierten. Dies bedeutet, daß die Selbsteinschätzung zur emotionalen Befindlichkeit von Menschen mit leichter und mittelgradiger IB bei der Abklärung der Diagnose Depression als zuverlässiges und valides Kriterium mit herangezogen werden kann.

Schizophrenie (nach ICD-10: F20)

Bei Menschen mit IB ist die Erstellung der Diagnose Schizophrenie durch die problematische Beschreibung bzw. Feststellung der Leitsymptome in vielen Fällen erschwert. Trotzdem lassen sich in der Literatur seit längerem Hinweise zu schizophrenen Störungsformen bzw. psychotischen Störungen finden. Auch die häufige Verwendung von Antipsychotika bei erwachsenen Menschen mit IB kann als Hinweis für mindestens vermutete Störungen dieses Formenkreises verstanden werden. In vereinzelten Publikationen werden schizophrene Störungsformen bei Menschen mit Down-Syndrom berichtet. Menolascino (1982) beschreibt zwei Fälle mit Schizophrenie bei Menschen mit Down-Syndrom, und bereits sehr früh erwähnt Rollin (1946), daß bei 23 Prozent der von ihm in einer Gruppe von 73 erwachsenen Menschen mit Down-Syndrom untersuchten Personen Zeichen einer katatonen Psychose vorgefunden werden konnten. Aus heutiger Sicht ist eine Zuordnung von bestimmten Symptomen zu traditionell definierten psychiatrischen Störungen bei Menschen mit IB aber nicht unproblematisch. Diese frühen Untersuchungsberichte zur Schizophrenie weisen einerseits auf die Existenz dieser Problematik bei Menschen mit IB, aber auch auf die Schwierigkeiten einer validen Diagnostik bei diesem Störungsbild in der genannten Population hin.

Die erkennbaren Symptome der Schizophrenie sind bei Menschen mit IB deutlich positiv mit dem Intelligenzniveau korreliert (Moss, Prosser und Goldberg, 1996). Scheinbar unberührt von diesem Umstand wird die Diagnose Schizophrenie als eine der am häufigsten vorkommenden psychiatrischen Erkrankungen bei erwachsenen Menschen mit IB genannt (Day und Jancar, 1994). Hieraus stellt sich die Frage der Validität der Diagnosen, oder anders formuliert lassen sich die Kriterien der Diagnose Schizophrenie, die in Klassifikationssystemen wie der ICD und dem DSM definiert sind, auch sinnvoll bei Menschen mit IB verwenden? Sturmey (1993) weist darauf hin, daß Studien zur Population mit IB, die auf ICD oder DSM Systemen aufbauen, häufig mit veränderten Symptomkriterien arbeiten. Aber bereits leichte Veränderungen in diesen Kriterien können zu substantiellen Veränderungen in der Diagnose führen. In der Studie von Moss, Prosser und Goldberg (1996) kommen die Autoren an Hand diskriminanzanalytischer Untersuchungen zum Schluß, daß für einige Leitsymptome der Schizophrenie, insbesondere den Delusionssymptomen und den sogenannten negativen

Symptomen, andere Kriterien in der Population mit IB zur Anwendung kommen sollen.

Demenzen (nach ICD-10: F0)

Bei Menschen mit IB lassen sich dementielle Erkrankungen, insbesonders Morbus Alzheimer, ab dem mittleren Erwachsenenalter nachweisen. Für einen umfassenden Überblick zu diesem Thema kann auf den Übersichtsartikel von Weber (1997c) verwiesen werden. Die Ergebnisse aus den verfügbaren epidemiologischen Studien sprechen alle für eine deutlich erhöhte Auftrittswahrscheinlichkeit dementieller Erkrankungen bei Menschen mit IB. So berichten Moss und Patell (1992; 1997) von einer durchschnittlichen Prävalenzrate von 11,4 Prozent bzw. 11,8 Prozent bei über 50-jährigen Personen. Zur Bestimmung der Diagnose wurde hierbei auf eine Datenkombination, bestehend aus Messungen zu kognitiven Fähigkeiten, Beobachtungsdaten und Daten aus Interviews von Informanten zurückgegriffen. Die Prävalenzangaben aus diesen Studien sind in etwa übereinstimmend mit der von Tait (1983) gefundenen Demenzrate von 13,6 Prozent bei einer Untersuchungsgruppe vergleichbaren Alters. Für Menschen mit Down-Syndrom ist das Risiko für Morbus Alzheimer deutlich höher als für die sonstigen Menschen mit IB. So konnten Moss und Patell in einer sorgfältig diagnostizierten, aber kleinen Stichprobe in 5 von 9 über 50jährigen Menschen mit Down-Syndrom die Diagnose „wahrscheinliche" Demenz stellen.

Den größten Risikofaktor zur Erkrankung an einer Demenz stellt bekanntlich das Alter dar (Haveman, Maaskant und Strumans, 1989). Doch kommen bei Menschen mit IB einige spezifische Riskofaktoren dazu, die, im Verleich zur Allgemeinpopulation, zu erhöhten Prävalenzraten für Demenzen führen. Ein besonders hohes Risiko stellt, wie bereits angeführt, die Diagnose Down-Syndrom dar. Der biologische Hintergrund hierfür bleibt teilweise noch unklar (Harper, 1993). Weiter führen Hirntraumata zu einem erhöhten Risiko für eine dementielle Erkrankung. Selbstverletzendes Verhalten, wie z. B. das Sich-den-Kopf-Anschlagen, ein Verhalten, welches gehäuft bei Menschen mit schwereren Formen von IB beobachtet werden kann, hat nicht selten hirntraumatische Konsequenzen. Hirntraumata fördern nachweislich die Entwicklung einer Demenz (Roberts, Gentleman, Lynch, Murray, Landon und Graham, 1994). In der diagnostischen Abklärung für Morbus Alzheimer sind bei Menschen mit IB eine Reihe von Besonderheiten zu beachten. Vor allem fällt auf, daß die frühen Anzeichen des dementiellen Prozeßes sich in diesem Personenkreis nicht so deutlich in den bereits gemäß der Definition der IB erniedrigten kognitiven Leistungen bemerkbar machen. Die Auffälligkeiten betreffen in einer frühen Phase vor allem Veränderungen in Verhaltensdimensionen, wie z. B. erhöhte Irritierbarkeit, gesteigerte Aggressivität sowie Apathie und depressive Symptome, wie dies auch teilweise für die Population der Personen ohne IB berichtet wird (Sattel, Geiger-Kabisch, Schreiter-Gasser, Besthorn und Förstl, 1993).

In der Gruppe der über 50jährigen Menschen mit Down-Syndrom ließ sich bei 56 Prozent der Personen eine vermutete Diagnose Morbus Alzheimer aufzeigen (Moss und Patel, 1995). In der Untersuchung von Weber und Rett (1991) wird in 35 Prozent der untersuchten über 35 jährigen Menschen mit Down-Syndrom ein Morbus Alzheimer vermutet.

Aus Untersuchungen, in denen Menschen mit Down-Syndrom ausgeschlossen waren, kann angenommen werden, daß die Prävalenzraten für Morbus Alzheimer, bezogen auf alle sonstigen Formen von IB, ebenfalls höher liegen als in der Allgemeinpopulation. Patel et al. (1993) finden bei über 50jährigen Menschen mit IB eine Prävalenzrate von 15,2 Prozent mit möglicher bzw. vermutlicher Demenz. Da aber nur knapp ein Viertel der Personen über 70 Jahre alt waren, was mit der vergleichsweise niedrigeren Lebenserwartung einher geht, kann die gefundene Prävalenzrate im Vergleich zu Allgemeinpopulation als hoch angesehen werden.

2.5.3 Untersuchung zur Punktprävalenz psychopathologischer Symptome

In der Folge sollen in zusammenfassender Form die Hauptergebnisse einer eigenen Studie zur Erfassung der Punktprävalenz psychischer Störungen und Verhaltensstörungen bei erwachsenen Menschen mit IB dargestellt werden. Diese Studie diente als Voruntersuchung für die in Kapitel 6 vorgestellte experimentelle Untersuchung zur Überprüfung der Emotions-Spezifitäts-Hypothese bei psychisch auffälligen und verhaltensauffälligen Menschen mit IB. Durch die Ergebnisse aus der Voruntersuchung war eine erste Klassifikation der Personen hinsichtlich bestimmter psychopathologischer Merkmale möglich. Diese erste Klassifikation stellt die Ausgangsbasis für die später in der Hauptuntersuchung erfolgte Zuordnung der Personen in verschiedene Untersuchungsgruppen dar. Andererseits ließ sich hierdurch das Ausmaß der Problematik psychischer Störungen und Verhaltensstörungen innerhalb der Gruppe der erwachsenen Menschen mit IB, die in den Tagesstrukturen einer Einrichtung betreut werden, erruieren. Dieses Ergebnis war für den Träger der Einrichtung insofern von praktischem Interesse, da an Hand von diesen Daten die zur Bewältigung dieser Probleme notwendigen Maßnahmen und Ressourcen besser eingeschätzt und geplant werden konnten.

Untersuchungsgruppe

Die Versuchspersonen wurden über die Tagesstrukturen einer Organisation zugunsten von Menschen mit intellektueller Behinderung aus einer Großstadt rekrutiert. Insgesamt stand ein Pool von 220 erwachsenen Menschen mit IB zur Verfügung. Zur Aufnahme in die Untersuchungsgruppe mußten folgende Kriterien erfüllt sein: (a) ein Lebensalter der Menschen mit IB von über 20 Jahren, (b) die Menschen mit IB mußten in ihrer jeweiligen Gruppe seit mindestens 2 Monaten anwesend sein, und (c) gleichzeitig war erforderlich, daß jede Gruppe von zwei Betreuern begleitet wurden, wobei (d) beide Betreuer seit mindestens einem halben Jahr in der jeweiligen Gruppe arbeiteten. Die Teilnahme an der Untersuchung erfolgte auf der Basis der Freiwilligkeit, was einem weiteren, dem Kriterium (f) entspricht. Die Untersuchung konnte an insgesamt 154 Personen, davon 65 Frauen (42,2 %) und 89 Männer (57,8 %) durchgeführt werden, die alle die Eingangskriterien erfüllten (vergleiche Tabelle 6). Im Rahmen der Untersuchung konnte eine Überprüfung zur Ätiologie der IB bei den Versuchspersonen nicht erfolgen.

Eine Einschätzung des Schweregrades der IB erfolgte über die Betreuer. Diese Einschätzung erfolgte nach den Kategorien „schwerste IB", „schwere IB", „mittelgradige IB" und „leichte IB". Eine „objektive" Überprüfung der Schweregrade der IB wurde von den hierfür Verantwortlichen der Trägerorganisation nicht genehmigt. Für den überwiegenden Teil der Untersuchungsgruppe (73,4 Prozent; n = 113) wurde eine leichte (26 Prozent; n = 40) bzw. eine mittelgradige (47,4 Prozent; n = 73) Form von IB angeführt. Weitere 26,6 Prozent (n = 41) wurden mit schwerer IB beurteilt. Dagegen wurde kein einziger Fall als schwerste Form von IB bezeichnet.

Tab. 6: *Altersverteilung der Untersuchungsgruppe nach Geschlecht (n = 154)*

Alters-gruppen	Frauen n (%)	Männer n (%)
20–29	20 (30,7)	20 (22,5)
30–39	34 (52,4)	42 (47,2)
40–49	8 (12,3)	15 (16,8)
50–59	3 (4,6)	11 (12,4)
> 60	0 –	1 (1,1)
Total:	65 (42,2)	89 (57,8)

Untersuchungsmaterial

Als Untersuchungsmaterial kam eine standardisierte Checkliste mit Rating-Skalen zur Fremdbeobachtung von Verhaltensauffälligkeiten und psychischen Auffälligkeiten zur Anwendung. Beurteilt wurden jene Auffälligkeiten, die innerhalb der letzten zwei Monate aufgetreten waren, bzw. beobachtet werden konnten. Die Checkliste basiert auf den Items von verschiedenen Skalen des „Gerontological Questionnaires (GQ)" (Haveman, Maaskant, Van Schronstein-Lantman, Urlings und Kessels, 1994). Der GQ wird in Kapitel 4 näher vorgestellt. Der GQ wurde für die Zwecke dieser Studie übersetzt und adaptiert (Weber, 1994b). Die in der vorliegenden Untersuchung verwendete Checkliste setzte sich aus insgesamt 48 Items zusammen. Zu folgenden Bereichen konnten dabei Einschätzungen vorgenommen werden: Orientierung (2 Items), Gedächtnisfähigkeiten (6 Items), psychische Auffälligkeiten (13 Items), Verhaltensauffälligkeiten (9 Items), Kommunikation (2 Items), Pflegeabhängigkeit (1 Item), sozial-adaptives Verhalten (14 Items) und Intensität der Betreuung (1 Item). Die Items aus den Bereichen Gedächtnisfähigkeiten, psychische Auffälligkeiten, Verhaltens-auffälligkeiten und sozial-adaptives Verhalten waren nach zeitbezoge-nen Kategorien hinsichtlich der Auftrittshäufigkeit der jeweiligen Auf-fälligkeiten zu beurteilen. In den übrigen Bereichen, mit Ausnahme des Items „Intensität der Betreuung", waren die Items in verschiedene inhaltliche Ausprägungen unterteilt, wobei die für die untersuchte Per-son am ehesten zutreffende Ausprägung anzuführen war. Die Fragen der einzelnen Items beziehen sich auf konkrete, leicht beobachtbare Verhaltensweisen. Für die Einschätzung des Betreuungsaufwandes war der Betreuer aufgefordert, den Betreuungsaufwand für die jeweilige Person an Hand der ihm zur Verfügung stehenden durchschnittlichen Betreuungszeit pro Person einzuschätzen.

Durchführung

Nach erfolgter Einschulung in die Benutzung der Checkliste füllten die Betreuer diese unabhängig von einander innerhalb der gleichen Woche für die einzelnen Personen getrennt, aus. Sämtliche Beurteilungen zu den 154 Menschen mit IB konnten innerhalb von zwei Monaten erfaßt werden. Die Beurteilungen wurden von insgesamt 22 Betreuern durchgeführt.

Datenanalyse

Die Datenanalyse erfolgte nach mehreren Gesichtspunkten, wobei im Rahmen dieser Abhandlung lediglich die Ergebnisse der Prävalenzraten zu psychischen Auffälligkeiten und Verhaltensstörungen präsentiert werden. Als Kriterium für eine klinisch relevante Symptomatik wurde in Anlehnung an die Vorgangsweise der Studie von Haveman et al. (1994) eine Abweichung von einer Standardabweichung in Richtung auffälligeres Verhalten vom Mittelwert, bezogen auf die Ergebnisse der gesamten Untersuchungsgruppe, definiert.

Hauptergebnisse

Die Bestimmung des Grades der Übereinstimmung zwischen den zwei Beurteilern erfolgte getrennt für die einzelnen Items innerhalb der verschiedenen Bereiche. Hier werden lediglich die Ergebnisse aus den Bereichen „psychische Störungen" und „Verhaltensstörungen" dargestellt. Als Kriterium der Übereinstimmung wurde dabei eine Abweichung von weniger als einer Ausprägung innherhalb der vierstufigen Kategorie definiert. Die Beurteiler wurden nach dem Ausmaß ihrer zeitlichen Zuordnung zu der jeweiligen Tagesstrukturgruppe in zwei Gruppen unterteilt. Als Übereinstimmungsmaß wurde Cohen´s Kappa berechnet. In der Kappa-Berechnung wird der erhöhten Wahrscheinlichkeit einer rein zufallsbedingten Übereinstimmung der Urteile bei nicht normalverteilten Urteilsantworten Rücksicht getragen. Die Berechnung erfolgte für alle Items über eine 3 x 3 Kontingenztabelle. Cohen's Kappa lag für die Items des Bereichs „psychische Störungen" zwischen 0,79 und 0,94. Dieser Wert entspricht einem hohen Grad an Übereinstimmung zwischen den zwei Beurteilergruppen. In diesem Bereich wurden in der Auswertung nur 10 der ursprünglich 13 Items berücksichtigt.

Ein Item wurde ausgeschaltet, da es sich auf das Schlafverhalten bezog, zu dessen Beurteilung sehr unterschiedliche Informationen bei den Beurteilern vorlagen. Die zwei weiteren ausgeschlossenen Items zielten auf körperliche Beschwerden ab, deren psychopathologische Bedeutung aber erst im Rahmen von weiterführenden diagnostischen Abklärungen überprüft werden kann. Im Bereich „Verhaltensstörungen" schwankte der Kappa-Wert zwischen 0,85 und 0,95, was einem noch deutlicheren Grad an Übereinstimmung entspricht. Der Index für „psychische Störungen" hatte gemäß Crohnbach eine innere Konsistenz von alpha = 0,77 und der Index für „Verhaltensstörungen" zeigte eine innere Konsistenz von alpha = 0,74. Die interne Konsistenz erreichte somit vergleichbare Werte wie in der Studie von Haveman et al. (1994).

Aufgrund der vorgefundenen hohen Übereinstimmungsgrade zwischen den beiden Beurteilern wurden in weiterer Folge die Angaben der zwei Beurteiler pro Item gemittelt und über alle Items eines Bereichs aufsummiert. Dies erlaubte sogenannte Indexscores für die einzelnen Bereiche zu bestimmen.

Für den Bereich „psychische Störungen" lag der Mittelwert bei 33,56 (SD = 5,54) und für den Bereich „Verhaltensstörungen" wurde ein Mittelwert von 30,32 (SD = 3,27) gefunden. In Anlehnung an Haveman et al. (1994) wurde der cut-off Wert für klinisch relevantes Verhalten mit einer Standardabweichung in Richtung ausgeprägtere Störung definiert. Insgesamt erfüllten 28,5 Prozent der beurteilten Personen (n = 44) dieses Kriterium über beide Störungsbereiche. Für den Bereich „psychische Störungen" wurde eine Prävalenz von 11,0 Prozent ermittelt, was insgesamt 17 Fällen entspricht. „Verhaltensstörungen" wurden bei 12,3 Prozent (n = 19) ermittelt. Das Kriterium wurde in beiden Verhaltensbereichen von 5,6 Prozent der Personen (n = 8) erreicht.

Diskussion

Vorweg ist hervorzuheben, daß es sich bei den vorgefundenen Ergebnissen nicht um Prävalenzen von psychiatrischen Diagnosen handelt, sondern um Auffälligkeiten im psychopathologischen Bereich, welche durch Personen die über längere Zeit regelmäßig mit den beurteilten Personen in Kontakt standen, beobachtet wurden. Die aufgezeigten Häufigkeiten, die in Tabelle 7 zusammengefaßt sind, bestätigen aber die Ergebnisse aus den weiter oben angeführten Studien in denen, mit vergleichbaren Beurteilungen durch Fachpersonal, der psychopathologische Status bei Menschen mit IB eingeschätzt wurde.

Tab. 7: *Darstellung der Prävalenzen von psychischen Störungen und Verhaltensstörungen aus der vorliegenden Untersuchung (n = 154)*

Störungsbereich	%	(n)
psychische Auffälligkeiten	11,0	(17)
Verhaltensauffälligkeiten	12,3	(19)
beide Auffälligkeiten	5,6	(8)
Gesamt	28,9	(44)

Im Vergleich zu den weiter oben angeführten Prävalenzraten bei Verhaltensstörungen könnten die vorliegenden Angaben zu Verhaltensauffälligkeiten reduziert erscheinen. In diesem Zusammenhang ist ein selektiver Effekt in der Zusammensetzung der Untersuchungsgruppe in der vorliegenden Studie nicht auszuschließen. Der Selektionseffekt in der Untersuchungsgruppe läßt sich durch die Kriterien, die von der Trägerorganisation zur Aufnahme von Menschen mit IB in Tagesstrukturen angewendet, werden erklären. Menschen mit schwersten Formen von IB bzw. solche, bei denen im Aufnahmeverfahren schwerwiegende Verhaltensprobleme bereits offensichtlich sind, werden in der Regel nicht aufgenommen. Bekannt ist, daß Verhaltensstörungen bei Menschen mit schweren und schwersten Formen von IB deutlich häufiger vorkommen, als bei Menschen mit leichteren Formen von IB (Rojahn, 1994). Aus den vorliegenden Daten wurde dies auch bestätigt. Es konnte ein signifikanter Mittelwertunterschied (U-Test, korrigierte Varianz gemäß verbundenen Rängen) zwischen der Gruppe mit leichten und mittelgradigen Formen von IB und der Gruppe mit schwerer IB nachgezeigt werden ($z = 2,96$; $p < 0,01$). Anders verhält es sich bei psychischen Störungen. In der Literatur wird berichtet, daß psychische Störungen häufiger bei Menschen mit leichten und mittelgradigen Formen von IB zu beobachten sind. Eine Bestätigung dieses Unterschieds ließ sich aus den vorliegenden Daten aber nicht belegen. Inwieweit sich diese Unterschiede möglicherweise auf Artefakte bzw. Mängel in den bisher vorwiegend zur Anwendung gelangten Erhebungs- und Erfassungsprozeduren für psychische Störungen zurückführen lassen, bleibt offen.

2.5.4 Erklärungsansätze und Interpretationen zur erhöhten Prävalenz

Wenn auch die Prävalenzraten zu psychischen Störungen und Verhaltensstörungen bei Menschen mit IB der frühen Studien aus bereits erwähnten methodischen Gründen mit einiger Vorsicht zu sehen sind, so treffen diese Bedenken auf die Ergebnisse aus jüngeren Untersuchungen nicht mehr in vollem Umfang zu. Diese methodisch besser abgesicherten Ergebnisse bestätigen und präzisieren die hohen Prävalenzschätzungen für psychische Störungen und Verhaltensauffälligkeiten bei erwachsenen Menschen mit IB.

Bis heute fehlen empirisch präzisierte, theoretische Erklärungskonzepte für diese besondere psychische Vulnerabilität von Menschen mit IB. Dagegen finden wir eine Reihe von Erklärungsansätzen zu diesen Beobachtungen, die hohe Plausibilität aufzeigen. So führen Menolascino und Stark (1984) an, daß die erniedrigten Kompetenzen in intellektuell-kognitiven Dimensionen und im sozial-adaptiven Verhalten bei Menschen mit IB, möglicherweise mit erhöhten Schwierigkeiten im Umgang mit komplexen und streßreichen Umweltanforderungen einhergehen. Sie meinen, daß die erhöhte Frequenz von psychischen Störungen in dieser Population mit einer allgemeinen Schwäche in den Copingmechanismen dieser Personen in Zusammenhang stehen könnte. Hierbei stützen sie sich auf das schon früher beschriebene, aber rein theoretisch gebliebene, entwicklungsbiologische Modell (biodevelopmental model) von Menolascino (1977). Eine vergleichbare Erklärung kann bei Patell et al. (1993) bzw. bei Dosen und Petry (1994) gefunden werden. Von Luckasson et al. (1992) wird die sich wiederholende Konfrontation mit belastenden Erlebnissen, denen Menschen mit IB gehäuft ausgesetzt sind, in Zusammenhang mit Kontrollverlust gebracht. Es erscheint naheliegend, diesen Umstand im Kontext des Modells der „gelernten Hilflosigkeit" von Seligman (1975) zu verstehen, wie dies beispielsweise bei Nezu, Nezu und Gill-Weiss (1992) erfolgt. Hierdurch wird ein bei Personen ohne IB empirisch gut überprüftes Erklärungsmodell der klinischen Psychologie zur Entwicklung einer erhöhten emotional-affektiven Vulnerabilität auch für die Menschen mit IB nahegelegt.

Das Modell der „neuen Krankhaftigkeit" nach Baumeister, Dokecki und Kupstas (1988), welches direkten Bezug auf Menschen mit IB nimmt, berücksichtigt demgegenüber ein komplexeres Entstehungsgefüge für psychische Störungen und Verhaltensstörungen. Etwas vereinfacht dargestellt, käme die gehäufte Anfälligkeit für eine chronische psychopathologische Symptomatik aus dem Zusammenwirken von inadäquaten kognitiven und sozialen Kompetenzen in Kombination mit prädisponierenden biomedizinischen, sozialen und Umweltfaktoren zustande. Das Modell der neuen Krankhaftigkeit kann als eine Erweiterung des sogenannten biosozialen Modells von Matson (1985) gesehen werden, nach welchem biologische, soziale und psychologische Faktoren in ihrer Spezifität zur Behinderung gesetzt werden und als verantwortlich für die verschiedenen psychopathologischen Erscheinungsformen gesehen werden. Wie bereits bei Rojahn, Lederer und Tassé (1995) angedeutet, erscheint es in Ergänzung zum Modell der neuen Krankhaftigkeit bzw. zu dessen Präzisierung, als untersuchenswert, den Stellenwert, den das Erkennen von emotionalen Qualitäten in Zusammenhang mit psychischen Störungen bei Menschen mit IB einnimmt, näher zu ergründen.

Bevor der Stellenwert der Verarbeitung emotionaler Qualitäten bei Menschen mit IB, und vor allem die mögliche klinische Relevanz dieser Kompetenzen in Zusammenhang mit psychopathologischen Auffälligkeiten diskutiert werden soll, werden in den folgenden Kapiteln Instrumente und Entwicklungen zur Erfassung psychischer Störungen und Verhaltensstörungen bei erwachsenen Menschen mit IB dargestellt, sowie der Stand empirisch überprüfter therapeutischer Maßnahmen und deren teilweise Implikationen auf die Theorien zur Entwicklung und Aufrechterhaltung bestimmter Störungen besprochen.

3. Ätiologie der IB und Verhaltensphänotyp

Neben der großen Heterogenität von Verhaltensauffälligkeiten, die sich innerhalb der Population der Menschen mit IB beobachten läßt, fällt andererseits eine offensichtliche Homogenität für bestimmte Verhaltensauffälligkeiten bei einer Reihe von Syndromen auf. Auch bei diesen Syndromen ist eine breite Variabilität zusätzlicher Verhaltensauffälligkeiten zu beobachten, doch lassen sich die sogenannten, für das Syndrom typischen Verhaltensweisen, innerhalb des Syndroms bei fast allen Fällen in unterschiedlichen Ausprägungsformen beobachten.

3.1 Aktueller Hintergrund

Obwohl es heute weitgehend als unbestritten gilt, daß psychische Störungen bzw. Verhaltensstörungen bei Menschen mit IB ätiologisch nicht von vornherein mit der IB in Zusammenhang stehen, finden sich in aktuellen Lehrbüchern zur Klinischen Psychologie noch Modelle in denen Begriffe wie „geistige Behinderung" bzw. „organisch bedingter Schwachsinn" im ätiologischen Begriffsrahmen psychischer Störungen verwendet werden (Baumann und Perrez, 1990, S. 275). Unbestritten ist aber auch, daß bestimmte Formen von IB gehäuft mit einem bestimmten Verhaltensphänotyp einhergehen, wobei aber die Beziehung zwischen Verhaltensauffälligkeit bzw. psychischer Störung und den hierfür eventuell wirksamen biologischen Faktoren, die möglicherweise in Zusammenhang mit der IB stehen könnten, noch größtenteils durch zukünftige Forschungsergebnisse klärungsbedürftig bleibt.

Als Beispiel für einen klinischen Verhaltensphänotyp wird oft die überdurchschnittlich häufige Entwicklung der Alzheimerschen Erkrankung bei erwachsenen Menschen mit Down-Syndrom angeführt (Dosen und Petry, 1994). Bei dieser typischen Verhaltensentwicklung liegen aber noch keine schlüssigen Ergebnisse hinsichtlich eines konkreten, gengesteuerten Prozesses vor (vergleiche bei Weber und Rett, 1991, S. 194).

Unter Phänotyp wird bekanntlich der beobachtbare bzw. meßbare Ausdruck von einem Gen oder mehreren Genen verstanden. Derzeit sind über 1.000 genetische Ursachen allein bei IB bekannt (Moser, 1992) und es ist zu vermuten, daß durch die Fortschritte in den DNA

Bestimmungstechnologien in Zukunft noch zusätzliche Marker für Syndrome mit IB nachgewiesen werden können. Bei der Erforschung des Verhaltensphänotyps wird die Variabilität von Verhaltensweisen innerhalb eines Syndroms bei gleichzeitiger Überschneidung und qualitativem Unterschied zwischen den Syndromen untersucht. Dabei läßt sich der Verhaltensphänotyp als die erhöhte Wahrscheinlichkeit für bestimmte Verhaltensauffälligkeiten bei einem bestimmten Syndrom, verglichen mit der Wahrscheinlichkeit dieses Verhaltens bei Menschen ohne dieses Syndrom, definieren.

Anders als beim Down-Syndrom, wo lediglich die Anwesenheit eines überschüssigen 21-ten Chromosomes bekannt ist, aber hinsichtlich der typischen Verhaltensvariationen keine Informationen über eine Gen bedingte Steuerung vorliegen, verhält es sich beim fragilen-X-Syndrom. Dieses Syndrom stellt die häufigste heute bekannte Ursache für eine erblich bedingte Entwicklungsverzögerung dar und ist durch Auffälligkeiten an der fragilen Stelle des X-Chromosoms bedingt. Die mit diesem Syndrom einhergehenden Verhaltensweisen, oder genauer gesagt Variationen von Verhaltensweisen, die für dieses Syndrom typisch sind, konnten kürzlich in Verbindung mit der Anzahl der nacheinander folgenden Cytosin-Guanin-Guanin (CGG) Basensequenzen – zwei der vier Basen der Nukleinsäuren der DNA – im Bereich der fragilen-X-Stelle gebracht werden (Dykens, Hodapp und Leckman, 1994). Hier ließen sich Variationen in den Verhaltensauffälligkeiten, die für dieses Syndrom typisch sind, mit entsprechenden Variationen in den Nukleotidensequenzen auf in der DNA nachweisen. Dabei beeinflussen Gene aber nur indirekt das Verhalten, indem sie biologische Programme (Codes) zur Produktion von bestimmten Proteinen zur Verfügung stellen. Die Proteine ihrerseits üben verhaltenswirksame Effekte im Zentralnervensystem aus. Inwieweit beim fragilen-X-Syndrom die Genwirkung für das typische Verhalten auch bestimmte ökologische Faktoren und Entwicklungsfaktoren benötigt, bleibt vorerst ungeklärt.

Sofern es sich um Formen von IB auf der Syndromebene handelt, kann eine größere Homogenität hinsichtlich physischer Charakteristika und Verhaltensmerkmalen erwartet werden, da hier entweder eine syndromspezifische genetische Anomalie bekannt ist, bzw. eine solche begründet vermutet werden kann (Weber, 1992). Es ist aber auch bekannt, daß nicht alle Personen eines Syndroms gleich ausschauen und sich gleich verhalten. Unbestreitbar erscheint aber, daß bei Personen mit einem bestimmten Syndrom die Wahrscheinlichkeit für ein bestimmtes

Verhalten viel größer ist als bei Personen, die diese Syndrom nicht aufweisen (Tuinier und Verhoeven, 1993). In diesem Zusammenhang ist anzuführen, daß in den Kriterien, die zur Bestimmung von Syndromen festgelegt wurden, typische Verhaltensauffälligkeiten mit berücksichtigt sind, wie dies z. B. beim Rett-Syndrom der Fall ist (Rett, 1966; Hagberg, Goutières, Hanefeld, Rett und Wilson, 1985).

Die Aufmerksamkeit, welche neuerdings wieder dem Verhaltensphänotyp bei IB zukommt, ist hauptsächlich durch die rasanten Erkenntnisse zum menschlichen Genom zu erklären. So wird beispielsweise für ein besseres Verständnis der Verhaltensauffälligkeiten bei Menschen mit IB eine Berücksichtigung der Ätiolgie bzw. ätiologischer Faktoren gegenüber der IB in der Forschung gefordert (Dykens, 1995). Ein Einbeziehen dieser Aspekte bedeutet aber nicht, daß gut fundierte Zusammenhänge zwischen bestimmten Verhaltensauffälligkeiten und situativen bzw. kommunikativen Variablen hinfällig werden. Aus einer Berücksichtigung ätiologischer Aspekte ist vielmehr eine differenziertere Sichtweise für den Entwicklungsverlauf, aber auch für ein präziseres Verständnis des Zusammenspiels zwischen psychischen Störungen und typischen Verhaltensauffälligkeiten zu erwarten.

Wenn auch für viele Formen der IB der biologisch-genetische Hintergrund derzeit nicht geklärt ist, so können aber für eine ganze Reihe von Syndromen typische Verhaltensauffälligkeiten festgehalten werden. In diesem Kapitel sollen in einem ersten Schritt die aus klinisch-psychologischer Sicht relevanten Verhaltensauffälligkeiten bei bestimmten Formen von IB dargestellt werden. In einem zweiten Schritt werden einige Problembereiche eines ätiologieorientierten Forschungsansatzes in der Psychologie dargestellt.

3.2 Verhaltensphänotype bei ausgewählten Formen intellektueller Behinderung

Im folgenden werden jene Formen von IB, deren Ursachen in genetischen bzw. chromosomalen Abweichungen liegen, bzw. für die es begründete Vermutungen einer genetischen Steuerung gibt, von ihren typischen Verhaltensauffälligkeiten und dem dabei diskutiertem biologischem Hintergrund kurz dargestellt. Ferner werden auch andere Formen von IB, soweit sie mit einer gewissen Homogenität auf der Verhaltensseite einhergehen, berücksichtigt. Faktum ist, daß bestimmte verhaltensmäßige Homogenitäten innerhalb bestimmten Formen von IB vorkommen. Eine andere Frage ist aber, in wiefern die Verhaltensauffälligkeit ein direkter Ausdruck von Abweichungen in den genetischen Informationsstrukturen darstellt, bzw. inwiefern bestimmte Formen von IB mit einer erhöhten Anfälligkeit von Verhaltensauffälligkeiten einhergehen? Oder anders ausgedrückt, es bleibt zu klären, inwiefern Umweltvariablen bzw. ein kritischer Zeitpunkt der Einwirkung von ungünstigen Umweltvariablen auf prädisponierende Faktoren wirken, durch die dann das auffällige Verhalten getriggert wird.

3.2.1 Pränatal bedingte Formen

Autosomal-rezessiv: Lesch-Nyhan-Syndrom und fragiles-X-Syndrom
Bei den genetisch bedingten Formen mit IB, die gleichzeitig mit typischen Verhaltensauffälligkeiten bzw. schweren Verhaltensstörungen einhergehen, werden stellvertretend das Lesch-Nyhan-Syndrom und das fragile-X-Syndrom genannt, die beide autosomal-rezessiv vererbt werden. Das Lesch-Nyhan-Syndrom tritt ausschließlich beim männlichen Geschlecht auf, das fragile-X-Syndrom tritt vorwiegend bei Männern auf, doch lassen sich auch vereinzelt bei Frauen, die als Träger bei diesem Defekt fungieren, leichtere Formen finden. Das Lesch-Nyhan-Syndrom geht in der Regel mit schwerer oder schwerster Form von IB einher, wobei vereinzelt Fälle mit einem IQ bis zu 60 Punkten beobachtet werden konnten. Beim fragilen-X-Syndrom läßt sich eine größere Spanne im IQ beobachten, die bis hin zum Durchschnittswert der Allgemeinbevölkerung reichen kann. Verhaltensauffälligkeiten, wenn auch in unterschiedlichem Ausmaß, lassen sich aber in der Regel bei allen Menschen mit fragilem-X-Syndrom beobachten. Das fragile-X-Syndrom ist schon allein von seiner Inzidenz her von Bedeutung. Das Lesch-Nyhan-Syndrom, welches eher selten vorkommt, ist wegen den hiermit einhergehenden schweren Verhaltensstörungen von besonderer klinischer Bedeutung. Neben der Herausforderung die das Lesch-Nyhan-Syndrom für den therapeutischen Interventionsauftrag darstellt, nimmt dieses Syndrom in der Theorie- und Modellbildung von Selbstverletzungsverhalten eine besondere Bedeutung an. Dagegen werden die rezenten Erkenntnisse zum fragilen-X-Syndrom in der Diskussion um die klinische Entität des Autismus berücksichtigt.

Beim Lesch-Nyhan-Syndrom treten meistens bereits ab dem zweiten Lebensjahr massive selbstverletzende Verhaltensweisen auf. Diese, nach Angaben der betroffenen Personen, oft zwanghaft ausgeführten, automutilativen Verhaltensstörungen – es handelt sich dabei vorwiegend um Beißen in Lippen, Mundschleimhäute, Wangen, Finger und Hände – führen, wenn nicht rechtzeitig behandelt, zu massiven Verstümmelungen (Lesch und Nyhan, 1964; Nyhan, 1977). Aggressives Verhalten kann sich auch gegen die Betreuungspersonen richten. Die Diagnose selbst läßt sich über vermehrte Ausschüttung von Harnsäure nachweisen (Hyperurikämie). Diese wiederum ist durch eine Enzymstörung des Purinmetabolismus bedingt. Das zentralnervös vorkommende Enzym HGPRT ist so verändert, daß es wirkungslos bleibt, und als Folge hiervon findet sich die hochgradige Überproduktion von Harnsäure. Weiter konnten Auffälligkeiten in verschiedenen Neurotransmittersystemen nachgewiesen werden (Dopamin, Serotonin, GABA) (Breese, Mueller und Schroeser, 1986). Vor allem ist das dopaminerge System der Basalganglien betroffen. Die verhaltensmäßige Symptomatik wird mit einer sekundär-stoffwechselbedingten Dysfunktion basaler Ganglien erklärt. Durch die rezenten Erkenntnisse der Funktion körpereigener Opiate in der Behandlung von schweren zwanghaften Verhaltensstörungen konnten neue Modelle zur Erklärung dieser Verhaltensweisen herausgearbeitet werden (vergleiche Kapitel 5.3.3). Traditionelle psychopharmakologische Interventionen haben sich bei dieser Störung hinsichtlich ihrer Wirksamkeit als nicht einheitlich gezeigt (Singh und Millichamp, 1984). Dagegen zeigen sich aber restriktive verhaltenstherapeutische Maßnahmen in vielen Fällen als effektiv.

Das *fragile-X-Syndrom* wird in der Mehrheit der Fälle vermutlich rezessiv vererbt. Die rein phänotypische Beschreibung dieses Syndroms geht auf Martin und Bell aus dem Jahre 1943 zurück (Martin und Bell, 1943). Die Bezeichnung fragiles-X-Syndrom wurde erst mit der Entdeckung einer brüchigen Stelle am langen Arm des X-Chromosoms (Lubs, 1969) eingeführt. Die Häufigkeit wird derzeit zwischen 1 auf 1.000 und 1 auf 5.000 geschätzt. Die Menschen, bei denen das fragile-X-Syndrom von einer IB begleitet wird, sind durch eine starke Sprachentwicklungsstörung gekennzeichnet. Weiter zeigen diese Personen häufig mangelnden Blickkontakt und ausgeprägte Bewegungsstereotypien sowie zusätzlich nicht selten selbstverletzendes Verhalten. Die Auffälligkeiten treten bis spätestens zum zweiten Lebensjahr auf. Diese autistische Symptomatik führte bei diesen Personen früher in der Regel zur Diagnose Autismus. Es hat sich aber gezeigt, daß die Verhaltenssymptomatik bei Menschen mit fragilem-X-Syndrom sich in vielen Verhaltensvariablen vom Autismus unterscheidet, wobei die Unterschiede oft rein qualitativer Natur sind (Bergman, Leckman und Ort, 1988; Cohen, Vietze, Sudhalter, Jenkins und Brown, 1991). Weiter tritt häufig hyperaktives Verhalten auf. Von Anfang an wurde eine metabolische Störung ausgeschlossen, da die Entwicklung der Verhaltenssymptomatik nicht progredient verläuft. Wie bereits erwähnt, konnte vor kurzem ein Zusammenhang zwischen den Gensequenzen an der brüchigen Stelle des X-Chromosoms und den Variationen bzw. dem Schweregrad von Verhaltensweisen, die für dieses Syndrom typisch sind, aufgezeigt werden (Dykens et al., 1994). Auf der Grundlage von DNA-Analysen vermuten Jeffries, Reiss, Brown, Meyers, Glicksman, und Bandyopadhyay (1993) eine Verbindung zwischen fragilem-X-Syndrom und bipolaren affektiven Störungen gefunden zu haben. Weiter konnte beobachtet werden, daß die intellektuell-kognitiven Leistungen bei männlichen Menschen mit fragilem-X-Syndrom im Erwachsenenalter sinken. In einer Längsschnittuntersuchung konnten Lachiewicz, Gullion, Spiridigliozzi und Aylsworth (1987) nachweisen, daß Männer mit fragilem-X-Syndrom und leichter intellektueller Beeinträchtigung im Erwachsenenalter deutlich niedrigere IQ-Werte erzielen, verglichen zu ihren Leistungen aus dem Kindes- und Jugendalter.

Eine weitere rezessive genetische Form von IB mit markanten Verhaltensstörungen ist das *Sanfilippo-Syndrom*. Hier liegt eine Stoffwechselstörung (komplexe Kohlenhydrate) vor. Nach dem zweiten Lebensjahr zeigen die Kinder ausgeprägte erethische bzw. hyperaktive und aggressiv-impulsive Verhaltensmuster, die oft mit Schlafstörungen einhergehen. Es kommt zu einem Entwicklungsstillstand, gefolgt von einem Entwicklungsrückgang. Beim *Wilson-Syndrom* handelt es sich eine Störung des Kupferstoffwechsels, wobei die Verhaltensveränderungen sich häufig erst nach dem sechsten Lebensjahr manifestieren. Neben Störungen der Motorik und des Bewegungsablaufes wie z. B. Choreatethose, Tremor und Rigor, sind psychopathologische Symptome, wie Entwicklungsstörungen, Verwirrtheit und psychoaffektive Störungen, markant.

Polygenetisch: Cornelia-de-Lange-Syndrom und andere Syndrome

Bei polygenetisch bedingten Formen intellektueller Behinderung, die auf Syndromebene beschrieben werden konnten, gehen einige mit schweren Verhaltensstörungen einher.

Beim *Cornelia-de-Lange-Syndrom* treten neben typischen dysmorphischen Erscheinungen, ab der frühen Entwicklung autistische Symptome, hyperaktives Verhalten, Selbst- und Fremdaggressionen, schwere

Stereotypien und mangelndes affektives Empfinden auf. Selbstverletzendes Verhalten wird bei diesem Syndrom im Unterschied zum Lesch-Nyhan-Syndrom nicht zwangartig ausgeführt (Shear, Nyhan, Kirman und Stern, 1971).

Beim *Moebius-Syndrom*, welches in 15 Prozent der Fälle mit einer IB einhergeht, werden angeborene Hirnnervenlähmungen beobachtet, welche markante Auswirkungen auf die Mimik haben. Diese Beeinträchtigung ist im Zusammenhang mit der auffälligen Sozialentwicklung und mit den damit eventuell verbundenen Verhaltensstörungen zu sehen. Meistens sind ausgeprägte Störungen in der Kommunikation zwischen Kind und Eltern beobachtbar, die vermutlich mit den von klein auf fehlenden mimischen Signalen in Zusammenhang stehen. Häufig werden auch psychotische Störungen berichtet.

Das *Prader-Willi-Syndrom*, ein Syndrom welches in 90 Prozent der Fälle mit intellektueller Behinderung einhergeht, ist durch den ausgeprägten Hungertrieb dieser Personen charakterisiert, der bis hin zu dissozialen Verhaltensweisen führen kann. Weiter sind schwere affektive Verstimmungen, die in der Regel mit hohen Erregungsphasen und Wutanfällen einhergehen bekannt. Gelegentlich werden diese Zustände von psychotischen Symptomen begleitet. Die psychotischen Phasen sind durch einen plötzlichen Beginn und polymorphe Symptome gekennzeichnet, was das Bild atypisch erscheinen läßt. Clarke (1993) vermutet an Hand von seinen Untersuchungsergebnissen eine mögliche Beziehung zwischen Auffälligkeiten auf Chromosom 15 und dieser besonderen Art von psychotischem Verhalten.

Beim *Williams-Beuren-Syndrom* tritt neben dem markanten Gesichtsausdruck, das sogenannte „Coctail-Party-Syndrom" am prominentesten hervor. Die Verhaltenstörung besteht aus einem massiven, scheinbar ununterbrechbaren Rededrang. Weiters ist hyperaktives Verhalten häufig zu beobachten.

Chromosomale Aberrationen

Das *Down-Syndrom*, auch noch unter Trisomie 21 bekannt, stellt die häufigste und wohl bekannteste Form einer chromosomalen Aberration mit IB dar. Der Schweregrad der Intelligenzminderung variiert innerhalb der Menschen mit Down-Syndrom sehr stark. Dieser Umstand ist in Zusammenhang mit den durchaus nicht einheitlichen Verhaltensauffälligkeiten zu berücksichtigen (Wendler, 1996). In der Regel verfügen die Menschen mit Down-Syndrom über eine ausgeprägte soziale Anpassungsfähigkeit (Imitationslernen). Die gelegentlich in der Kindheit und im Jugendalter zu beobachtbaren massiven Störungen (z. B. Aggressionen, Anorexia), lassen sich meistens auf ungünstige Kommunikationsinterkationen zurückführen. Im Erwachsenenalter treten bei Menschen mit Down-Syndrom überdurchschnittlich häufig Verhaltenssymptome auf, die dem klinischen Bild bei Morbus Alzheimer entsprechen (Nelson, Lott, Touchette, Satz und D´Elia, 1995; Weber und Rett, 1991). Aufgrund verschiedener Beobachtungen, wie z. B. daß in Familien, in denen Menschen mit Down-Syndrom vorkommen, auch signifikant häufiger Menschen mit Morbus Alzheimer vorgefunden werden, wird vermutet, daß das Chromosom 21 mit Morbus Alzheimer in Zusammenhang stehen könnte.

Das *Angelman-Syndrom* geht mit einer Deletion an Chromosom 15 einher (Kaplan, Wharton, Elias, Mandell, Donlon und Latt, 1987) und ist neben neurologischen Auffälligkeiten und bestimmten morphologischen Dysplasien, vor allem durch typische Verhaltensauffälligkeiten charakterisiert (Zori, Hendrickson, Woolven, Whidden, Gray und Williams, 1992). Das Syndrom ist stets von einer schweren bis schwersten Form der Intelligenzminderung begleitet. Menschen mit Angelman-Syndrom verfügen in der Regel über einen Wortschatz der zwei bis fünf Wörter nicht übersteigt. Die typischste Verhaltensauffälligkeit stellt wohl unangemessenes Lachen dar, für welches in der Regel keine Antezedenten aus der Umwelt heraus isoliert werden können. Diese konkrete Auffälligkeit scheint auch nicht mit der Anfallsaktivität in Beziehung zu stehen (Clayton-Smith, 1993). Neben dem exzessiven Lachen ist der Verhaltensphänotyp beim Angelman-Syndrom noch durch Hyperkativiät, Störungen des Kurzzeitgedächtnisses, Aggression und repetitives stereotypes Verhalten gekennzeichnet. Dieser Verhaltensphänotyp läßt sich sowohl beim weiblichen als auch beim männlichen Geschlecht beobachten und scheint vom Alter unabhängig zu sein (Summers, Allison, Lynch und Sandler, 1995).

Weitere chromosomale Aberrationen, die mit intellektueller Behinderung und typischen Verhaltensstörungen einhergehen sind z. B. das *Cridu-chat-Syndrom* (Deletion am Chromosom 5). Das Cri-du-chat-Syndrom wird durch ein typisches katzenartiges Schreien charakterisiert. Bekannt sind aber auch die gehäuft destruktiven und selbstverletzenden Verhaltensweisen bei gleichzeitig gesteigerter Reizbarkeit. Neuroanatomisch lassen sich keine Auffälligkeiten beobachten. Weiter werden alle gonosomalen Aberrationen, sofern in Kombination mit intellektueller

Behinderung auftretend, von Verhaltensauffälligkeiten begleitet. So können bei Menschen mit *Klinefelter-Syndrom* (XXY) bei gleichzeitig auftretender IB, gehäuft affektive Störungen beobachtet werden.

Pränatale Formen von IB, die auf umweltbedingte Faktoren zurückgeführt werden können, sind nicht von typischen, d. h. innerhalb einer Form gehäuft vorkommenden Verhaltensauffälligkeiten oder psychopathologische Symptomen begleitet. Die hier beobachtbaren Störungen zeigen äußerst heterogene Formen, und es ist zu vermuten, daß diese Auffälligkeiten nicht selten mit Umweltvaribalen in Zusammenhang stehen.

3.2.2 Perinatal bedingte Formen

Perinatal hervorgerufene Formen von IB können mit schweren Verhaltensstörungen einhergehen. Sofern gleichzeitig perinatal bedingte hirntraumatische Ereignisse vorliegen, ist in überdurchschnittlich vielen Fällen eine Symptomatik vorzufinden, welche dem psychoorganischen Syndrom (POS) zugeordnet werden kann.

3.2.3 Postnatal entstehende Formen

Bei den meisten postnatal entstandenen Formen von IB lassen sich in Zusammenhang mit der Ätiologie, sofern bekannt, keine homogenen Verhaltensstörungen beobachten. Ausnahmen bilden jene Formen, die durch hirntraumatische Ereignisse während der Entwicklungsperiode bedingt sind, oder die durch Vergiftungen bzw. sonstige neurotoxische Substanzen in dieser Zeit hervorgerufen worden sind. In leichteren Fällen ist bei diesen Formen von IB häufig das POS zu finden. Eine weitere Ausnahme bilden jene Personen, die das Erscheinungsbild des Autismus zeigen, und bei denen kein biologischer Hintergrund bestimmbar ist.

Weiter gehen noch jene Formen von IB mit typischen Verhaltensauffälligkeiten einher, bei welchen im Kleinkindalter ein degenerativer Prozeß in der ZNS-Entwicklung abläuft, dessen Ursachen bisher aber noch nicht geklärt sind. Ein solches Erscheinungsbild stellt beispielsweise das Rett-Syndrom dar.

Rett-Syndrom

Das Rett-Syndrom wurde erstmals vom Wiener Kinderarzt Andreas Rett beschrieben (Rett, 1966) und fand erst anfang der 80er Jahre als eigenständiges Syndrom weltweite Anerkennung. Das Syndrom wurde bisher nur bei weiblichen Personen beobachtet und geht mit schwersten Formen von Intelligenzminderung einher (IQ von unter 35). Bei über 95 Prozent der Fälle handelt es sich um sogenannte sporadische Fälle. Doch deuten die einigen bekannten familiären Fälle auf einen möglichen genetischen Ursprung des Bildes hin. Durch die zwei Beobachtungen, nur das weibliche Geschlecht und familiäre Fälle, verdichtet sich die Vermutung, daß es sich hier um eine X-chromosomal rezessive Störung handelt. Hierbei ist einerseits eine Störung am aktiven Geschlechtschromosom möglich. In diesem Fall wären Frauen, bedingt durch den zweiten, aber gesunden X-Chromosom, im Gegensatz zum männlichen Geschlecht, überlebensfähig. Eine andere Möglichkeit stellt eine Störung im Prozeß der X-Chromosom Inaktivierung dar. Hierdurch läßt sich gleichfalls eine nur das weibliche Geschlecht betreffende Krankheit erklären (Kormann-Bortolotto und Webb, 1995). Als Inzidenz haben Kozinetz, Skender, McNaughton, Almes, Schultz, Percy und Glaze (1993) eine Häufigkeit von 1 auf 22.800 geborenen Mädchen errechnet. Derzeit wird das Rett-Syndrom unter postnatalen neurodegenerativen Störungsbildern klassifiziert.

Das Rett-Syndrom geht mit einer starken Entwicklungsretardierung und teilweisem Entwicklungsrückgang – betroffen sind hier die Sprache und die Motorik – zwischen dem 12ten und 20ten Lebensmonat einher. Die Mädchen zeigen eine Reihe autistischer Symptome. Diese unterscheiden sich aber in qualitativer Form von den Symptomen von Menschen mit frühkindlichem Autismus. Die Unterschiede konnten über systematische Verhaltensbeobachtungsstudien nachgewiesen werden (Olsson und Rett, 1985, 1987; Olsson, 1987). Als hervorstechendes Merkmal treten bei diesem Erscheinungsbild die handmotorischen Stereotypien hervor. Hierbei werden, nach in der Regel erfolgter Bespeichelung der Hände, diese quasi ununterbrochen ineinander hin und her gedreht, was mit „hand-washing-movement" bezeichnet wird. Die Folge davon ist, daß gezieltes Greifen fast ganz verhindert wird, wodurch eine altersadäquate funktionelle Benutzung der Hände ausbleibt. Weiter stechen hervor: Hyperventilation, Gesichtsgrimassen, stereotype Schaukebewegungen und Zähneknirschen. Neurosstrukturell konnten keine Veränderungen beobachtet werden, doch liegen Ergebnisse vor, die auf Störungen in verschiedenen Neurotransmittersystemen (Adrenalin, Dopamin) hinweisen. Inwieweit es sich beim Rett-Syndrom um eine metabolische Störung handelt, konnte bislang nicht geklärt werden. Mädchen mit Rett-Syndrom werden häufig fäschlicherweise mit „Autismus" diagnostiziert.

3.3 Verhaltensphänotypische Forschung

3.3.1 Forschungsprobleme

Aus dem verhaltensphänotypischen Forschungsansatz sind sowohl für die Diagnostik als auch die Therapie von klinisch relevanten Verhaltensauffälligkeiten durchaus wertvolle Ergebnisse zu erwarten. Dieser Forschungsansatz wird aber durch mehrere Punkte erschwert.

(1) In der klinisch-psychologischen Forschung bei IB hat ein ätiolgie-orientierter Forschungsanstz wenig Tradition. Sofern Untergruppen in den Forschungsfragen berücksichtigt werden, beziehen sich diese traditionell auf eine Unterteilung hinsichtlich des Schweregrades der IB.

(2) Die Forschung zum Verhaltensphänotyp ist hinsichtlich Definition und Methodik nicht eindeutig. Was unter Verhaltensphänotyp verstanden wird, geht nicht immer klar aus den Untersuchungen hervor, bzw. zeigt sich als widersprüchlich (Rosen, 1993).

(3) Die Erfassung des Verhaltensphänotyps ist aus methodologischer Sicht nicht immer genau. Diese Problematik steht in Zusammenhang mit der Entwicklung von spezifischen und erprobten Erfassungsinstrumenten und Erfassungsvorgangsweisen, welche es ermöglichen sollen, mögliche, auch qualitative Unterschiede zwischen Verhaltensweisen hervorzuheben.

3.3.2 Erfassung des Verhaltensphänotyps

Zur Erfassung des Verhaltensphänotyps werden von Dykens (1995) drei von einander zu unterscheidende Vorgangsweisen herausgearbeitet: (1) der psychiatrische Ansatz, (2) der psychometrische Ansatz und (3) syndrom-spezifische Beobachtungen, welche in der Folge besprochen werden sollen.

(1) Psychiatrischer Ansatz

Im psychiatrischen Ansatz werden leicht beobachtbare Zeichen erfaßt, welche als Symptome verstanden werden. Nach eingehender Analyse der Auftrittskombination dieser Symptome wird eine Diagnose erstellt. Dieser nosologische Ansatz hat Vor- und Nachteile. Von Vorteil ist sicherlich, daß durch ein genaues Aufzeigen der Symptome, der Effekt des diagnostischen „overshadowing", welcher von der IB selbst ausgeht, direkt angesprochen wird. Durch diesen Effekt werden bekanntlich psychische Störungen bei Menschen mit IB oft übersehen. Bisher liegen kaum verläßliche Daten zu ätiologiebezogenen Häufigkeiten von psychischen Störungen vor. Bevor aber der psychiatrische Ansatz zur Anwendung kommt, erscheint es notwendig zu klären, inwieweit die Kriterien die zur Bestimmung einer psychischen Störung in der Population ohne IB zur Anwendung kommen, auch auf die Menschen mit IB übertragbar sind. Weiter erscheint es nicht unproblematisch, auf die Informationen wie Benennung von innerpsychischen Zuständen, bzw. direkte Äußerungen zu diesen, von seiten der betroffenen Person zu verzichten. Diese Informationen haben in einer psychiatrischen Abklärung einen wichtigen Stellenwert sind aber bei Menschen mit IB, die häufig nur über eingeschränkte sprachliche Kompetenzen verfügen, eventuell nur über Umwege zu erfassen.

(2) Psychometrischer Ansatz
Die Forschung zum Verhaltensphänotyp könnte durch die Benutzung von psychometrischen Methoden einige methodologisch bedingte Probleme eingrenzen. Die psychometrisch erfaßten Dimensionen gehen über jene Verhaltensweisen hinaus, die leicht beobachtbar sind, und umfassen unter anderem kognitive, emotionale und soziale Fertigkeiten. Darüberhinaus haben sie den Vorteil, daß sie standardisiert sind und ihre Ergebnisse sich in einer vereinheitlichten From darstellen lassen. Ein Nachteil von standardisierten Instrumenten bleibt allerdings, daß Verhaltensweisen, die sehr spezifisch für ein Syndrom sind, nicht erfaßt werden.

(3) Syndrom-spezifische Beobachtungen
Durch zusätzliche systematische, syndrom-spezifische Beobachtungen könnte die Sensitätsproblematik, die in vielen psychometrischen Verfahren in der Applikation bei Menschen mit IB vorgefunden werden kann, eingeschränkt werden. Insbesondere sollten sich qualitative Unterschiede zwischen ähnlich erscheinenden Verhaltensweisen erfassen lassen. So kann beispielsweise über sehr viele Arten der Perseveration ein hoher Perseverationswert erreicht werden. Menschen mit fragilem-X-Syndrom perseverieren bei bestimmten bevorzugten Objekten. Demgegenüber perseverieren Menschen mit Prader-Willi-Syndrom durch repetitives Fragenstellen. Jedenfalls bleibt ungeklärt, inwieweit die

unterschiedliche Manifestation von ein und der selben Verhaltens-kategorie von differentialdiagnostischem Wert bei psychischen Störun-gen ist, bzw. inwiefern sie mit genetischen Faktoren in Verbindung stehen.

Zusammenfassend läßt sich festhalten, daß eine detaillierte Verhal-tensanalyse, basierend auf dem vorgeschlagenen dreistufigen Erfas-sungsmodus, zur Klärung der Frage beitragen kann, inwiefern Verhal-tensauffälligkeiten, die an ein bestimmtes Syndrom gebunden sind, auch von psychiatrischer Relevanz sind. Mit dieser Frage wird die Thematik der Diagnostik oder besser gesagt der Erfassungsvorgangsweisen und Erfassungsmethoden und Instrumenten die in diesem Bereich zur Anwendung kommen angeschnitten. Eine Übersicht über entsprechende Verfahren die speziell zum Einsatz bei Menschen mit IB entwickelt wur-den wird folgenden Kapitel geliefert.

3.3.3 Ziele verhaltensphänotypischer Forschung

Ziel von Forschungsaktivitäten im Zusammenhang mit klinisch rele-vanten Verhaltensphänotypen bei Intelligenzminderung kann einerseits das Herausarbeiten möglicher Zusammenhänge zwischen prädisponie-renden Vulnerabilitätsfaktoren und jenen Variablen, die eine auslösende Wirkung im Hinblick auf die Entstehung einer Verhaltensstörung oder sonstigen psychischen Auffälligkeiten haben. Ein Ergebnis solcher For-schungsbemühungen könnte die Isolierung von beispielsweise charakte-ristischen Umweltinteraktionen sein. Andererseits können sich Implika-tionen für die Therapie ergeben, wobei laut Andersen (1994) auch inno-vative Gentherapien prinzipiell denkbar sind, sofern die betroffenen Gensequenzen genauestens bekannt und lokalisiert sind. Vorerst bleibt aber noch der exakte genetische Beitrag in schwerwiegenden Verhal-tensstörungen und in psychischen Störungen auf molekularbiologischer Ebene zu bestimmen. Für schwere Aggressionstörungen liegen Hinweise für Genstrukturstörungen der Monoaminoxidase A (MAOA) auf dem Chromosom X vor (Crusio, 1996). Doch dürften die Fragen in Zusam-menhang mit so komplexen Problemen wie psychischen Störungen auf der Ebene der Molekulargenetik nicht so einfach zu beantworten sein (Ginsburg, Werik, Escobar, Kugelmass, Treanor und Wendtland, 1996).

4. Diagnostik

In diesem Kapitel werden spezielle Methoden und Instrumente zur Erfassung psychopathologischer Störungen bei erwachsenen Menschen mit IB vorgestellt und diskutiert. Die Tatsache, daß in aktuellen deutschsprachigen psychodiagnostischen Handbüchern zu psychischen Störungen dieser Bereich kaum berücksichtigt ist. bzw. völlig ausgeklammert ist (vergleiche etwa bei Stieglitz und Baumann, 1994), dürfte diese Darstellung zusätzlich begründen. Insbesondere werden methodische Aspekte bei der empirischen Entwicklung dieser Verfahren berücksichtigt. An dieser Stelle sei bereits erwähnt, daß sich ein handlungsorientiertes Nahverhältnis zwischen Diagnostik und Therapie, ein Thema, welches im darauffolgenden Kapitel beleuchtet werden soll, nicht bloß in der praktischen Anwendung ergibt, sondern dieses läßt sich gleichfalls zur Beantwortung mancher Forschungsfragen bei der Entwicklung empirisch geprüfter diagnostischer Verfahren auffinden. Als Beispiel hierfür sei die Validitätsüberprüfung eines diagnostischen Ergebnisses, der Diagnose, mit dem Ansprechen auf eine daraufhin erfolgte, in ihrer Wirkung empirisch bekannten, Therapie erwähnt. Ferner werden zusätzlich jene psychometrischen Verfahren kurz erwähnt, die in Zusammenhang mit der Abklärung einer möglichen psychopathologischen Symptomatik bei Menschen mit IB von Relevanz sind, und hier unter sekundären testdiagnostischen Verfahren angeführt werden.

4.1 Ausgangslage

Für die Erfassung von klinisch relevanten Symptomen in der erwachsenen Allgemeinbevölkerung stützt sich die Klinische Psychologie und die Psychiatrie, neben Beobachtungen und Informationen von Drittpersonen (Fremdbeurteilungen), auf die Aussagen der betroffenen Person selbst (Singh, Sood, Sonenklar und Ellis, 1991). Bei letzterer Informationssäule vermittelt die betroffene Person sowohl ihre kognitive Repräsentationen als auch Aspekte ihres inneren emotional-affektiven Zustandes. Diese Übermittelung ist stark sprachgebunden. Die geringe verbale Ausdrucksfähigkeit, die viele Menschen mit IB charakterisieren, stellt ein eindeutiges Hindernis für die Erstellung einer psychiatrischen

oder klinsich-psychologischen Diagnose dar. Aber nicht nur dieser verbale Aspekt erschwert die psychopathologische Erfassung, ein Aspekt
der nicht nur auf die hier interessierte Population zutrifft, sondern es
lassen sich in diesem Zusammenhang eine Reihe von weiteren Problembereichen nennen. Nach Moss (1997) sind dies die Probleme der/des:

– Definition von psychischen Störungen,
– Validität der Information von Informanten,
– Stellenwertes von Beobachtungdaten und Daten aus Interviews,
– Benutzung von klinischen Erfahrungen versus Gebrauch von objekti-
ven, operationalisierten diagnostischen Kriterien bei der Erstellung
einer Diagnose.

In der klinischen Praxis, aber auch in empirischen Arbeiten stützte sich
die Diagnose bei erwachsenen Menschen mit IB bisher in der Regel auf
Informationen von Drittpersonen. Überwiegt in der Praxis die „klinische Erfahrung" des behandelnden Arztes zur Erstellung der Diagnose,
so werden in empirischen Fragestellungen in jüngster Zeit vermehrt
standardisierte und zum Teil normierte Verfahren benutzt, die speziell
für die hier interessierende Population entwickelt wurden. Entsprechende Verfahren liegen vor allem zur Erfassung von Verhaltensstörungen
vor, bzw. es handelt sich um Screeningverfahren zur Erfassung von gro-
ben Kategorien psychischer Störungen oder von psychischen Symptomen. Hierbei wird meistens nach dem Vorkommen von konkreten Verhaltensweisen oder Verhaltensreaktionen gefragt. Die Verwendung von
Instrumenten bei der Erfassung von psychischen Störungen, welche auf
der ICD Systematik oder DSM Klassifikation beruhen, und die Benutzung der nach den genuinen Kriterien gewonnenen Ergebnisse zur Dia-
gnosebestimmung erscheint, wie bereits an einigen Stellen angedeutet,
in der Anwendung bei Menschen mit IB nicht unproblematisch. Selbst
die Autoren der ICD-10 (Dilling et al., 1991) weisen darauf hin, daß
eine Codierung in der Kategorie F7 (Intelligenzminderung), die eine
zusätzliche psychiatrische Diagnose aus anderen Abschnitten von Kapitel V (F) prinzipiell nicht ausschließt, über das multiaxiale System und
dessen Kriterien höchstwahrscheinlich nicht adäquat erfaßt werden
können. Sie meinen vielmehr, daß zur Erfassung von psychischen
Störungen bei Menschen mit IB eigentlich ein eigenes multiaxiales
System benötigt wird (Dilling et al., 1991, S. 33). Weiter wird in der
ICD-10 unter F7 lediglich das Ausmaß der begleitenden Verhaltensstörung an der vierten Stelle gekennzeichnet. Hierzu stehen die Katego-

rien „keine" oder „geringfügige Verhaltensstörung" (F7x.0) und die Kategorie „deutliche Verhaltensstörung, die Beobachtung oder Behandlung erforderlich macht" (F7x.1), zur Verfügung. Für die genannten Kategorien werden keine Kriterien definiert, noch wird festgehalten, wie sie erfaßt werden sollen. Weiter kommt, daß Verhaltensstörungen häufig gemeinsam mit psychischen Störungen auftreten, bzw. daß Verhaltensstörungen Ausdruck von damit verbundenen psychischen Störungen sein können (Sovner und DesNoyers-Hurley, 1989).

Konsequenterweise sind auch die auf den Richtlinien der ICD-10 konstruierten Verfahren (Interviews, Checklisten), die für die psychiatrischen Belange der Allgemeinpopulation erstellt worden sind, hinsichtlich ihrer Adäquatheit in der Verwendung bei Menschen mit IB zu hinterfragen (Meins, 1995; Pawlacyzk und Beckwith, 1987). Sowohl der sprachliche Kontext als auch der soziale Rahmen vieler der zur Symptomabklärung abgefragten Bereiche erscheinen für die Erfassung des psychopathologischen Status von Menschen mit IB fragwürdig (Rojahn und Tassé, 1996). Weiter hat sich gezeigt, daß viele der Kriterien, die für die Allgemeinpopulation entwickelt wurden, sich zur Erfassung psychischer Störungen bei Menschen mit IB als nicht brauchbar erwiesen (Sturmey, 1993; Moss, Prosser und Goldberg, 1996). Ein zusätzliches, nicht irrelevantes Problem, welches von der jeweiligen Symptomatik von vornherein unabhängig ist, ist das sogenannte Phänomen des „diagnostic overshadowing". Hierunter wird verstanden, daß die Symptomatik vom verantwortlichen „Diagnostiker", nicht als eigenständige klinisch-psychologische Diagnose gesehen wird, sondern prinzipiell als zur IB dazugehörend betrachtet wird (Reiss, Levitan und Szyszko, 1982; Reiss und Szyszko, 1983). Dieses Phänomen ist eng an die theoretische Sichtweise der verantwortlichen Personen gebunden, nämlich, daß psychopathologische Störungen bei Menschen mit IB durch die Behinderung an sich bedingt sind. Diese Position ist in ihrer grundsätzlichen, undifferenzierten Haltung aus dem heutigen Stand des Wissens und der Forschung nicht haltbar (Matson und Barrett, 1993).

Als Folge von den besprochenen Problembereichen ist nicht auszuschließen, daß es Fälle gibt, in denen die psychische Störung nicht erkannt oder falsch erkannt wird, sei dies auf der Grundlage der Anwendung von inadäquten Untersuchungsmethoden, bzw. einer undifferenzierten theoretischen Position oder aber aus einfachem Wissensmangel. Vom Diagnostiker wird ferner eine gewisse Flexibilität hinsichtlich der Interpretation einer vorliegenden Symptomatik verlangt. Hierbei erscheint es wichtig, daß zum Verständnis der Symptomatik einerseits Rücksicht auf den Schweregrad der IB genommen wird, und daß andererseits auch aktuelle Bedingungen aus der Lebensumwelt der Person mit IB mit berücksichtigt werden.

4.2 Verfahren zur Erfassung von Verhaltensstörungen

Die hier besprochenen Verfahren beziehen sich auf Verhaltensauffälligkeiten, die vor allem bei Menschen mit IB beobachtet werden können. Die vorgestellten Verfahren basieren, mit Ausnahme der systematischen Verhaltensbeobachtung, auf empirisch gewonnenen taxonomischen Modellen. Die Subskalen in diesen Verfahren wurden in der Regel induktiv, über den Einsatz konfirmatorischer Faktorenanalysen, abgeleitet.

Decken die zwei erst angeführten Verfahren die „Aberrant Behavior Checklist" (ABC) und die „Behavior Rating Scale" (BRS) ein breites Spektrum an Verhaltensauffälligkeiten ab, dann zielt das „Behavior Problem Inventory" (BPI) auf die Erfassung sehr spezifischer Verhaltensprobleme ab.

Aberrant Behavior Checklist (ABC)

Die „Aberrant Behavior Checklist" (ABC) von Aman und Singh (1986) wurde zum Zweck der Erfassung von Personen konzipiert, die in großen Institutionen leben, d. h. für ein Setting, in welchem Menschen mit schweren und schwersten Formen von IB besonders häufig anzutreffen sind. Die ABC ist nach psychometrischen Gesichtspunkten konstruiert (Aman, Singh, Stewart und Field, 1985a, b). Die Items in der ABC konnten nach den Ergebnissen faktorenanalytischer Untersuchungen in 5 Subskalen unterteilt werden: (1) Irritierbarkeit, Agitiertheit, Schreien, (2) Lethargie, sozialer Rückzug, (3) stereotypes Verhalten, (4) Hyperaktivität, Non-Compliance und (5) unangemessene sprachliche Ausdrucksweise. Die ABC wurde bisher vor allem in der Evaluation psychopharmakologischer Behandlungen eingesetzt. Seit kurzem liegt eine neuere Form der ABC vor, die sogenannte ABC-Community. Hier wurden von Marshburn und Aman (1992) die Items sprachlich und bergrifflich für die Anwendung bei Personen, die in gemeindeintegrierten Wohnformen leben, adaptiert. Aus begleitenden Validitätsstudien konnte aufgezeigt werden, daß sowohl bei Kindern und Jugendlichen als auch bei erwachsenen Personen die ABC-Community über alle Abstufungen der Schweregrade der Behinderung hinweg eine hohe Validität zeigt (Marshburn und Aman, 1992; Aman, Burrow und Wolford, 1995). Aus dem kann geschlossen werden, daß die Faktorenstruktur im der ABC relativ robust ist.

Behavior Rating Scale (BRS)

Die „Behavior Rating Scale" von Strohmer und Prout (1989) zielt auf die Erfassung von Verhaltensstörungen sowie bestimmten Persönlichkeitscharakteristiken bei erwachsenen Menschen mit leichter, bzw. mittelgradiger IB ab. Sie ist ebenfalls psychometrisch überprüft, findet aber keine so weite Verbreitung in wissenschaftlichen Anwendungen wie die ABC. Die ebenfalls von Strohmer und Prout (1991) entwickelte „Emotional Problems Scales: Behavior Rating Scales" kann bei Jugendlichen ab dem 14. Lebensjahr und bei Erwachsenen mit leichter, bzw. mittelgradiger IB angewendet werden. Sie besteht aus 135 Items und ist in 12 Subskalen unterteilt. Mit diesem Instrument lassen sich unter anderem Internalisierungs- und Externalisierungswerte bestimmen. Die Normierungsdaten beziehen sich auf Erhebungen die von Betreuern durchgeführt wurden. Weiters liegt von Prout und Strohmer (1991) ein Verfahren zur Selbsterfahrung von emotional auffälligem Verhalten vor.

Behavior Problem Inventory (BPI)

Mit dem „Behavior Problem Inventory" (BPI) von Rojahn (1992) werden vor allem Verhaltensweisen, die in Zusammenhang mit Selbstverletzungsverhalten, mit Stereotypien und mit aggressivem Verhalten stehen, erfaßt. Das BPI ist, wie die bereits erwähnten zwei Verfahren, ein Fremdratingverfahren. Es besteht aus 32 Items und ist in drei Subskalen untergliedert. Im BPI wird die Häufigkeit von Verhaltensstörungen an Hand einer 7-stufigen Skala, die von „nie" bis „mehr als einmal pro Stunde" reicht, erfaßt. Das BPI wurde empirisch entwickelt, und es liegen Analysen zu den gängigen psychometrischen Kennwerten vor. Weiter liegt eine deutschsprachige Übersetzung vom BPI vor (Weber, 1994a). Ursprünglich wurde das BPI für epidemiologische Untersuchungen entwickelt (Rojahn, 1986), das Inventar wird neuerlich auch vermehrt zur Erfassung von aggressivem Verhalten verwendet (Lewis, Aman, Gadow, Schroeder und Thompson, 1996).

Systematische Verhaltensbeobachtung

Die systematische Verhaltensbeobachtung nimmt sowohl in der klinisch-psychologischen Forschung als auch in praxisbezogenen diagnostischen Fragestellungen einen bedeutenden Stellenwert ein (vergleiche bei Faßnacht, 1995). Über die systematische Verhaltensbeobachtung und Verhaltensanalyse lassen sich vor allem qualitative Unterschiede in bestimmten Verhaltensauffälligkeiten bestimmen, die über die gängigen Fremdeinschätzungsverfahren nicht, bzw. kaum, erfaßt werden können. So stellen neben den Daten zum Entwicklungsverlauf, vor allem die Ergebnisse aus komparativen Verhaltensanalysen, gewonnen aus systematischen und standardisierten Beobachtungen, beispielsweise einen zentralen Bestandteil bei der Herausarbeitung des Rett-Syndroms und dessen wissenschaftlicher Bestätigung dar (Olsson und Rett, 1985, 1987; Olsson, 1987). Darüberhinaus nimmt die Verhaltensbeobachtung zur Bestimmung der Kontingenzen bei Verhaltensstörungen, gewonnen über sogenannte A-B-C Analysen (siehe Kapitel 5.2.1), auch in der therapeutischen Praxis einen wichtigen Stellenwert ein. Verhaltensbeobachtung läßt sich bekanntlich besonders dann fruchtbar einsetzen wenn ein Mensch über seine Befindlichkeit entweder keine Auskunft machen kann oder oder keine Auskunft geben möchte. Über Verhaltensbeobachtung ist der Zugang zu Verhaltenssymptomen unmittelbarer als bei Befragung. Eine Objektivierung beobachtbarer Verhaltensweisen, wie dies über Anwendung von Verhaltenskategoriesystemen möglich ist, führt zur Aufdeckung von Symptomen psychischer Störungen, bzw. ermöglicht das Aufzeigen von spezifischen Verhaltensweisen die bei verschiedenen Störungen exisitieren, und die als sogenannte „distale Hinweisreize" (Wallbott, 1982) oder Symptome von klinischer Relevanz sind.

Diskussion

Die Beobachtung einer isolierten Verhaltensstörung, oder auch einer Kombination von Verhaltensstörungen, stellt noch keine hinreichende Grundlage für die Bestimmung einer psychischen Störung dar (Reiss, 1993). In vielen Fällen bleibt es aber fraglich, ob die klinische Evaluation hinisichtlich Häufigkeit und Schweregrad einer Verhaltensstörung reicht, bzw. inwiefern durch das Nicht-Einbeziehen der gesamten klinisch-psychologischen Situation eine psychopathologische Einschätzung der Verhaltensproblematik verhindert wird. Zur Illustration hierzu kann folgende Fragestellung in Zusammenhang mit aggressivem Verhalten angeführt werden. Steht das beobachtete aggressive Verhalten in Zusammenhang mit paranoiden Wahrnehmungen, durch welche die Person vorschnell Gefahren sieht, obwohl solche objektiv nicht vorhanden sind, oder steht das aggressive Verhalten möglicherweise in Zusammenhang mit einer depressiven Symptomatik, wobei die behinderte Person durch ihr Verhalten lediglich ihre Ablehnung gegenüber der Unterstützung und Begleitung durch Betreuer kund tut? Oder aber, stellt das aggressive Verhalten ein eher generelles Problem der Impulskontrolle dar? Erst durch die Klärung dieser Fragen, läßt sich der Hintergrund zum Problemverhalten genauer und spezifischer bestimmen. In der Arbeit von Rojahn, Borthwick-Duffy und Jacobson (1993) werden die Problembereiche der Zusammenführung zwischen psychiatrischer Diagnose und schweren Verhaltensstörungen näher herausgearbeitet.

4.3 Verfahren zur Erfassung von psychischen Störungen

Zur Erfassung psychischer Störungen bzw. psychischer Symptome bei erwachsenen Menschen mit IB liegen Screeningverfahren, Checklisten sowie seit kurzem auch ein erstes standardisiertes Interviewverfahren vor. Bei den Screeningverfahren handelt es sich in der Regel um Verfahren mit einer limitierten Anzahl von Items, die meistens in Form von Fremdbeurteilungen durchgeführt werden. Nur für einige Screeningverfahren liegen zusätzlich Formen zur Selbstbeurteilung vor. Das anschließend vorgestellte Interviewverfahren wurde theorie- und empiriegeleitet entwickelt. Dieses Interview ist in verschiedenen Formen konzipiert. Mit diesen Formen wird ermöglicht, daß das Interview je nach verbaler Kompetenz der betroffenen Person mit IB, direkt mit dieser selbst durchgeführt werden kann und/oder über eine eine Drittperson erfolgt, die seit längerer Zeit mit der Zielperson in regelmäßigem Kontakt steht.

4.3.1 Screeningverfahren

Die folgenden Screeningverfahren basieren auf theoriegestützten deskriptiven Modellen gemäß dem DSM und der ICD. Die Items beziehen sich generell auf die in diesen Systemen vorgesehenen Symptome und Kriterien, wurden aber von der Beschreibung der Symptome her auf die Population der Menschen mit IB adaptiert, bzw. sofern es Selbstbeurteilungsverfahren betrifft, sprachlich vereinfacht.

Reiss-Screen for Maladaptive Behavior (RSMB)
   Die von Reiss (1987) entwickelte Skala zur Erfassung psychopathologischer Symptome umfaßt 36 Items und ist bei jugendlichen und

erwachsenen Menschen mit IB applizierbar. Das Verfahren eignet sich zur Erfassung von Verhaltensstörungen und von psychischen Störungen. Das Screening wird von Drittpersonen ausgefüllt, wobei die Items nach drei Ausprägungsstufen beurteilt werden: (a) das Verhalten stellt derzeit kein Problem dar, (b) stellt ein Problem dar und (c) stellt ein ernsthaftes Problem dar. Jede Kategorie von Problemverhalten wird dabei über drei verschiedene Items erfaßt. Einmal wird direkt nach dem Symptom (z. B. Halluzination) gefragt, das zweite Mal wird in einer anderen Form, ohne Verwendung des technischen Begriffes, die gleiche Erlebens- oder Verhaltensreaktion erfragt (z. B. Dinge erleben, die nicht vorhanden sind), und das dritte Mal wird nach einem konkreten Verhalten gefragt (z. B. hört Stimmen). Das Screeningverfahren wurde faktorenanalytisch ausgewertet und ist nach psychometrischen Kriterien entwickelt worden. Es liegen mehrere Reliabilitäts- und Validitätsuntersuchungen vor (Reiss, 1987). Aus dem Reiss-Screen lassen sich 14 verschiedene Problembereiche psychischer Störungen sowie eine Angabe zum Schweregrad des auffälligen Bereiches ableiten.

In einer neueren Validitätsstudie zum RSMB, durchgeführt von Sturmey und Bertman (1994), konnten bei einer institutionellen Population vergleichbare Ergebnisse wie in früheren Validitätsstudien aufgezeigt werden. In dieser Studie wurden Korrelationsberechnungen zum PIMRA und der ABC durchgeführt, dies unter Berücksichtigung eher programmatischer Kennwerte, wie beispielsweise psychiatrische Diagnose, psychopharmakologische Behandlung, verhaltenstherapeutische Programme und Präsenz einer Spezialstation für „Dual-Diagnose". Es zeigte sich aber, daß die Validität der Subskalen eher eingeschränkt ist. Dies kann durch Einschränkungen der internen Konsistenz entweder der Subskalen des RSMA oder aber des PIMRA bedingt sein. In einer weiteren psychometrischen Studie konnte eine Inter-Rater-Reliablität von 0,56 und eine Test-Retest-Reliabilität von 0,31 sowie interne Konsistenz in den einzelnen Skalen von 0,50 bis 0,85 (Crohnbach´s alpha) nachgezeigt werden (Sturmey, Burcham und Perkins, 1995). Insgesamt zeigt der RSMA eine mittelmäßige bis gute psychometrische Robustheit.

Psychopathological Instrument for Mentally Retarded Adults (PIMRA)
Das PIMRA (Psychopathology Instrument for Mentally Retarded Adults), ein Verfahren, welches von Matson (1988) entwickelt wurde, umfaßt eine Skala, die aus 56 Items besteht. Es liegen zwei Versionen vor: die erste dient zur Durchführung der Selbstbeurteilung, und die

zweite Version wird zur Beurteilung durch Drittpersonen benutzt. Die psychometrischen Kennwerte zum PIMRA sind bei Matson, Kazdin und Senatore (1985) publiziert. Das PIMRA findet in den USA weit verbreitete Anwendung, und es liegen Normierungsdaten von Iverson und Fox (1989) vor. Weiter wurden zu diesem Instrument Validitäts- und Reliabilitätstudien durchgeführt. So konnte gezeigt werden, daß der Gesamtscore aus dem PIMRA bei einer Gruppe von Menschen mit IB und vorher bekannter psychischer Störung signifikant höher lag, als in einer vom Alter her vergleichbaren Personengruppe mit IB, die frei von psychiatrischer Symptomatik war (Senatore, Matson und Kazdin, 1985). Das PIMRA eignet sich ausgezeichnet zur Entwicklung und Evaluation von therapeutischen Interventionen.

Diagnostic Assessment for the Severely Handicapped (DASH)
   Beim DASH (Diagnostic Assessment for the Severely Handicapped) von Matson, Gardner, Coe und Sovner (1990, 1991), handelt es sich um ein aus 87 Items bestehendes Screeningverfahren, welches speziell für die Erfassung von psychischen Störungen bei Menschen mit schweren und schwersten Formen von IB konzipiert wurde. Die aktuellste Fassung, das DASH-II, ist auf das DSM-IV Klassifikationssystem abgestimmt und umfaßt 13 Subskalen, die sich auf folgende Bereiche beziehen: (1) Stereotypien und Tics, (2) selbstverletzendes Verhalten, (3) pervasive Entwicklungsstörungen, (4) organisch bedingte Syndrome, (5) Angststörungen, (6) depressive Störungen, (7) manische Störungen, (8) Schizophrenie, (9) Ausscheidungsstörungen, (10) Eßstörungen, (11) Schlafstörungen, (12) Störungen des Sexualverhaltens und (13) Störungen der Impulskontrolle. Jedes Item wird auf einer dreistufigen Skala nach Häufigkeit, Dauer und Schweregrad des Verhaltenssymptoms beurteilt. Das Screeningverfahren wurde nach psychometrischen Gesichtspunkten konstruiert. Neben einer erwiesenen hohen Reliablität konnten für einzelne Subskalen gute Validitätswerte nachgewiesen werden (Sevin, Matson, Williams und Kirkpatrick-Sanchez, 1995).

Self-Report Depression Questionnaire (SRDQ)
   Beim SRDQ (Self-Report Depression Questionnaire) von Reynolds (1989) handelt es sich um ein Instrument, mit welchem das Ausmaß der depressiven Symptomatologie bei Jugendlichen und Erwachsenen mit mittelgradiger bis schwerer IB bestimmt werden kann. Die meisten Items beziehen sich auf eines der neun DSM Symptome für „major

depression" und jedes Symptom wird durch mindestens ein Item darge-stellt. Die interne Konsistenz und die Test-Retest-Reliabilität können als angemessen bis sehr gut beurteilt werden (Reynolds und Baker, 1988).

Gerontological Questionnaire (GQ)

Beim Gerontological Questionnaire (GQ) handelt es sich um einen vorstrukturierten Fragebogen, welcher speziell für Forschungszwecke zur Erfassung von psychischen Auffälligkeiten, Verhaltensauffälligkei-ten und dementiellen Symptomen für Menschen mit IB entwickelt wurde (Haveman, Maaskant, Van Schronstein-Lantman, Urlings und Kessels, 1994). Laut den Autoren basieren die verschiedenen Subskalen dieses Fragebogens auf einigen gut validierten niederländischen Skalen. Insgesamt besteht der GQ aus 85 Items, mit denen die Kompetenzen aus acht Bereichen beurteilt werden (Alltagsfertigkeiten, motorische Kompetenzen, verbale Kommunikation, allgemeiner Gesundheitszu-stand, interne und externe soziale Integration, intellektuell-kognitives Niveau, psychische Auffälligkeiten und Verhaltensauffälligkeiten). Die drei letztgenannten Subskalen, die im Rahmen der hier behandelten Thematik von besonderem Interesse sind, werden über eine vier-stufige Beurteilungsskala erfaßt. Die Bestimmung des intellektuell-kognitiven Niveaus erfolgt über die Beurteilung von 8 Items, psychische Auffällig-keiten werden in 11 Items und Verhaltensauffälligkeiten in 9 Items beurteilt. Als Kriterium für eine klinisch bedeutsame psychische Auffäl-ligkeit, bzw. eine klinisch bedeutsame Verhaltensauffälligkeit, wenden die Autoren eine Abweichung von mindestens einer Standardabwei-chung unterhalb des Mittelwertes der Untersuchungsgruuppe von über 1.200 über 20jährigen Menschen mit IB an. Der GQ ist so konzipiert, daß er von Behindertenbetreuern direkt ausgefüllt werden kann. Zum GQ liegt eine deutschsprachige Version vor (Weber, 1994b).

PAS-ADD Checklist

Die PAS-ADD Checkliste (Psychiatric Assessment Schedule for Adults with a Developmental Disability) von Moss, Prosser, Costello, Simpson und Patel (1996) setzt zur Benutzung fundiertes klinisch-psy-chologisches Wissen voraus. Die Checkliste besteht aus einer Reihe von Items, in denen konkrete Verhaltensweisen, bzw. Verhaltenszustände in einfacher Sprache formuliert, bezüglich ihres Vorkommens zu beurtei-len sind. Mit der Checkliste lassen sich Symptome erfassen, die in Zusammenhang mit einer psychischen Störung stehen können. Das

Ergebnis selbst führt zu keiner Diagnose, sondern es ermöglicht das Aufzeigen einer Problematik, die im Rahmen einer weiterführenden Abklärung untersucht werden kann. Die PAS-ADD Checkliste, die einer aufwendigeren psychodiagnostischen Abklärung vorausgeschaltet ist, stellt ein ökonomisches Verfahren dar, durch welches in systematischer Form Hinweise auf eine weiterführende und tiefergehende Untersuchung begründet werden. Die Checkliste stellt das erste von drei auf einander aufbauenden Verfahren im PASS-ADD Erfassungssystem dar, welches auf der ICD-10 Systematik aufbaut. Mit der Konzeption des dreistufigen Systems wird versucht, die Treffsicherheit in der psychiatrischen Diagnosestellung in ökonomischer Weise zu erhöhen.

MINI PAS-ADD

Das MINI PAS-ADD ist ein Fragebogen, der durch Fachpersonal (z. B. klinische Psychologen) vorgegeben werden kann (Prosser, Moss, Costello, Simpson und Patel, 1996). Vorausgesetzt ist, daß das Personal mit dem Diagnosesystem der ICD-10 vertraut ist. Über den Einsatz des Mini-PAS-ADD werden jene Verhaltensweisen und Symptome, die in den letzten 10 Monaten aufgetreten sind, und die in Zusammenhang mit psychischen Störungen gesehen werden können, präziser erfaßt. Der Fragebogen ist in 11 Abschnitte unterteilt, wobei jeder Abschnitt auf die Erfassung von Primärsymptomen psychischer Störungen abzielt. Es sind Häufigkeit und Intensität zu beurteilen. Der Fragebogen wird von einem Glossar begleitet, durch welchen die ausführende Person in ihrer Entscheidungsfindung unterstützt wird. Der Glossar dient als Ankerinformation und ermöglicht hiermit eine Stärkung in der Reliabilität der Beurteilung des beobachteten Verhaltens. Weiter liefert die Information aus dem Glossar eine Unterstützung der fachlichen Abklärung, inwiefern ein bestimmtes Verhalten als Symptom zu verstehen ist, bzw. welche nähere klinische Bedeutung dieses Symptom annnehmen kann. Das Ergebnis des MINI PAS-ADD stellt eine Überprüfung der aus der Checkliste erhaltenen auffälligen Ergebnisse dar. Nur in jenen Fällen, bei denen das MINI PAS-ADD ein positives Ergebnis hervorgebracht hat, wird die Durchführung des PAS-ADD-10 Interviews begründet. Über die zusätzlich aus dem PAS-ADD Interview gewonnenen Informationen läßt sich dann eine psychiatrische Diagnose erstellen.

4.3.2 Strukturiertes psychiatrisches Interview

In der Folge wird das PAS-ADD-10 Interview näher dargestellt. Beim PAS-ADD-10 handelt es sich derzeit um das einzige klinische Interviewverfahren für erwachsene Menschen mit IB, welches auf der Grundlage der ICD-10 konzipert wurde, und für welches gleichzeitig dem Interview vorgeschaltete diagnostische Filterinstrumente vorliegen. Bevor Ergebnisse zur empirischen Überprüfung des PAS-ADD Erfassungssytems vorgestellt werden, soll die Entwicklung und die inhaltliche Struktur der aktuellen Version des Interviewverfahrens dargestellt werden.

PAS-ADD-10

Beim PAS-ADD-10 (Psychiatric Assessment Schedule for Adults with a Developmental Disability) von Moss, Goldberg, Patel, Prosser, Ibbotson, Simpson und Rowe (1995) handelt es sich um ein strukturiertes Interview für die Anwendung in der Erwachsenenpopulation mit IB. Das Interview kann sowohl mit der betroffenen Person selbst als auch mit einer, mit der behinderten Person vertrauten Person, z. B. einem Betreuer, durchgeführt werden. Bei der ursprünglichen Erstellung der PAS-ADD Items wurde auf die Itemstruktur des PAS (Psychiatric Assessment Schedule) von Gask (1988) zurückgegriffen. In einer frühen Form wurden nur Items berücksichtigt, welche auf die Erfassung von neurotischen Symptomen und Belastungsreaktionen, aber auch auf affektive Symptome abzielten. Abgesehen von der sprachlichen Vereinfachung der Items im PAS-ADD, die eine bessere Benutzung bei Menschen mit IB ermöglichen sollen, wird das PAS-ADD Interview noch durch einige neue Merkmale gekennzeichnet, die in Tabelle 8 zusammengefaßt sind.

Die aktuelle Version, PAS-ADD-10, wurde von den „Schedules for Clinical Assessment in Neuropsychiatry" (SCAN) abgeleitet (WHO, 1992; 1994), welcher auf der ICD-10 basiert. Mit der vorliegenden PAS-ADD-10 Version lassen sich folgende Störungsformen gemäß der ICD-10 erfassen:
- F20 Schizophrenie
- F32 Depression
- F40 Phobische Angststörungen
- F41 Andere Angststörungen
- F84 Tiefgreifende Entwicklungsstörungen

Die Erfassung der Kategorie F84 „Tiefgreifende Entwicklungsstörung" wurde, verglichen zu den anderen Störungsbildern, anders konzipiert, da die unter F84 zugeordneten Zustandsbilder (wie z. B. frühkindlicher Autismus oder Rett-Syndrom) nicht als psychiatrische Störung aufgefaßt werden, sondern als Entwicklungsstörungen gelten.

Tab. 8: *PAS-ADD-10: Hauptmerkmale zur Förderung der Information und zur Erhöhung von Reliabilität und Validität; (aus Moss, 1997)*

– Parallele Befragung von Betroffenem und Informanten; diese zwei Datensätze werden kombiniert, um die Sensitivität zu erhöhen;
– Kompatibilität mit dem computergestützten SCAN-Diagnoseprogramm für ICD-10;
– dreistufige Struktur des Patienteninterviews zwecks Anwendung bei unterschiedlichen sprachlichen Kompetenzgraden des Patienten (Flexibilität);
– eine Voruntersuchung (screening), durch welche die wahrscheinlichen Symptombereiche aufgespürt werden können, wodurch beim Interview die Aufmerksamkeitsspanne des Patienten maximal genutzt werden kann;
– vereinfachte Kodierung (gemäß SCAN-Prozeduren), unterstützt durch eine optische Hervorhebung zur Vierpunkteskala des Schweregrades;
– vereinfachte Grammatik und Vokabular im Patienteninterview;
– umfangreiche direkte Hinweise zur Sondierung von Schweregrad und Häufigkeit der Symptome;
– Reorganisation der Fragenstruktur zwecks Verbesserung des „natürlichen" Ablaufes im Dialog zwischen Interviewer und Patient;
– Verwendung eines „Gedächtnisankers", durch welchen die zeitliche Positionierung auf die vier Wochen vor dem Interview ermöglicht wird;
– klare optische Hinweise im Interviewleitfaden, die es dem Interviewer erleichtern, Fragenthemen zu beenden, wie dies z. B. bei bedingten „Sprüngen" der Fall ist. Das erhöht Effektivität und Zielorientiertheit des Interviews und verringert das Risiko eines Aufmerksamkeitsverlustes beim Patienten;
– klare optische Trennung zwischen den Unterlagen, die für den Patienten bestimmt sind, und jenen, die der Interviewer benutzt;
– strukturierte Dialoge, die dem Interviewer helfen, das Verständnis von normalen Stimmen, normalen Denkprozessen und den freien Willen beim Interviewten zu bestimmen; (über diese Methode wird die Beurteilung dieser Symptome durch eine außenstehende Drittperson kontrolliert);
– verbessertes Layout zur Kodierung von wahnhaften Symptomen.

Die Durchführungsdauer des PAS-ADD-10 hängt von der Zahl der vorhandenen psychiatrischen Symptome ab. Das Interview selbst besteht aus einer Reihe von Fragen mit Filterfunktion, d. h. den Personen werden in der Regel nicht alle Fragen gestellt. Als Durchführungsdauer kann von 30 Minuten aufwärts ausgegangen werden. Für die komplette

Erfassung und Beurteilung ist eine zweimalige Durchführung, einmal mit der betroffenen Person und einmal mit einer Drittperson, anzustreben. Läßt sich das Interview mit der betroffenen Person nicht durchführen, so stehen nur die Daten aus dem Drittpersonen-Interview zur Verfügung. Die Indikation zur Durchführung eines Interviews kann auf Basis der Ergebnisse von vorgeschalteten Screeningverfahren (PAS-ADD Checkliste und Mini-PAS-ADD) erfolgen. Für die kompetente Durchführung des PAS-ADD Interviews braucht es eine gründliche Einschulung und fundierter psychiatrischer oder klinisch-psychologischer Kenntnisse.

4.4 Empirische Überprüfungen zum PAS-ADD und Diskussion

In der Arbeit von Moss et al. (1993) wird die Zuverlässigkeit der zentralen Items (n = 66) aus dem PAS-ADD untersucht. Die ersten Reliabilitätsangaben beziehen sich dabei auf die Reproduzierbarkeit, d. h. die Zuverlässigkeit der Ergebnisse aus verschiedenen Teilen innerhalb des gleichen Interviews bezogen auf verschiedene Interviewer. Dies wird damit begründet, daß die Bestimmung der Reliabilität über Interviewdaten von ein und derselben Interviewperson zu zwei verschiedenen Zeitpunkten mit hohen Veränderungsfaktoren einhergehen, wie z. B. Veränderungen im psychischen Zustand der im Interview erfaßten Person, Wiederholungseffekte bzw. Einfluß von zwischenzeitlich zusätzlich gewonnenen Informationen zum Patienten. Da sowohl PAS, als auch PAS-ADD vom PSE (Present State Examination) von Wing, Cooper und Sartorius (1974) abgeleitet wurden, konnten die Autoren für entsprechende Vergleichsanstellungen die Reliabilitätsdaten des letztgenannten Instruments aus der Studie von Wing, Nixon, Mann und Leff (1977) heranziehen. Zur Bestimmung des Übereinstimmungsgrades zwischen den verschiedenen Interviewsegmenten wurde Cohen´s Kappa berechnet. Verglichen zu den Ergebnissen aus der Studie von Wing et al. (1977), in welcher eine angemessene Reliabilität (Reproduzierbarkeit) in psychiatrischen Interviewdaten bezogen auf die Allgemeinpopulation belegt werden konnte, lieferten die Ergebnissse aus den PAS-ADD Interviews mindestens vergleichbar hohe Kappa Werte. Die Einschätzung der Interviewvideos erfolgte über zwei Beurteiler in von einander unabhängiger Form. Für die verschiedenen Symptombereiche wurde ein durchschnittlicher Kappa-Wert von 0,80 aufgezeigt (Moss et al., 1993). Die Verläßlichkeit der Interviewergebnisse kann, verglichen mit dem Übereinstimmungsgrad aus der Untersuchung von Wing et al. (1977), in welcher ein durchschnittlicher Kappa-Wert von 0,63 gefunden wurde, als bedeutend höher eingestuft werden. Die Autoren konnten mit dieser Studie nachweisen, daß auch bei Personen mit relativ niedrigen intellektuell-kognitiven Leistungen ein verwertbares und nutzbringendes klinisches Interview prinzipiell durchgeführt werden kann. Der durchschnittliche IQ lag bei den in dieser Studie untersuchten Personen bei 39 IQ-Punkten. Umfassende Studien zur Überprüfung der Validität der ermittelten Diagnosen sind derzeit noch ausständig.

Patel et al. (1993) berichten, daß in einer Stichprobe von 105 erwachsenen Menschen mit IB, die sich über alle IB Schweregrade verteilten, bei 65 Personen (62 Prozent) das Interview mit den betroffenen Personen selbst vollständig bzw. teilweise durchführbar war. Dabei lag der mittlere IQ-Wert in der Gruppe, bei der das Interview nicht durchführbar war, bei 25,1 und für die Gruppen wo das Interview teilweise bzw. ganz durchgeführt werden konnte, bei 28,4 respektiv 35,8 IQ-Punkten.

In den in weiterer Folge dargestellten Ergebnissen sind die Fälle mit Demenz ausgeschlossen. Da für alle 105 Personen gleichfalls das PAS-ADD Interview mit Drittpersonen erfolgte, ließ sich die Bedeutung der verschiedenen Informationsquellen auf die Erkennung einer psychopathologischen Symptomatik überprüfen.

Bei den Menschen mit IB, bei denen das Interview vollständig durchgeführt werden konnte, wurde die Diagnose in 4 Fällen ausschließlich auf der Basis der „Patientenangaben" erstellt. Weitere 2 Fälle ließen sich aber nur unter Verwendung der Daten aus dem Drittpersonen Interview bestimmen und 1 Fall konnte über die Informationen aus beiden Interviews bestimmt werden.

Bei jenen Menschen mit IB, mit denen das Interview nur teilweise durchgeführt werden konnte, wurde 1 Fall allein aus den Angaben des Drittpersonen-Interviews erkannt, und 2 weitere Fälle ließen sich nur über die gleichzeitige Berücksichtigung der Informationen aus beiden Interviews bestimmen.

Die Hauptaussage dieses Ergebnisses ist, daß bei Verzicht auf die Informationen der betroffenen Personen selbst nur einige Fälle erkannt worden wären, nämlich 3. Die restlichen 7 Fälle mit klinisch relevanter Symptomatik konnten nur erkannt werden, indem Bezug auf Informationen aus den zwei Interviews (3 Fälle), bzw. indem Bezug auf Informationen der betroffenen Personen selbst (4 Fälle) genommen wurde. Dies bedeutet, daß im Gegensatz zur Feststellung von Laman und Reiss (1987), welche anführen, daß die über Drittpersonen erfaßten Informationen für eine psychopathologische Abklärung besser geeignet wären als Informationen aus Gesprächen mit den betroffenen Personen selbst, die Angaben aus strukturierten, empirisch untermauerten und sprachlich adaptierten klinischen Interviews, direkt durchgeführt mit der betroffenen Person, als eine nicht zu vernachlässigende, ja sogar bedeutende Informationsquelle in der Erstellung einer klinisch-psychologischen bzw. psychiatrischen Diagnose bei erwachsenen Menschen mit IB anzusehen sind. Ohne diese Informationsbasis würden besonders jene psychische Störungen, die in der Regel nicht mit extremen Verhaltensvarianten einhergehen, wie z. B. depressive Störungen oder Angststörungen, unerkannt bleiben. Die Konsequenzen von unerkannt bleibenden psychischen Störungen führen in den meisten Fällen zu einer meßbaren Reduzierung in Dimensionen der Lebensqualiät für die betroffene Person selbst, eine Reduktion die meistens nicht ohne Effekte auf die Umgebung der betroffenen Person bleibt.

Als weiterer Beleg für die Nichterkennung einer psychopathologischen Symptomatik mittels herkömmlicher Screeningverfahren bzw. über nicht systematische Beobachtung, führen Patel et al. (1993) an, daß von den 12 Personen, bei denen eine Diagnose über das PAS-ADD Instrumentarium erstellt werden konnte, und wovon nur 2 Personen aus der Gruppe der nicht selbst interviewbaren Personen stammen, sich zum Zeitpunkt des Interviews nur 3 in psychiatrischer Behandlung befanden. D. h., daß 75 Prozent der über das PAS-ADD als klinisch relevant diagnostizierten Fälle nicht therapeutisch begleitet waren. Bei fehlender Information von Seiten der betroffenen Person selbst, kann angenommen werden, daß das über Informanten erhaltene Bild eher unvollständig bleibt und in folgedessen hinsichtlich seiner Validität geringer sein dürfte. Sofern der Informant die einzige Informationsquelle darstellt, wird eine Erkennung von Panikstörungen und phobischen Störungen besonders erschwert (Moss, Prosser, Ibbotson und Goldberg, 1996). Diese Störungsbilder sind vermutlich besonders sensitiv für direkte Angaben durch die betroffene Person, da für eine diagnostische Erfassung derselben auch innerpsychische Prozesse herangezogen werden. Die über Drittpersonen-Interviews nicht erkannten Fälle dürften vornehmlich auf mangelndes Wissen bei den Drittpersonen um die klinisch-psychologische Bedeutung bestimmter Symptome zurückzuführen sein. Dies wiederum weist auf einen möglichen Schulungsbedarf bei

Behindertenbetreuern hin. Durch gezielte Schulungsmaßnahmen ist zu erwarten, daß sich die Qualität der Daten, die aus Drittpersonen-Interviews gewonnenen werden, erheblich verbessern ließe.

Aus den bisher vorliegenden empirischen Überprüfungen zum PAS-ADD Erfassungsinstrumentarium kann begründet vermutet werden, daß diese Verfahren in Zukunft in der Forschung psychischer Störungen bei erwachsenen Menschen mit IB von wachsender Bedeutung sind. Mit dieser Methode wird garantiert, daß über die Untersuchungsgruppen aus verschiedenen Studien die gleichen diagnostischen Kriterien zur Anwendung kommen, was nicht nur zu einer Verbesserung in der Kommunikation zwischen den Forschern führt, sondern auch zu einer Verbesserung der Reliabilität der Diagnosen. Es bleiben aber eine Reihe von Entwicklungsarbeiten zu diesem Instrumentarium sowie bestimmte empirische Überprüfungen offen. Neben der inhaltlichen Weiterentwicklung stehen zusätzliche Reliabilitäts- und vor allem Valididätsstudien an. Weiter erscheint es auch notwendig, den Zusammenhang zwischen spezifischen Wissensstrukturen und der Erkennung von psychopathologischen Symptomen zu untersuchen. Diese und andere Themen bilden die Hauptpunkte bereits in die Wege geleiteter Forschungsbemühungen (Bouras, Moss, Costello, Tsiantis, Hillery, Salvador-Carulla und Weber, 1996; Weber und Moss, 1997). Im Rahmen dieser Forschungsarbeiten ist die Entwicklung von deutschsprachigen Versionen der PAS-ADD Instumentarien eingeplant. Inwiefern sich diese ausgedehnten Untersuchungsmethoden in der praktischen Alltagsanwendung durchsetzen werden, bleibt noch zu klären. Wie Moss (1995) kritisch anführt, beinhaltet das PAS-ADD Instrumentarium, genauso wie die traditionelle psychiatrische Routinediagnostik, neben einigen bereits erwähnten Vorteilen derzeit auch Nachteile. Eine wohlbegründete und umsichtige Anwendung beider Ansätze, gleichzeitig oder fakultativ, erscheint daher empfehlenswert.

4.5 Sekundäre testdiagnostische Bereiche

Im Rahmen der Abklärung psychopathologischer Symptome bei Menschen mit IB sind neben den Ergebnissen aus spezifischen Verfahren auch Aspekte zu sozialen und intellektuellen Kompetenzen bzw. Aspekte zur sozialen Umwelt der betroffenen Person, sowie sonstige Aspekte zu Gesundheit und Gesundheitsverhalten zu berücksichtigen, die hier als sekundärer testdiagnostischer Bereich bezeichnet werden. Es handelt sich dabei vor allem um Verfahren zur Erfassung von sozial-adaptiven Fertigkeiten und um Intelligenztests. Erstere sind speziell für Menschen mit IB entwickelt worden, wobei in der Folge lediglich auf jene Verfahren verwiesen wird, die zum Erwachsenenalter vorliegen. Zur Bestimmung der Intelligenz bei erwachsenen Menschen mit IB wird in der Regel auf herkömmliche Tests zurückgegriffen.

4.5.1 Sozial-adaptive Fertigkeiten

Sozial-adaptive Fertigkeiten, in der angelsächischen Literatur als „adaptive behavior" (AB) bezeichnet, sind nicht nur bei der Erstellung der Diagnose IB erforderlich. So nehmen diese Skalen auch bei der Erstellung individueller Förderpläne eine zentrale Bedeutung an. In diesem Zusammehang dienen sie weiter zur Überprüfung der Zielerreichung von bestimmten Maßnahmen hinsichtlich gewünschter Verhaltensänderungen. Aus der Erfassung der sozialdaptiven Fertigkeiten lassen sich aber auch „unerwünschte" Verhaltensänderungen, wie z. B. solche, die möglicherweise in Zusammenhang mit dementiellen Prozessen oder mit depressiven Störungsformen stehen, erfassen. Die testdiagnostische Feststellung von Veränderungen in sozial-adaptiven Fertigkeiten setzt Erhebungen zu verschiedenen Zeitpunkten voraus. Angaben zu Veränderungen in sozial-adaptiven Dimensionen haben im Erwachsenenalter für die klinische differentialdiagnostische Abklärung einen besonderen Stellenwert. Im klinischen Anwendungsbereich konnte über Korrelationsmethoden nachgezeigt werden, daß die Werte aus AB-Skalen z. B. mit steigender Angststörung sinken und mit einer erniedrigten allgemeinen sozial-adaptiven Funktionstüchtigkeit einhergehen. Die IQ-Werte dieser Personen, dagegen bleiben stabil (Sparrow und Ciccetti, 1987). Sozial-adaptive Skalen werden ausschließlich von Drittpersonen ausgefüllt, wobei zu beachten ist, daß diese über umfassende Kenntnisse des betroffenen Menschen verfügen. In der Folge sollen jene zwei Skalen kurz vorgestellt werden die eine verbreitete Anwendung finden und in vielen wissenschaftlichen Arbeiten Berücksichtigung finden.

AAMR Adaptive Behavior Scale – Community and Residential, 2nd Edition (ABS-RC:2)
  Die ABS-RC:2 von Nihira, Leland und Lambert (1993) besteht aus 18 verschiedenen Erfassungbereichen, wobei die ersten 10 Bereiche für die Bestimmung des Grades der relativen Selbständigkeit vorgesehen

sind. Die restlichen 8 Bereiche zielen auf die Erfassung von Verhaltensauffälligkeiten bei erwachsenen Menschen mit IB ab. Bei letzteren Bereichen wird auch die Häufigkeit von auffälligem Verhalten beurteilt, wobei ein Unterbereich jeweils durch mehrere Items repräsentiert wird. Der beobachtete Summenscore wird als Ausdruck des Schweregrades einer Auffälligkeit bezeichnet. Keiner der Bereiche bezieht sich direkt auf psychische Störungen. Aus faktorenanalytischen Untersuchungen haben sich für die ersten zehn Bereiche drei Faktoren herauskristallisiert: (1) Persönliche Selbstgenügsamkeit, (2) soziale Selbstgenügsamkeit und (3) persönlich-soziale Verantwortung. Für die restlichen 8 Bereiche haben sich zwei Faktoren ergeben, (1) soziales Anpassungsverhalten und (2) persönliches Anpassungsverhalten. Bei der ABS-RC:2 handelt es sich um ein nach psychometrischen Kennwerten genormtes Verfahren, für welches verschiedene Reliabilitätskennwerte (interne Konsistenz, Re-Test-Reliabilität und Inter-Rater-Reliabilität) und Validitätskoeffiziente (Inhalts-, Kriteriums- und Konstruktvalidität) vorliegen. Auch liegen Korrelationen zu gängigen Intelligenztestverfahren vor, die für die einzelnen ABS-Bereiche und die diversen IQ-Verfahren zwischen 0,35 und 0,72 schwanken. Weiter ließ sich die Gültigkeit der fünf Faktoren über LISREL VII Analysen bestätigen (Nihira et al., 1993). Die Bedeutung der Ergebnisse der ABS-RC:2 Skala für die klinisch-psychologische diagnostische Abklärung ergibt sich primär aus den Ergebnissen zu den Bereichen, in denen störendes, bzw. herausforderndes Verhalten im sozialen und persönlichen Bereich erfaßt werden. Für die ABS-RC:2 liegt eine Übersetzung in deutscher Sprache vor (Weber, 1995).

Vineland Adaptive Behavior Scale (V-ABS)

Die Vineland Adaptive Behavior Scale wurde von Sparrow, Balla und Ciccetti in den 70er Jahren entwickelt (Sparrow, Balla und Ciccetti, 1984). Neuerlich liegen für das Kinder- und Jugendalter (Sparrow und Ciccetti, 1987) sowie für das Erwachsenenalter (Sparrow und Ciccetti, 1989) zwei getrennte Skalen vor. Die für das Erwachsenenalter bestimmte Version berücksichtigt drei Erfassungsbereiche: (1) Kommunikation, (2) Alltagsfertigkeiten und (3) soziale Kompetenzen. Unangepaßtes Verhalten kann zusätzlich beurteilt werden. Hierzu sind 36 Items vorgesehen. Alle Items sind hinsichtlich der Auftrittshäufigkeit des jeweiligen Verhaltens zu beurteilen. Für jeden Subbereich werden Summenscores über die Beurteilungen gebildet. Bezogen auf das Erwachsenenalter liegen Normierungen für drei Personengruppen aus unterschiedlichen Wohn- und Betreuungsformen vor. Reliabilitätsuntersuchungen liegen für Test-Retest-Reliabilität, für die Inter-Rater-Reliabilität und zur internen Konsistenz vor. Die Werte zu den verschiedenen Reliabilitätsberechnungen lagen für die drei Hauptbereiche zwischen 0,87 und 0,99, welche als sehr hoch betrachtet werden können. Der Bereich „unangepaßtes Verhalten" zeigt dagegen deutlich niedrige Reliabilitätswerte, welche gemäß den Richtlinien von Landis und Koch (1977) als mittelmäßig bis gut bezeichnet werden können. Im Bereich der Validität wurde die Inhaltsvalidität und die Konstruktvalidität (r = 0,55) bestimmt.

Weiterführende Informationen zur Struktur und Entwicklung aktueller AB-Skalen lassen sich im Überblicksartikel von Widaman und McGrew (1996) sowie in der kritischen Bestandsaufnahme von Flieger (1994) finden.

4.5.2 Intelligenz

Zur Erfassung intellektuell-kognitiver Fähigkeiten bei erwachsenen Menschen mit IB hat sich die K-ABC (Kaufman Assessment Battery for Children) von Kaufman und Kaufman (1983), nach einer sprachlich und inhaltlich altersgemäßen Anpassung der Items aus verschiedenen Untertests auf erwachsene Menschen mit IB in dieser Gruppe als brauchbar erwiesen (Hogg und Moss, 1993). Die ursprüngliche Fassung der K-ABC liegt in deutschsprachiger Version vor (Melchers und Preuß, 1994). Eine für erwachsene Menschen mit IB adaptierte deutschsprachige Version ist noch nicht vorhanden. Zur Bestimmung von einigen Teilbereichen, wie z. B. der verbalen Kompetenz, liegen erste positive Erfahrungen mit bestimmten Untertests aus dem AID (Adaptives Intelligenzdiagnostikum) von Kubinger und Wurst (1991) vor (vergleiche in Kapitel 5 der vorliegenden Arbeit).

Sofern eine direkte Erfassung der intellektuell-kognitiven Fähigkeiten nicht möglich ist, was besonders bei Menschen mit schweren und schwersten Formen von IB vorkommt, bleibt die Möglichkeit über die Werte aus AB-Skalen einen geschätzten IQ-Wert rechnerisch zu bestimmen. Moss, Hogg und Horne (1992) fanden, unter Verwendung von multiplen Regressionsanalysen eine hohe Korrelation (r = 0,72) zwischen den Werten aus der AB-Skala und den Werten aus dem K-ABC. Daraus schlußfolgernd schlagen diese Autoren vor, für jene Personen, bei denen ein Intelligenztest nicht durchführbar ist, den IQ-Wert über den Weg von AB-Skalen zu bestimmen.

4.5.3 Neuropsychologische Abklärung

Einen weiteren diagnostischen Bereich stellt die neuropsychologische Erfassung bei erwachsenen Menschen mit IB dar. Dieser Bereich scheint vor allem bei der Abklärung von hirnorganischen Prozessen in Zusammenhang mit Verhaltensveränderungen von Interesse. Aktuelle Übersichten zu dieser Thematik lassen sich bei Schachter und Demerath (1996), bzw. bei Weber (1996) nachlesen. Es ist zu erwarten, daß in einer klinisch-psychologischen Abklärung, in welcher auch neuropsychologische Bereiche berücksichtigt werden, nicht nur interessante Hinweise für das Zusammenspiel zwischen intellektuell-kognitiven Aspekten und den verschiedenen Formen von IB gefunden werden können. Vielmehr läßt sich vermuten, daß über die Berücksichtigung neurostruktureller Besonderheiten, in Kombination mit neurofunktionellen Auffälligkeiten bezüglich bestimmter Verhaltensbereiche, aufschlußreiche Hinweise für die psychiatrische bzw. klinisch-psychologische Diagnostik erbracht werden können. An dieser Stelle sei exemplarisch einerseits auf Ergebnisse einer Untersuchung bei Menschen mit Down-Syndrom verwiesen, in welcher neurostrukturelle Besonderheiten erstmals bei diesem Personenkreis über MRI-Methoden nachgewiesen werden konnten (Weis, Weber, Neuhold und Rett, 1991) und andererseits auf eine rezente PET-Untersuchung, in welcher die Bedeutung von hippocampalen Strukturen bei der Dekodierung von emotional-affektiven Informationen direkt belegt werden konnte (Morris, Frith, Perrett, Rowland, Young, Calder und Dolan, 1996). Über die gezielte Erforschung qualitativer Aspekte der Informationsverarbeitung und deren neuropsychologische Zusammenhänge könnten möglicherweise neue Wege in der Diagnostik psychischer Störungen erschlossen werden. Für die Forschung könnten sich die Ergebnisse aus Neuroimaging-Verfahren und aus neurobiochemischen Bestimmungen weiterhin zur Validierung psychiatrischer Diagnosen als nützlich weisen.

4.6 Abschließender Kommentar

Ein Aspekt, welcher vor jeder testmäßigen psychodiagnostischen Abklärung bei Menschen mit IB berücksichtigt werden soll, ist die

Überprüfung der Funktionstüchtigkeit der Sinneswahrnehmungen, insbesondere des optischen und akustischen Wahrnehmungsbereiches. Unerkannt gebliebene Einschränkungen in der optischen oder akustischen Wahrnehmung können in psychologischen Untersuchungen zu stark verzerrten Ergebnissen führen, wodurch inadäquate Interpretationen der psychologischen Ergebnisse nicht auszuschießen sind (Weber und Rett, 1991). So ist beispielsweise für die optische Wahrnehmung bekannt, daß nur noch 64,3 Prozent der 20- bis 39jährigen Menschen mit IB – Down-Syndrom ausgeschlossen – über eine unauffällige Sehkraft verfügen. Bei Menschen mit Down-Syndrom der gleichen Altersklasse ist dies lediglich noch bei 43,1 Prozent der Personen der Fall (Van Schrojenstein Lantman-De Valk, Haveman, Maaskant, Kessels, Urlings und Sturmans, 1994).

Hinsichtlich der Frage, inwiefern zur Erfassung der psychopathologischen Symptomatik eher Selbstbeurteilungsverfahren oder der Beurteilung und Einschätzung von Drittpersonen der Vorzug gegeben werden soll, läßt sich aus der Literatur belegen, daß zur Einschätzung von depressiven Symptomen ursprünglich der Beurteilung von Drittpersonen der Vorrang gegeben wurde. In einer Untersuchung von Laman und Reiss (1987) konnte bei der Bestimmung der internen Reliabilität zwischen der Einschätzung durch zwei Drittpersonen ein alpha-Wert nach Crohnbach von 0,90 gefunden werden, gegenüber einem Wert von 0,76 bei einer Selbstbeurteilung, wobei die Selbstbeurteilung über drei verschiedene Skalen erfolgte. Hierbei ist kritisch hervorzuheben, daß die drei Selbstbeurteilungsskalen sich hinsichtlich des sprachlichen Kontextes – von konkret bis eher abstrakt – von einander unterschieden, was möglicherweise einen Effekt auf die Ergebnisse hatte. Aus jenen Untersuchungen, in denen das PAS-ADD Instrumentarium zur Anwendung kam, zeigen aber die Resultate, wie weiter oben bereits explizit angeführt, die Bedeutung der Erfassung der Symptomatik über strukturierte Interviews mit den betroffenen Personen selbst. Wird diese Informationsquelle nicht berücksichtigt, so bleiben eine hohe Anzahl von klinisch relevanten, d. h. behandlungsbedürftigen Fällen, unerkannt.

Übersichtsartikel zur Erfassung des psychopathologischen Status bei Menschen mit IB lassen sich bei Aman (1991), Reiss (1993) und Rojahn (1996) finden. Bei Matson und Barrett (1993) lassen sich sowohl die Modelle, die den theoretischen, bzw. empirischen Hintergrund zu psychiatrischen Erfassungsinstrumenten bei Menschen mit IB bilden, als auch jene Problemkreise, die sich in Zusammenhang mit diagnostischen

Abklärungen in der Praxis und in der wissenschaftlichen Auseinandersetzung ergeben, nachlesen. Das Buch von Nezu, Nezu und Gill-Weiss (1992) stellt in vielfacher Hinsicht ein gelungenes Werk für die praktische Anwendung dar. Es bietet nicht so sehr eine Übersicht über Fortschritte in Diagnostik und Therapie und den damit verbundenen methodischen Problembereichen, sondern es wird hier der Hauptakzent auf die praxisnahe Darstellung eines allgemeinen Modells für die klinische Entscheidungsfindung bei psychischen Störungen bei Menschen mit IB dargestellt. Und abschließend ist anzumerken, daß Skalen bzw. Interviews, die auf der Grundlage von Taxonomien, wie etwa der ICD-10 Taxonomie, erstellt wurden, bei Änderungen in den Klassifikations- und Kriteriumssystemen einer Revision bedürfen. Insoweit repräsentieren einige der hier angeführten Skalen und Instrumente nicht mehr den Stand der heute aktuellen Taxonomien.

5. Therapie

Die heute in der Praxis allgemein beobachtbare gestiegene Beachtung psychopathologischer Symptome bei Menschen mit IB läßt sich nicht allein auf die stetig gestiegene Anzahl erwachsener Menschen mit IB und der damit einhergehenden größeren absoluten Anzahl an Fällen mit psychopathologischen Störungen in dieser Gruppe zurückführen. Vielmehr ist ein Paradigmenwechsel im Ätiologieverständnis bzw. ein Wandel in den theoretischen Erklärungsmodellen zur Entstehung psychischer Störungen und Verhaltensstörungen bei Menschen mit IB anzuführen. Bis vor kurzem wurde die psychische Störung oder die Verhaltensstörung bei Menschen mit IB als genuin zur IB dazugehörig angesehen, was nicht selten zu einem therapeutischen Nihilismus führte. Heute liegen dagegen reichliche empirische Hinweise dafür vor, daß der Mensch mit IB, aus welchen Gründen auch immer, neben der IB, auch eine psychische Störung bzw. Verhaltensstörungen entwickeln kann. Diese Störungen können möglicherweise erworben werden, bzw. werden durch ungünstige, restriktive Lebensbedingungen bewirkt (Fine, Tangeman und Woodard, 1990; Theunissen, 1997a; 1997b). Durch diese Erkenntnis sind viele der Störungen aber prinzipiell veränderbar, bzw. sind auch über gezielte, oft sehr spezifische psychopharmakologische Behandlungen beeinflußbar. Darüberhinaus stellt eine unbehandelte psychopathologische Störung ein erhöhtes Risiko für die soziale Ausgliederung und eine nachhaltige Gefährdung der relativen persönlichen Unabhängigkeit für einen erwachsenen Menschen mit IB dar (Eaton und Menolascino, 1982).

In diesem Kapitel, welches eine überarbeitete und gekürzte Fassung der Arbeit von Weber (1997b) darstellt, werden übersichtsartig verschiedene empirisch überprüfte psychologische Interventionsverfahren bzw. psychotherapeutische Verfahren zur Behandlung psychischer Störungen und Verhaltensstörungen dargestellt und hinsichtlich ihrer Effektivität diskutiert. Ferner werden psychopharmakologische Behandlungsansätze für ausgewählte Störungsformen dargestellt, welche vor allem für psychologische Modelle der Entstehung oder Aufrechterhaltung von diesen Störungen von Bedeutung sind. Auf eine Darstellung von psychologischen und psychopharmakologischen Interventionsmöglichkeiten bei altersbedingten Problemen und dementiellen Erkrankungen wird in diesem Rahmen verzichtet. Hier kann auf die entsprechenden Abschnitte in der Arbeit von Weber (1997b) bzw. auf den Übersichtsartikel zum Thema dementielle Erkrankungen und IB von Weber (1997c) verwiesen werden.

5.1 Ausgangslage

Der Behandlung von psychischen Störungen bzw. von schwerwiegenden Verhaltensauffälligkeiten geht eine umfassende psychiatrische und/oder verhaltensanalysierende Abklärung voraus. Aus dieser ergibt sich im Idealfall ein klares Verständnis für Natur und Hintergründe der Störung Die therapeutische Vorgangsweise erfolgt in der Regel in aufeinander abgestimmten Schritten. Psychopharmakologische Interventionen und psychologische bzw. psychotherapeutische Behandlungen ergänzen einander in der Regel. Für eine effektive Behandlung setzt dieser Umstand ein kompetentes, interdisziplinär verantwortungsvoll agierendes Behandlungsteam voraus.

Vorweg noch einige Charakteristika der Behandlung psychischer Störungen und Verhaltensauffälligkeiten bei erwachsenen Menschen mit IB.

Häufig werden bei erwachsenen Menschen mit zunehmendem Lebensalter Veränderungen in den Verhaltensstörungen und psychischen Auffälligkeiten beobachtet, die sie im Kindes- und Jugendalter charakterisiert haben. Dabei fällt auf, daß die ursprünglichen Verhaltensstörungen in der Erwachsenenphase nur noch in abgeschwächter Form auftreten, wie dies etwa für viele autistische Symptome der Fall ist (Rollett, 1997). Bei anderen Personen kann es zu einer Verlagerung der Symptomatik bei gleichbleibendem Schweregrad kommen, bzw. es treten bei bisher psychisch unauffälligen Menschen psychopathologische Störungen auf. Bei letzteren handelt es sich gehäuft um Bilder wie etwa Angststörungen, Depressionen, Psychosen oder psychoseartige Zustandsbilder, die auch in der Allgemeinpopulation im Erwachsenenalter typisch sind. Mit zunehmendem Alter steigt der Bedarf an psychologischer Beratung und psychologischer Begleitung, und der Anteil an traditionellen psychotherapeutischen Verfahren dürfte anteilsmäßig zurückgehen. Psychologische Beratung und Begleitung hat in der präventiven psychohygienischen Arbeit aber bereits bei jüngeren erwachsenen Menschen mit IB einen wichtigen Stellenwert, welcher im Betreuungsalltag aber heute noch kaum systematisch berücksichtigt wird (Hurley und Hurley, 1986; 1987).

Menschen mit IB sind durch ihre durchwegs gering elaborierten und differenzierten Kompetenzen in der verbalen Ausdrucksfähigkeit gekennzeichnet, ein Umstand, welcher für die meisten nicht psychopharmakologisch orientierten Therapien eine besondere Herausforderung darstellt. Mögen die sprachlichen Kompetenzen für manche Menschen mit leichten Formen von IB nur geringfügig abweichend erscheinen, so sind die sprachlichen Fähigkeiten bei den meisten Menschen mit IB stark reduziert und begrenzt. Die verbale Ausdrucksfähigkeit ist vor allem, was die sozialen Schemata betrifft, wenig ausgebildet – eine Auffälligkeit, die bereits ab der Kindheit feststellbar ist. Es zeigt sich, daß die Sprache bei Menschen mit IB sehr häufig objektbezogen bleibt (Lahey, 1988). Bei Menschen mit schwersten Formen von IB sind die rein verbalen Kommunikationsfähigkeiten in der Regel überhaupt nicht vorhanden. Diese Tatsache limitiert die Anwendung von traditionellen, vornehmlich sprachgebundenen psychotherapeutischen Verfahren sehr stark, da diese häufig auf einer mehr oder weniger elaborierten verbalen Kompetenz und zusätzlich auf einer verbal mitteilbaren Introspektionsfähigkeit beim Klienten aufbauen, sieht man einmal von Verfahren, die z. B. mit körperorientierten Elementen arbeiten oder gestalttherapeutische Momente verfolgen, ab.

Bei der therapeutischen Bearbeitung von Gefühlen und Affekten, welchen zweifelsohne auch für erwachsene Menschen mit IB eine zentrale Rolle im Zusammenhang mit deren innerpsychischen Balance zukommt, weiß man aus der rezenten Forschung, daß Menschen mit IB gehäuft deutliche Schwierigkeiten bei der korrekten Erkennung und Differenzierung von emotionalen Inhalten haben (Rojahn, Kroeger und McElwain, 1994). Diese Umstände sind bei der Zuschneidung psychotherapeutischer Behandlungen in Zukunft vermehrt zu berücksichtigen.

Ferner ist anzuführen, daß der erwachsene Mensch mit IB in Abhängigkeit von seinen allgemeinen sozialen Anpassungskompetenzen in einer mehr oder weniger durch betreuende Personen geprägten Umwelt lebt. Verhaltensstörungen und psychische Störungen können bekanntlich in vielen Fällen auf Schwierigkeiten in der Kommunikation oder den Lebensbedingungen zwischen den Akteuren einer definierten Umwelt zurückgeführt werden. Daraus ableitend ist zuerst zu klären, inwieweit soziale Hintergrundvariablen für die Auffälligkeit nicht eventuell von Bedeutung sein könnten. Der Umstand, daß der unter psychischen Störungen bzw. Verhaltensstörungen leidende Mensch mit IB in der Regel nicht von sich aus seine Therapiebedürftigkeit feststellt, bzw. nicht selten Schwierigkeiten hat, sich dieser selbst bewußt zu werden, dürfte ein bedeutsamer Faktor für Erfolg oder Mißerfolg bei nicht pharmakologischen Therapien darstellen.

5.2 Klinisch-psychologische bzw. psychotherapeutische Behandlungsstrategien

Eine klinisch-psychologische bzw. psychotherapeutische Behandlung bei erwachsenen Menschen mit IB hat als Ziel die nachhaltige Verbesserung des sozialen Anpassungsverhaltens, die Stärkung der persönlichen Copingmechanismen gegenüber psychosozialen Stressoren, den Aufbau eines angemessenen Selbstwertgefühls und des Sich-Sicher-Fühlens bei gleichzeitiger Verringerung vorhandener psychopathologischer Auffälligkeiten.

5.2.1 Lerntheoretisch fundierte Interventionen

Lerntheoretisch fundierte Behandlungsstrategien stellen die am weitesten verbreiteten und hinsichtlich ihrer Effektivität am besten untersuchten Behandlungsinterventionen für Verhaltensstörungen bei Menschen mit IB dar. Im folgenden werden kurz jene verhaltenstherapeutischen Methoden, die auch bzw. besonders bei Menschen mit IB Verwendung finden, dargestellt. Daran anschließend werden Ergebnisse zu Effektivitätsuntersuchungen dieser Methoden bei ausgewählten Störungsbildern besprochen.

Einen besonderen Stellenwert nehmen verhaltenstherapeutische Interventionen in der Behandlung von schwerwiegenden Verhaltensstörungen an. Zusätzlich zeigen diese Verfahren eine hohe Effektivität in der Behandlung von Verhaltensstörungen bzw. emotional-affektiven Störungen, bei denen primär ein pathophysiologischer Hintergrund vermutet wird. Gängige heilpädagogische Konzepte stoßen in der Behandlung solcher Fälle bald auf Grenzen. Als Folge hiervon wird dann nicht selten auf eine psychopharmakologische Sedierungsbehandlung gesetzt, mit allen damit verbundenen Folgekomplikationen für die betroffene Person. Vom heutigen Forschungsstand erscheint eine solche Vorgangsweise aber nicht mehr vertretbar, da einerseits spezifische verhaltenstherapeutische Vorgangsweisen zur Verfügung stehen, und andererseits alternative psychopharmakologische Behandlungsstrategien bekannt sind.

Verhaltensverändernde Ansätze gehen davon aus, daß fehlangepaßtes Verhalten durch falsch gelernte oder unvollständig erlernte Verhaltensweisen, bzw. durch bisher nicht erlerntes Verhalten entstanden ist. Demgemäß sind Verhaltensveränderungen über den Einsatz von Verfahren, die auf den Grundlagen der Lerngesetze basieren, herbeizuführen. Die Auswahl der Verfahren und Vorgangsweisen muß dabei jeweils auf den Einzelfall abgestimmt werden. Das Ziel jeglicher verhaltenstherapeutischer Intervention ist es, Anpassungsverhalten bzw. sozial erwünschte Verhaltensweisen zu verstärken, fehlangepaßtes bzw. störendes Verhalten zu reduzieren und den Erwerb habilitativer Fähigkeiten bei den betroffenen Personen zu fördern. Dabei wird heute unter Verhalten all jenes verstanden, was eine Person tut, denkt oder fühlt – offen oder verdeckt – und was in irgendeiner Form wahrnehmbar ist.

Bei erwachsenen Menschen mit IB wurden lerntheoretisch fundierte Methoden bei einer Vielzahl von Störungsformen angewendet und erprobt, wie z. B. bei Sprach- und Sprechstörungen, bei störendem Verhalten, bei oppositionell-mißtrauischem Verhalten, bei Angststörungen und Eßstörungen, bei Tics und stereotypen motorischen Verhaltensweisen, bei Schizophrenien, Befindlichkeitsstörungen und bei Schlafstörungen. In Fällen mit schweren und schwersten Formen von IB treten gehäuft schwerwiegende Verhaltensstörungen wie aggressives Verhalten, Selbst- und Fremdverletzungsverhalten, Zerstörung von Gegenständen, ausgeprägte Non-Compliance, starke Wutausbrüche, Schreien und Weinen sowie extreme stereotype Verhaltensweisen auf (Johnson und Baumeister, 1981; Schroeder, 1991). Die Behandlung solcher Verhaltensstörungen zielt vor allem auf die Reduktion der unerwünschten Verhaltensweisen ab. Häufig gilt die erfolgreiche Behandlung schwerwiegender Verhaltensstörungen als Voraussetzung für die schrittweise soziale Integration dieser Menschen.

Funktionale Problemanalyse

Den ersten Schritt in einer verhaltenstherapeutischen Intervention stellt die funktionale Problemanalyse dar. Hier lassen sich im Prinzip zwei Typen voneinander unterscheiden: die funktionale Analyse von Typ I basiert auf einer Reihe von experimentellen Bedingungen, die in Analogie zu den aus der Umwelt natürlichen Kontingenzen durchgeführt wird. Ausgehend von bestimmten Hypothesen, wie z. B., daß selbstverletzendes Verhalten in direktem Zusammenhang mit der sozialen Aufmerksamkeit steht, oder aber daß dieses Verhalten als Ausdruck von Autostimulation zu verstehen ist, wird entsprechend der jeweiligen Hypothese die betroffene Person in eine bestimmte Situation geführt, welche es erlaubt, das Zielverhalten gemäß der Hypothese zu beobachten und zu beurteilen. In diesem Fall spricht man von analoger oder funktionaler Analyse. Die funktionale Analyse von Typ II erfaßt das Zielverhalten dagegen in Häufigkeit und Intensität während konkreter und objektiver Alltagssituationen. Die funktionale Analyse von Typ II wird auch noch als ökobehaviorale Analyse oder strukturelle Erhebungsprozedur bezeichnet (Rogers-Warren und Warren, 1977). Erfolgt die Beobachtung und Analyse in der analogen funktionalen Analyse in der Regel durch den geschulten Psychologen, so sind in der ökologisch orientierten Erfassung meistens direkte Bezugspersonen involviert, die zu diesen Zwecken eine kurze Einschulung erhalten. In der Regel wird hier mit sogenannten „A-B-C" Protokollen gearbeitet. Der Betreuer nimmt, bezogen auf das Zielverhalten „B" („behavior"), jene Ereignisse auf, die kurz vorher („A", „antecedent") und die im Anschluß daran („C", „consequences") erfolgten. In der Praxis wird heute, soweit als möglich, versucht, sowohl eine funktionale Analyse von Typ I als auch von Typ II durchzuführen. Hierdurch wird die pathologisierende Stimuluskontrolle bzw. Verhaltenskontingenz in einem realitätsnahen Kontext transparent. Aus der Analyse eines solchen Verhaltenssystems lassen sich zielführende Behandlungsschritte definieren. Für weiterführende Literatur zur funktionalen Analyse wird auf die Arbeiten von Rojahn, Schroeder und Mulick (1983) und Horner (1994) verwiesen.

Interventionsmethoden

Verhaltensverändernde Ansätze lassen sich prinzipiell in zwei Kategorien unterteilen:
– erstens jene, die auf eine direkte Verstärkung sozial-adaptiver Fertigkeiten abzielen und
– zweitens jene, die zur Reduktion von unangepaßtem Verhalten führen sollen.

Dabei sind verhaltensverstärkende Techniken vorzuziehen, da hier über die Förderung von sozial-adaptiven Fertigkeiten eine Reduktion des eigentlichen unerwünschten Verhaltens erreicht werden kann. Die Förderung von sozial-adaptiven Verhaltensweisen wird hierbei durch das Anheben der Auftrittswahrscheinlichkeit des erwünschten Verhaltens zu steuern versucht. Letztlich soll das so geförderte und verstärkte sozial-adaptive Zielverhalten das Problemverhalten ersetzen, welches mit dem sozial-erwünschten in Konkurrenz steht. Demgegenüber zielen verhaltensreduzierende Techniken direkt auf die Unterdrückung von unangepaßtem Verhalten ab, indem das zu verändernde Verhalten mit für den Klienten unerwünschten, bzw. unangenehmen Konsequenzen einhergeht. Auf eine nähere Beschreibung der lerntheoretischen Terminologie wird in diesem Rahmen verzichtet. Der interessierte Leser kann diese bei Margraf (1996) nachlesen bzw. es kann auf die Arbeit von Rojahn und Weber (1996) verwiesen werden, in der verhaltenstherapeutische Ansätze speziell in ihrer Anwendung bei Menschen mit IB erörtert werden. In der Folge sollen jene lerntheoretischen Behandlungsansätze kurz dargestellt werden, die bei der Behandlung von Verhaltensproblemen und Verhaltensstörungen bei erwachsenen Menschen mit IB zur Anwendung kommen.

Primär verhaltensfördernde Ansätze

Die heute am häufigsten eingesetzten verhaltensfördernden Ansätze in der uns interessierenden Gruppe sind die differentielle Verstärkung, die Stimulus-Kontrolle, das funktionale Kommunikationstraining, das Verhaltensmanagement und das Selbstmanagement.

In der *differentiellen Verstärkung* wird jene Beobachtung therapeutisch nützlich gemacht, daß in Problemsituationen, neben dem Störverhalten, gleichzeitig wünschenswerte Verhaltensweisen auftreten, auch wenn dies nur andeutungsweise der Fall ist. Das angemessene, natürlich vorkommende Verhalten wird gezielt verstärkt, dies bei gleichzeitigem Fernhalten von verstärkenden Reaktionen gegenüber dem unangepaßten Verhalten. Damit eine Verhaltensveränderung erfolgt ist es jedenfalls erforderlich, daß diese differentielle Verstärkung vom Betreuer bzw. vom Betreuerteam auch in jeder Situation, in welcher das unangepaßte Verhalten auftritt, erfolgt. Im Ansatz der differentiellen Verstärkung lassen sich mehrere Formen unterscheiden: (1) die differentielle Verstärkung von anderem Verhalten (DRO: "differential reinforcement of other behavior"), (2) die differentielle Verstärkung von angemessenem oder alternaltivem Verhalten (DRA: "differential reinforcement of appropriate or alternative behavior"), (3) die differentielle Verstärkung von nicht kompatiblem Verhalten (DRI: "differential reinforcement of incompatible behavior"), (4) die differentielle Verstärkung von Verhaltensweisen mit niedriger Auftrittsfrequenz (DRL: "differential reinforcement of low rates of behavior") und (5) die differentielle Verstärkung von Verhaltensweisen mit hoher Auftrittswahrscheinlichkeit (DRH: "differential reinforcement of high rates of behavior"). Am effektivsten unter diesen Techniken zeigte sich die DRI-Technik. Von Nachteil bei diesen Techniken ist, daß im Falle des Ausbleibens des Verstärkers nach Abschluß der Behandlung das unerwünschte Verhalten wegen Mangels an Generalisierungsfähigkeit bei Menschen mit IB wieder auftreten kann. Dieses Problem läßt sich aber dadurch in den Griff bekommen, indem zu Beginn der Intervention Verstärker identifiziert werden, die in der Umwelt natürlich vorkommen. Es werden bewußt keine neuen Verstärker eingeführt, die möglicherweise nach der Intervention kaum beibehalten werden können. Besonderes Feingefühl braucht es bei der Bestimmung von positiven Verstärkern. So kann bei einer Person mit austistischen Symptomen z. B. die Erlaubnis zur beschränkten Ausführung von einem entsprechenden autistischen Symptom als Verstärker benutzt werden. Andererseits kann ein bestimmtes Ereignis in einer bestimmten Situation als positiver Verstärker wirken. Tritt das gleiche Ereignis aber in einer anderen Situation auf, kann es eine völlig andere Bedeutung für diese Person annehmen.

Differentielle Verstärkung hat im Gegensatz zu sogenannten einfachen Extinktionsverfahren den Vorteil, daß sie dem Menschen mit IB hilft, zwischen angemessenem und unangemessenem Verhalten zu unterscheiden.

Beim *Stimulus-Kontrolle-Ansatz* handelt es sich um eine operante Methode. Der Hauptakzent liegt hierbei nicht auf der Kontingenz, also auf dem Ereignis welches dem Zielverhalten folgt, sondern vielmehr auf dem sogenannten „A" ("antecedant"), d. h. jenen Ereignissen, die dem Zielverhalten vorausgehen. Zur genaueren Bestimmung dieser Ereignisse gehört die Analyse, welche aufzeigt, bzw. durch welche die Vermutung nahegelegt wird, daß das entsprechende Ereignis die Auftrittswahrscheinlichkeit des unangepaßten Verhaltens direkt oder indirekt beeinflußt. Es wird demgemäß zwischen diskriminativen Ereignissen oder Reizen, das sind jene, die das Störverhalten unmittelbar hervorrufen (z. B. die Präsenz einer bestimmten Person) und den Hintergrundvariablen, das sind jene, die die Wirksamkeit der Intervention beeinträchtigen, wie z. B. die Gereiztheit einer Person bei massivem Hungergefühl, bzw. bei Übermüdung (physiologische Variablen), unterschieden. Der Anwendung dieser Methode geht in der Regel eine ausführliche ökobehaviorale Analyse des Verhaltenssystems voraus.

Einen der jüngsten operanten Ansätze stellt das *funktionale Kommu-nikationstraining* dar. Nach diesem Ansatz werden störende Verhaltens-reaktionen als abweichende Formen der Kommunikation angesehen. Dabei wird bei Menschen mit IB der Schweregrad der Beeinträchtigung in der „normalen" Kommunikation mit berücksichtigt. Zur Mitteilung seiner Bedürfnisse benutzt der Mensch mit IB häufig Kommunikations-arten, die nicht dem gewöhnlichen, sozial angemessenen Kommunikati-onsstil entsprechen, wie beispielsweise Wutausbrüche, Schreien und selbstverletzendes Verhalten. Dieses Verhalten wird laut diesem Ansatz als sogenannte fehlgeleitete Kommunikation verstanden. Das auffällige Verhalten hat funktional-kommunikative Bedeutung. Im Training soll über sogenannte „self-direction" ein Zugang für verstärkende Reaktio-nen durch eigene Kommunikation erworben werden (Carr und Durand, 1985). Dieses therapeutische Prinzip hat unter dem Begriff der funktio-nalen Äquivalenz in der Literatur Eingang gefunden (Carr, 1988). Bird, Dores, Moniz und Robinson (1989) berichten über funktionales Kom-munikationstraining, welches bei zwei erwachsenen Menschen mit IB erfolgreich durchgeführt werden konnte. Bei einer Person lag ausge-prägt aggressives Verhalten und bei der anderen lag schweres selbstver-letzendes Verhalten vor. Sie heben dabei die Bedeutung dieses Ansatzes im Sinne einer Adaptierung der DRO-Techniken hervor, dies als Alter-native zu aversiven Verfahren.

Als weitere Behandlungsmethode ist das *Verhaltensmangement* bzw. das *Selbstmanagement* zu erwähnen. Es wird vor allem zur Behandlung von Wutausbrüchen und Zornanfällen verwendet und wird vornehm-lich in Form von Trainings durchgeführt. Über Verhaltensmangement wird versucht, unangepaßtes Verhalten über das Erlernen von prosozia-len, adaptiven Verhaltensweisen zu verändern. Sofern es sich bei den zu behandelnden Personen um Menschen mit leichteren Formen von IB handelt, können auch sogenannte Selbstmanagementprogramme An-wendung finden. Hierbei steht im Vordergrund das Erlernen von Selbst-kontrolle bezüglich des Zielverhaltens. Beim Training zum Manage-ment von Wutausbrüchen ("anger management training", AMT) von Benson (1986), welches speziell für erwachsene Menschen mit IB ent-wickelt wurde, soll der Klient innerhalb eines strukturierten Pro-gramms, welches auf die Förderung von sozialen Fertigkeiten abzielt, die Fähigkeit zur Selbstkontrolle erlernen. Das AMT läßt sich sowohl in Einzel- als auch in Gruppensitzungen durchführen. Die Trainingseinhei-ten umfassen Übungen zur Erkennung von Emotionen, Entspannungsübungen, Selbst-Instruktionsübungen sowie Übungen zur Entwicklung von Fertigkeiten zum Problemlösen (Benson, 1992). Rose (1996) stellt eine weitere Form von ATM vor, welche im Gruppensetting durchgeführt wird und auch bei Menschen mit schweren Formen von IB durchführbar ist. Hier wird die behinderte Person in der Therapiesitzung von einem Betreuer begleitet. Bei dieser Vorgangsweise ist mit einem sogenannten „sekundären Gewinn" zu rechnen. Damit ist gemeint, daß das begleitende Personal durch Beobachtung den Umgang mit konkreten gruppenspezifischen therapeutischen Techniken, die zur Behandlung des Zielverhaltens relevant sind, lernen und diese Erfahrungen in ihrer Arbeit im Alltag später nutzbar einbringen können. Hierdurch könnten Vorgangsweisen und Handlungen die von Betreuerseite im Alltag praktiziert werden, aber mit der therapeutischen Vorgangsweise inkonsistent sind, reduziert werden.

Primär verhaltensreduzierende Verfahren

Unter verhaltensreduzierenden Verfahren sind alle Bestrafungsansätze zusammengefaßt, wie z. B. klassische Bestrafung, „time-out", „response-cost", und „overcorrection". Sie alle werden als sogenannte verhaltenskontingente Methoden angewendet, d. h. die entsprechenden Antworten erfolgen sofort nach Auftreten des unerwünschten Verhaltens. In der Verhaltenspsychologie wird von Bestrafung dann geredet, wenn ein vom Klienten nicht gewünschter aversiver Stimulus verwendet wird (Bestrafung vom Typ I), oder aber ein für ihn angenehmes Ereignis, welches direkt auf das zu modifizierende Verhalten folgt, ausbleibt (Bestrafung vom Typ II), z. B. wenn die Person nach Auftreten einer unangepaßten Verhaltensweise ein Privileg verliert oder eine für sie angenehme Tätigkeit nicht durchführen kann. Die Anwendung beider Bestrafungstypen hat als Folge, daß das zu modifizierende Verhalten in seiner Auftrittswahrscheinlichkeit bzw. in seiner Intensität deutlich abnimmt. Bestrafung beinhaltet nicht unbedingt physischen Schmerz, wie es weiter unten noch kritisch dargestellt wird. Bestrafung, als technischer Begriff der Verhaltenspsychologie, beschreibt rein den Effekt einer bestimmten Aktion auf das Verhalten.

Beim *Time-out Verfahren* wird die Person nach Auftreten des unerwünschten Verhaltens aus der aktuellen Situation herausgenommen, mit dem Ziel, sie von allen möglichen, für sie angenehmen Verstärkern fernzuhalten. Time-out Verfahren zeigen sich besonders bei aggressiven Verhaltensweisen, bei Schreien und bei Jähzornausbrüchen effektiv. Ihre

Anwendung im Erwachsenenalter ist allein wegen dem willentlichen oder körperlichen Widerstand der betroffenen Person limitiert und ist verglichen zum Kindesalter häufig nicht mehr mit der genügenden Zielorientiertheit anwendbar. Diese Form ist bei erwachsenen Menschen mit IB nur nach reichlicher, individueller Abklärung anwendbar.

Beim *Response-cost Ansatz* verliert die betroffene Person mit dem Auftreten des unerwünschten Verhaltens einen positiven Verstärker, beispielsweise Reduzierung der TV-Zeit bzw. die Person hat eine Strafe zu leisten, z. B. eine bestimmte Arbeit, die mit Anstrengung verbunden ist, zu verrichten. Voraussetzung für die Anwendung dieses Verfahrens ist, daß die betroffene Person im voraus der psychologischen Beziehung zwischen Verhalten und Konsequenz bewußt ist. Dies bedeutet, daß Personen, die stark intellektuell-kognitiv beeinträchtigt sind, die Beziehung zwischen dem was sie tun, und dem was daraufhin folgt, erst lernen müssen. Für die meisten erwachsenen Menschen mit schwerer und schwerster Form von IB dürfte dieser Ansatz aber nicht zielführend sein. Response-cost Verfahren können, wie auch andere Bestrafungsverfahren zu einer nachhaltigen Belastung einer Beziehung führen, bzw. mit Aggressionen oder Vermeidungsverhalten einhergehen. Dagegen zeigen Response-cost Verfahren, wenn mit positiver Verstärkung gekoppelt, eine schnelle Abnahme im Problemverhalten, vorausgesetzt sie wurden sehr einfühlsam angewendet. Hierbei wird versucht über die Verwendung sogenannter Punkte-Protokolle eine Veränderung im Verhalten herbeizuführen. Diese Protokolle können durchaus in einer supervidierten Form vom Klienten selbst geführt werden, wobei nach Erreichen einer vorher definierten Punkteanzahl eine gleichfalls vorher definierte Belohnung zugeteilt wird. Außerdem erweist sich diese gekoppelte Version in ihrer Umsetzung als relativ leicht.

Ein weiteres Bestrafungsverfahren stellt der Ansatz der *Overcorrection* dar. Overcorrection beinhaltet eine Kombination von Aktivitäten hinsichtlich des zu verändernden Verhaltens, wobei zwei Vorgangsweisen unterschieden werden können. Erstens Wiedergutmachen und zweitens Einüben von positiven Verhaltensweisen. Führt ein Verhalten zu nachhaltigen Störungen in der direkten Umwelt oder wird materieller Schaden angerichtet, so muß die Person, die die Tat begangen hat, zuerst den Schaden, der durch das unangepaßte Verhalten entstanden ist, wieder herstellen bzw. ersetzen. Dies wird als „restitution overcorrection" bezeichnet (Foxx und Azrin, 1972). Die zweite Vorgangsweise wird „positives Einüben" genannt. Hier lernt die Person eine

Serie von bisher nicht verstärkten Verhaltensweisen, welche ähnlich, aber deutlich angemessener sind als das störende Verhalten. Diese alternativen Verhaltensweisen müssen aber gegenüber dem störenden Verhalten inkompatibel sein. Soll ein Overcorrection-Programm effektiv sein, so ist es unabdingbar, daß es beide Therapieelemente enthält. In vielen Betreuungssituationen fällt auf, daß lediglich die erste Komponente zur Anwendung kommt, wodurch der Klient die Chance zum begleiteten Lernen von angemessenen Alternativen nicht bekommt. Overcorrection Interventionen erfolgen sofort nach Auftreten des störenden Verhaltens, und der Klient wird so lange von den von ihm bevorzugten Aktivitäten ferngehalten, bis die verlangten Wiedergutmachungshandlungen durchgeführt wurden. Insbesondere ist es wichtig, den Klienten durch „sein" Overcorrection-Programm feinfühlig, aber konsequent zu begleiten. Bei Overcorrection handelt es sich, wie gesagt, um ein Bestrafungsverfahren, welches aber nicht wie klassische Bestrafungsverfahren lediglich das Unterdrücken eines bestimmten Verhaltens als Ziel hat, sondern es werden alternative, angemessenere Verhaltensweisen eingeübt. Dieses Verfahren erscheint für viele Formen von Verhaltensstörungen bei erwachsenen Menschen mit IB eine denkbare Option. Es bleibt bei diesem Verfahren ebenfalls hervorzuheben, daß ein solches Bestrafungsverfahren ohne gleichzeitiges habilitatives Training bzw. Förderungsprogramme (z. B. prosoziales Verhalten), nicht Verwendung finden soll.

Kritik gegenüber Bestrafungsverfahren

Die Verwendung von Bestrafungsverfahren als alleinige verhaltensverändernde Technik bei Menschen mit IB ist soweit wie möglich zu vermeiden. Grund hierfür ist, daß heute sehr weit entwickelte positive Verstärkungs- und Förderungsansätze zur Verfügung stehen, die somit die Verwendung von Bestrafungsverfahren sowohl aus fachlicher Sicht, als auch von ethischen Überlegungen her, vermehrt ausschließen. Mißbräuchliche Anwendungen von Bestrafungsverfahren bei Menschen mit IB sind aus der Vergangenheit hinlänglich bekannt. Diese Beinhalten den Einsatz stark aversiver Stimuli, bzw. von so harten Bestrafungsverfahren wie z. B. extreme time-out Situationen oder das Anbinden der Menschen. Der Umgang mit diesen Verfahren benötigt über einen berufsethischen Kodex hinaus eine klare gesetzliche Regulierung und eine entsprechende Überwachung. Ein professionell vertretbarer Rückgriff auf Bestrafungsverfahren kann aus heutiger fachlicher Sicht nur nach dem Prinzip der „least restrictive alternative" erfolgen. Hiermit ist gemeint, daß ein Rückgriff auf stärkere Verfahren nur dann überlegt werden soll, wenn bei bedrohlichen Verhaltensstörungen alternative, zur Verfügung stehende psychologische und medizinische Verfahren zur Erreichung des Therapiezieles nicht wirken, bzw. bei der medizinischen Behandlung längerfristig mit schweren Gesundheitsbeeinträchtigungen zu rechnen ist. Diese Extremsituationen beschränken sich in der Regel auf eher seltene Fälle mit ernsthaften Aggressionen und auf Fälle mit extremer Selbstmutilation.

Vorgangsweise in der Methodenbestimmung

Zur Bestimmung, welche operante verhaltenskontingente Behandlungsmethode wann eingesetzt werden soll, kann folgende stufenweise Vorgehensweise empfohlen werden:

Eine systematische Beobachtung und Verhaltensanalyse führt zur Aufklärung der vorliegenden Verhaltenskontingenzen. Als erster Ansatz soll ein positiver Verstärkungsansatz vorgesehen werden. In der Regel wird dies ein DRI-Verfahren sein. Dabei kann als Faustregel gelten, soweit wie möglich sogenannte natürliche Verstärker zu verwenden sowie solche Verstärker einzusetzen, die auch nach Abschluß der Behandlung erreichbar bleiben. Zeigt sich dieser Schritt als nicht effektiv, so ist eine Veränderung in der Art, dem Ausmaß und/oder dem zeitlichen Ablauf der Verstärker vorzunehmen. Als nächster Schritt wäre eine Ausdehnung der Deprivation möglich. Hat dies alles noch nichts genutzt, wäre ein Time-out Verfahren zusätzlich zum bisherigen positiven Verstärkungsplan überlegenswert, wobei die zeitliche Dauer des Time-out verändert werden kann. Bei hartnäckigem, schwierigem Verhalten könnte es notwendig sein, das Time-out durch Overcorrection Verfahren zu ersetzen. Bestrafung mittels kontingenter Stimulierung bleibt nur eine Option als letzt möglicher Schritt, und dies nach reichlicher ethischer Abklärung und fachlicher Begründung. Zur Gewichtung der Überlegungen und zur Bestimmung der Interventionsschritte für die Behandlung von schweren Verhaltensstörungen bei Menschen mit IB wird empfohlen, die Ergebnisse aus der sogenannten „Consensus Developmental Conference on the Treatment of Destructive Behaviors in Persons with Developmental Disabilities" explizit zu berücksichtigen (NIH, 1991).

Indikation und Effektivität

Hinsichtlich der Effektivität einer Behandlung ist zuerst auf den Umstand des Kontingenzwandels der Symptome zu verweisen. Hierunter wird die Tatsache verstanden, daß es während des therapeutischen Prozesses zu einem Bedeutungswandel oder Kontingenzwandel der Symptome kommen kann. Das heißt, daß neben der ursprünglichen Bedeutung des Symptoms oder der Störung andere Bedeutungen oder Kontingenzen entstehen können. Diesem Umstand ist während jeder Therapie besondere Aufmerksamkeit zu schenken, um den Erfolg der Intervention zu garantieren.

Bei allen verhaltenstherapeutischen Interventionen sind die individuellen kognitiven Fähigkeiten, die emotional-affektive Lage, sowie die sprachlichen und die non-verbalen Kompetenzen der betroffenen Person genauestens auf die zur Auswahl stehenden Techniken abzustimmen. Als Leitlinie für die Auswahl erscheint erstrebenswert, auf jene Interventionsansätze zurückzugreifen, über welche die jeweilige Person am ehesten, in individuell abgestufter Form, Selbstkontrolle gegenüber ihrem Verhalten erlangen kann.

In einer neueren meta-analytischen Untersuchung zur Behandlungseffektivität von Verhaltensstörungen bei Menschen mit IB konnte über eine stufenweise Regressionsanalyse nachgewiesen werden, daß allein die Durchführung einer funktionalen Problemanalyse bereits einen signifikanten Beitrag zum Erfolg der Therapie leistete (Didden, Duker und Korzilius, 1997). Zum Thema Effektivität und Indikation kann weiter in etwas gestraffter Form festgehalten werden, daß Verhaltensinterventionen, die positive Verstärkung verwenden, sich in der Behandlung von affektiven Symptomen, wie etwa Angstzuständen und Depression und der Erweiterung von sozialen Kompetenzen, als besonders geeignet erwiesen haben. Dagegen zeigen Bestrafungsverfahren, wie etwa Extinktion, time-out und overcorrection, in der ergänzenden Kombination mit positiver Verstärkung, eine ausgesprochene Effektivität bei destruktivem Verhalten, sei dies Fremdaggression oder selbstverletzendes Verhalten. In einem rezenten Überblick über Indikation und Erfolg von verhaltensorientierten Behandlungen bei Menschen mit IB berichten Bergman und Harris (1995) von einer Erfolgsrate von 65 bis 75 Prozent bei der Behandlung stereotyper Verhaltensweisen bei psychophysiologischen Symptomen und bei Non-Compliance. Für destruktive Verhaltensstörungen wird eine Erfolgsrate von zwischen 45 und 65 Prozent angeführt. Am wenigsten erfolgreich erweisen sich verhaltensorientierte Verfahren laut dieser Untersuchung bei unangemessenen sozialen Kommunikationsformen und Interaktionen (35 bis 40 Prozent). Letzteres könnte darauf zurückgeführt werden, daß einige der in diesem Überblick angeführten Studien auf Prozeduren beruhen, die eventuell für den einzelnen Fall nicht angemessen ausgewählt wurden, bzw. daß die Behandlung vom Stil bzw. von der Haltung der ausführenden Person oder des Teams her zu technisch durchgeführt wurde. Dieser letzte Aspekt dürfte hinsichtlich der Effektivität verhaltenstherapeutischer Interventionen von besonderer Wichtigkeit sein.

Für den Erfolg einer verhaltenstherapeutischen Behandlung ist laut (Harris, 1995) die Art und Weise, *wie* sie ausgeführt wird, kritisch und ausschlaggebend. Die professionell-technische Kompetenz ist nach dem Autor erst dann angemessen gegeben, wenn der Einsatz von verhaltenstherapeutischen Methoden bei Menschen mit IB durch eine empathische, die behinderte Person respektierende und akzeptierende Haltung von Seiten des Therapeuten begleitet wird. Für Interventionen bei Menschen mit schwersten Formen von IB bzw. tiefgreifenden Entwicklungsstörungen wird diese zwischenmenschliche Orientierung überhaupt als Voraussetzung für effektives therapeutisches Handeln gesehen. Im Einklang mit dieser Forderung unterstreicht McGee (1988), daß die jeweils benutzte Behandlungstechnik auch dazu verwendet werden soll, um eine Beziehung, die auf gegenseitiger Wertschätzung beruht, aufzubauen.

Mit einer technisch-mechanistischen Haltung läßt sich zwar eine Beziehung aufbauen, die konform zur Ausführung eines Behandlungsplanes steht, doch gelingt es hiermit meistens nicht, eine bedeutungsvolle zwischenmenschliche Beziehung aufzunehmen. An Stelle wird empfohlen, eine den Anderen respektierende Beziehung aufzubauen, die durch echte Anteilnahme und empathisches Engagement erreicht werden kann (Harris, 1995). Über eine solche Haltung, die direktes Be- oder Verurteilen ausschließt, erfährt die behinderte Person, daß menschliche Anwesenheit Sicherheit, Geborgenheit, Konsistenz und Zuwendung bzw. positive Interaktion (Belohnung) bedeutet. Diese Haltung wird auch dann beibehalten, wenn störendes Verhalten gemäß der gewählten therapeutischen Vorgangsweise ignoriert oder unterbrochen wird, bzw. wenn der Klient direkt zurechtgewiesen wird. Gleichwohl erlebt der Klient aus der gleichen Grundhaltung heraus die Belohnung für angemessenes Verhalten. Über eine solche Grundhaltung, die nicht nur an rein sprachliche Kommunikation gebunden ist, sollte es letztlich möglich sein, auch mit Menschen mit schwersten Formen von IB in Beziehung zu treten. Erst hierdurch scheint therapeutisches Arbeiten fruchtbar werden zu können.

5.2.2 Sonstige psychotherapeutische Verfahren

Abgesehen von der Anwendung verhaltenstherapeutischer Interventionsformen galten Menschen mit IB über viele Jahre hinweg als psychotherapeutisch nicht behandelbar. Dies lag einerseits an der eher sprachgebundenen Bearbeitung von emotionalen oder affektiven Inhalten in den traditionellen psychotherapeutischen Verfahren, bzw. deren hohem intellektuellen Anspruch – alles Kriterien, die bei Menschen mit IB meistens nicht in dem hierfür erforderlichen Ausmaß gegeben sind. Unter Berücksichtigung der besonderen Begebenheiten bei Menschen mit IB, wie etwa der Verwendung einer sehr einfachen Sprache und der individuellen Adaptierung der Techniken an die Konfliktbereiche der behinderten Person, konnten deutliche Fortschritte in der psychotherapeutischen Bearbeitung von emotionalen Inhalten und psychischen Belastungen bei Menschen mit IB hervorgebracht werden. Einen Überblick über rezente Erfahrungen und Entwicklungen sowie zur Lage der psychotherapeutischen und psychiatrischen Versorgung von Menschen mit IB im deutschsprachigen Raum liefern die Publikationen von Görres und Hansen (1992) sowie von Lotz, Koch und Stahl (1994). Es ist anzumerken, daß, abgesehen von lerntheoretischen Interventionen, eine systematische empirische Überprüfung der sonstigen psychotherapeutischen Anwendungen bei erwachsenen Menschen mit IB ausständig ist. Es liegen aber einige Erfahrungsberichte zu sonstigen psychotherapeutischen Ansätzen vor, die kurz erwähnt werden, wobei die beobachtbaren Technikadaptierungen und die damit möglicherweise verbundenen Auswirkungen auf die theoretische Untermauerung diskutiert werden.

Zusammenfassungen über Erfahrungen mit *tiefenpsychologischen* bzw. *psychoanalytisch* orientierten Therapien bei Menschen mit IB im deutschsprachigen Raum, lassen sich bei Müller-Hohagen (1987; 1996) nachlesen. Gaedt (1994) stellt ein psychoanalytisch orientiertes Konzept vor, in welchem die Lerntheorien als eine bedeutende theoretische Grundlage in der Umsetzung psychoanalytisch orientierter Therapien bei IB angesehen werden. In einer späteren Arbeit unterstreicht Gaedt (1995), daß die klassische psychoanalytische Theorie zum Verständnis von psychischen Störungen und Verhaltensstörungen bei Menschen mit IB nicht ausreicht.

Zum *klientenzentrierten* Ansatz kann die Arbeit von Badelt (1994) angeführt werden, und der *systemische* Ansatz kann bei Schubert (1987), Luxburg (1994) und Rotthaus (1996) nachgelesen werden. Aspekte *gestalttherapeutischer* Arbeit bei Menschen mit IB lassen sich bei Besems und Vugt (1985), Vugt und Besems (1994) und Hansen (1996) finden.

Ein Großteil der in diesen Arbeiten geschilderten psychotherapeutischen Erfahrungen wurde bei Kindern, Jugendlichen und jüngeren Erwachsenen mit IB gemacht. Über psychotherapeutische Anwendungen bei älteren erwachsenen Menschen mit IB liegen im deutschsprachigen Raum noch wenige Berichte vor.

Konvergenz therapeutischer Techniken

Die Adaptierungen und Ergänzungen in den Therapietechniken zwecks Anwendung bei Menschen mit IB orientieren sich in den traditionellen psychotherapeutischen Richtungen an verhaltenstheoretischen Ansätzen. Im psychoanalytischen Konzept von Gaedt (1994) ist dies beispielsweise explizit der Fall. Diese Feststellung führt berechtigterweise zur Frage, welche Auswirkungen die Integration von Therapietechniken, welche oft sehr entfernt von den ursprünglichen Methoden der jeweiligen Schule liegen, auf den jeweiligen genuinen theoretischen Hintergrund dieser selbst hat. Bedenkt man weiter, daß in der verhaltenstherapeutischen Arbeit bei Menschen mit IB der Aspekt der Beziehung zum Therapeuten als ein tragendes und in der Therapie zu erarbeitendes Element angesehen wird, so wird die Konvergenz zwischen bestimmten therapeutischen Techniken und theoretischen Teilaspekten noch deutlicher. Diese methodischen und theoretischen Konvergenzerscheinungen dürften maßgeblich durch die besonderen Charakteristika von Menschen mit IB und deren Konfliktbereiche begründet zu sein. Der Prozeß der Annäherung zwischen den verschiedenen therapeutischen Richtungen dürfte vor allem auf Aspekten der technischen Durchführung basieren. Diese wiederum stehen in Zusammenhang mit den Zielsetzungen der Intervention, wobei das Gemeinsame in den Zielsetzungen sehr häufig durch ein verhaltenspädagogisches Moment gebildet wird (Fonagy, 1996). Hierdurch läßt sich in der Durchführungspraxis ein gewisser Konsens zwischen den einzelnen Schulen beobachten.

Zur Untermauerung der Konvergenzthese psychotherapeutischer Ansätze bei Menschen mit IB kann das aus einem Vortrag von Müller-Hohagen (1990) stammende Zitat dienen: „Ich bin zur Überzeugung gekommen, daß nicht die Methoden das Hindernis sind, sondern die Zugangsschwierigkeiten (zum behinderten Menschen; Anmerkung des Autors) auf seiten der Psychotherapeuten." Im Sinne von Lempp (1992) läßt sich festhalten, daß zur Voraussetzung von Psychotherapie nicht ausschließlich die durchschnittlichen oder hohen intellektuellen bzw. sprachlichen Fähigkeiten auf Klientenseite notwendig sind, da die psychotherapeutische Intervention ja bei der Bearbeitung des emotionalen Erlebens des Klienten ansetzt. In der Therapie wird versucht die Beziehungsstruktur, sowie die Wahrnehmungsweisen und Reaktionen, also die Handlungen oder die Handlungsfähigkeit des Klienten zu thematisieren und zu verändern. Zur Erreichung dieser Veränderung müssen hinsichtlich der verwendeten „Werkzeuge", z. B. der Sprache, Anpassungen auf das Niveau des Klienten erfolgen, bzw. es müssen alternative Arten der Kommunikation zur Bearbeitung der jeweiligen Leidensstruktur zur Anwendung kommen. Technik und Zielsetzung der Therapie können auf den ersten Blick somit als relativ weit entfernt vom ursprünglichen theoretischen Ansatz erscheinen. Für die Psychotherapieforschung erschiene es nicht uninteressant, zu bestimmen, durch welche Merkmale der zur Anwendung kommenden Technik das dahinterliegende theoretische Therapiegebilde manifestiert wird. So werden beispielsweise in neueren Entwicklungen der psychoanalytischen Kurzzeitpsychotherapie zur Bearbeitung eines umschriebenen Konfliktbereiches – allerdings bei Menschen ohne IB – Techniken wie Konfrontation, Suggestion und das Zur-Verfügung-Stellen von Informationen eingesetzt (Springer-Kremser, Jandl-Jager und Presslich, 1996), bzw. es werden systematische Tagebuchaufzeichnungen zur Verhaltenssteuerung gefordert, oder aber der Therapeut gibt konkrete Verhaltensanweisungen vor. Vergleichbare Techniken werden in einem tiefenpsychologisch verstandenen Kontext ebenfalls bei Menschen mit IB angewendet. Es zeichnet sich ab, daß ein Rückgriff auf verschiedenste psychotherapeutische Techniken, dies unabhängig von ihrem jeweiligen ursprünglichen theoretischen Konzept, sich in der Praxis als besonders effektiv zeigen. Welche Bedeutung dem verwendeten theoretischen Modell in dem Fall noch zukommt, bleibt in Zukunft zu bestimmen.

5.2.3 Hauptmerkmale psychotherapeutischer Arbeit bei Menschen mit IB

Die psychotherapeutische Arbeit für Menschen mit IB weiter zu entwickeln, bedeutet erstens, die Hauptmerkmale psychotherapeutischer Arbeit für diese Population herauszuarbeiten und zweitens, zu klären, inwieweit sich diese gemeinsamen Merkmale innerhalb eines theoretischen Rahmens integrieren lassen können. Die in der konkreten psychotherapeutischen Arbeit zur Anwendung kommenden Techniken bzw. die Arten und die Ebenen der hierbei zu bestimmenden Kommunikationsformen bleiben von Fall zu Fall zu klären.

In der Arbeit von Hurley (1989) werden zentrale Merkmale psychotherapeutischer Arbeit bei Menschen mit IB angeführt. In der Folge werden sieben Hauptmerkmale klinisch-psychologischer Interventionen bzw. psychotherapeutischer Arbeit bei Menschen mit IB vorgestellt, die Adaptierungen und Ergänzungen zu den von Hurley erarbeiteten Merkmalen darstellen.

Kommunikative Basis

Als erstes Merkmal sind Basiskompetenzen in der Kommunikation, also die intellektuell-kognitiven Fähigkeiten, die sprachlichen und nichtsprachlichen Ausdrucksfähigkeiten und das Entwicklungsniveau der Person mit IB zu berücksichtigen. Zum weiteren Verständnis dieser Merkmalsgruppe ist das Wissen um Art und wenn möglich auch Ursache der Behinderung von Bedeutung. Die verbale Kommunikation ist in der Regel durch eine von der Syntax her einfache, Sprache gegenüber dem Klienten charakterisiert. Auch sind eine Reihe von non-verbalen Kommunikationsaspekten, wie beispielsweise verschiedene Qualitäten des Augenkontaktes, zu beachten. Bei Erklärungen bzw. Nachfragen werden konkrete, für die Person verständliche Beispiele verwendet. Ein Nachfragen seitens des Therapeuten zwecks Vergewisserung des Verständnisses beim Klienten ist nicht nur innerhalb der Sitzung üblich, sondern erfolgt auch in späteren Sitzungen. Zwecks Annäherung ist bei erwachsenen Klienten mit IB eine in der Therapie mit nicht behinderten Kindern vorzufindende Kommunikationsanbahnung feststellbar (Hurley, 1989).

Zielorientiertheit

Das zweite Merkmal, welches die Therapie charakterisiert, ist das der Zielorientiertheit. Damit ist gemeint, daß Menschen mit IB häufig den Grund ihrer Anwesenheit beim Therapeuten vergessen, bzw. von Sitzung zu Sitzung nicht klar genug präsent behalten können. Dies erfordert einen eher direktiven Ansatz, um Ablauf und Zielsetzung entsprechend dem Auffassungsvermögen des Klienten hinsichtlich Therapieplan und „Spielregeln", aber auch hinsichtlich des Ablaufes der einzelnen Sitzungen zu vermitteln. Gegenüber aggressivem oder extrem anhänglichem Verhalten werden klare Grenzen gesetzt.

Selbstinitiiertes Kommunizieren
Es fällt auf, daß Menschen mit IB, vor allem Kinder und ältere Erwachsene, wenig Selbstinitiative beim Sprechen oder Kommunizieren zeigen. Auch hierdurch wird die Verwendung direktiverer Methoden begründet. In diesem Zusammenhang wird der Klient nicht selten ermutigt, Fragen zu stellen, oder der Therapeut versucht, dessen Interesse an Kommunikation über bestimmte Ereignisse zu wecken. Stellt der Klient aber Fragen, so ist es indiziert, diese umgehend klar und einfach zu beantworten. Man kann davon ausgehen, daß die Klienten, wenn überhaupt, über wenig Erfahrung bezüglich dieser sehr persönlichen Art von Kommunikation verfügen, dies aber im Laufe der Sitzungen erlernen können. Bei fortgeschrittener Therapie kann der Klient öfters befragt werden, wie er mit einem bestimmten Problem umgeht. Dieses Befragen stellt eine Möglichkeit dar, die Problemlösungsfähigkeiten des Klienten, z. B. seinen Umgang mit emotional belastenden Erlebnissen, zu fördern.

Adaptierung an die Behandlungstechnik
Häufig ist zu beobachten, daß eine Behandlung erstarrt, d. h. scheinbar nicht weiter geht. Hier wird eine gößere Flexibilität hinsichtlich der Techniken und Methoden verlangt, ohne bei dieser Adaptierung die Zielsetzung der Therapie zu verändern. Dabei ist zu beachten, daß die ausgewählte Technik inhaltlich sowohl das mentale Alter als auch das chronologische Alter des Klienten berücksichtigt. Dauer und Häufigkeit der Sitzung wird weitestgehend durch die Ausdauer des Klienten bestimmt. Die Zeitspanne und der Rhythmus sollen dabei so gewählt werden, daß die Therapiezeit effektiv genützt werden kann. Erfahrungsgemäß sind kürzere und zeitlich enger zusammenliegende Sitzungen bei den meisten Menschen mit IB notwendig.

Information von Drittpersonen

Während der Therapie ist häufig eine kontinuierliche Information über Drittpersonen notwendig. Informanten werden während der Therapie nicht zur Unterstützung der Zielerreichung eingesetzt. Bei der Einbeziehung von Drittpersonen in die Therapie, die sich beispielsweise zur Aufrechterhaltung des Therapiefortschrittes als notwendig erweist, ist zu beachten, daß die für den Therapieerfolg ebenso notwendige vertrauensvolle Beziehung zwischen Klient und Therapeut nicht verletzt wird. Der Klient sollte sich während der Therapie immer selbst als Hauptinformant sehen können. Isoliert durchgeführte Therapien bei Menschen mit IB erweisen sich häufig als nicht effektiv (Hurley, 1989).

Verzerrte Einstellungen des Therapeuten

Persönliche Einstellungen und Haltungen des Therapeuten während der Psychotherapie bei Menschen mit IB stellen einen häufigen Einflußfaktor für die Beziehung dar und können somit auf den weiteren den Verlauf der Therapie wirken. Als spezifische Einstellungsverzerrung von seiten des Therapeuten können beispielsweise die bevormundende oder die überprotektive Haltung angeführt werden. Solche Einstellungsverzerrungen können durch eine Motivation zum Wohle des Klienten bedingt sein und führen nicht selten zum Versäumnis klarer Grenzsetzungen in der Therapeuten-Klienten-Beziehung. Eine Überbewertung der Symptome des Klienten ist zu vermeiden, vielmehr sollen über die Fortschritte, auch die kleinsten, die relative Unabhängigkeit des Klienten gefördert werden.

Ein weiterer Aspekt, der sich stark verzerrend in der Therapeuten-Klienten-Beziehung auswirken kann, ist der Umstand des „Sich-Persönlich-Nicht-Wohlfühlens" des Therapeuten gegenüber der behinderten Person selbst. Dieses führt in der Regel zu abwertenden Einstellungen bzw. zu einem Nicht-Ernst-Nehmen der Persönlichkeit der behinderten Person. Diese Beziehungsdissonanz kann in sehr subtilen Formen auftreten. Wichtig ist, die chronischen Behinderungsanteile des Klienten nicht nur zu kennen, sondern auch persönlich anerkennen zu können und den Klienten gemäß seinem Entwicklungsniveau und unter Berücksichtigung seines Alters in angemessener Form in der Therapie abzuholen.

Behinderung als Therapiefaktum

Unabhängig von der eigentlichen, zu therapierenden Symptomatik kommt das Thema der Behinderung während der Therapie in vielen

Fällen zur Sprache. Öfter als vermutet ist, oder wird sich der Mensch mit IB seiner Behinderung in irgendeiner Form bewußt. Ein bedeutender Schritt zu Beginn der Therapie ist, daß der Klient ein angemessenes Verständnis gegenüber seiner Behinderung erlangt. Der Erwerb eines solchen Verständnisses wird beispielsweise von Hurley (1989) überhaupt als Voraussetzung für eine Therapie, vor allem bei Menschen mit leichteren Formen von IB, gesehen. Dies erfordert eigentlich eine speziell das Thema Behinderung umfassende Beratung für die betroffene Person, in welcher es nicht lediglich um eine dem Entwicklungsniveau der betroffenen Person adäquate Informationsvermittlung geht, sondern darüberhinaus auch um eine, für die Person faßbare Erklärung hinsichtlich ihrer persönlichen Stärken und Schwächen in Zusammenhang mit der Behinderung. Nicht selten führt die Realisierung der Behinderung bei den betroffenen Personen zu weiteren Problemen. So z. B. wenn sie sich als stigmatisiertes Mitglied einer abgewerteten Gruppe sehen bzw. bei der fortwährenden Erfahrung offensichtlicher oder unterschwelliger Ablehnung durch andere Menschen. Die hohe Sensibilität vieler Menschen mit IB hinsichtlich negativer, ablehnender zwischenmenschlicher Signale ist hinlänglich bekannt (Reiss und Benson, 1984). Es ist zu vermuten, daß in der psychotherapeutischen Behandlung erwachsener Menschen mit IB die Erfahrungen der Betroffenen mit dem Stressor „Realisierung der Behinderung" eine nicht zu unterschätzende ursächliche Größe darstellen.

Als Beispiel eines Therapieprogrammes, in welchem einige der eben besprochenen Merkmale berücksichtigt werden, kann das „Wiener Kontakt- und Interaktionstraining" nach Rollett und Kastner-Koller (1994), das speziell zur Behandlung von Menschen mit autistischen Symptomen entwickelt wurde, angeführt werden. Hier werden sowohl spezifische Aspekte des verbalen und non-verbalen Kommunikationsverhaltens von seiten des Therapeuten als auch das optimale Tempo der Kommunikation berücksichtigt. Ferner wird auf die Angemessenheit und Konsequenz im Feedbackgeben und auf eine gewisse Flexibilität in den Angeboten geachtet. Letztlich wird unterstrichen, daß beim selbstinitiierten Kommunizieren ein „verläßliches Eingehen auf jedes Kontaktanerbieten" von hoher therapeutischer Bedeutung ist. Dieses Interventionsprogramm, zu welchem auch ein Erfahrungsbericht bei erwachsenen Menschen mit autistischen Symptomen vorliegt (Rollett, 1997), kann ferner als Beispiel einer therapeutischen Vorgangsweise genannt werden, in welcher verschiedenartige therapeutische Techniken über eine gemeinsame therapeutische Grundhaltung, wie sie weiter oben am Ende von Abschnitt 5.2.2 beschrieben wurde, verbunden werden.

5.2.4 Offene Fragen

Der Großteil der bisherigen Forschungsberichte zu verhaltensorientierten Interventionen setzt sich mit Fragen der Effektivität bestimmter zur Anwendung kommenden Techniken bei bestimmten psychopathologischen Störungen auseinander, bzw. bezieht sich auf Weiterentwicklungen verhaltenstherapeutischer Techniken und deren empirischer Überprüfung. Eine entsprechende systematische Erforschung ist bei den sonstigen psychotherapeutischen Richtungen noch ausständig. Insgesamt fehlen aber Studien zum Einfluß klinischer Variablen, wie z. B. kritische Lebensereignisse bzw. psychosoziale Rahmenbedingungen, die den Behandlungserfolg bei bestimmten Störungsbildern mit beeinflußen können.

5.3 Psychopharmakologische Behandlungen

Der Einsatz psychopharmakologischer Substanzen zur Behandlung psychischer Störungen und schwerer Verhaltensstörungen bei erwachsenen Menschen mit IB verlangt neben einem sehr differenzierten Wissen über die spezifischen Wirkungen psychotroper Substanzen in dieser Population auch ein grundsätzliches Wissen und Verständnis über verhaltenstherapeutische bzw. sonstige klinisch-psychologische und psychotherapeutische Behandlungsmöglichkeiten für die jeweilige Auffälligkeit. In vielen Fällen ist eine Kombination psychologischer und psychopharmakologischer Behandlungen indiziert. Diese sind hinsichtlich der therapeutischen Zielsetzung aufeinander abzustimmen. Hierbei soll der sich gegenseitig ergänzende Charakter einer solchen gemischten Behandlungsform durch die Wahrung eines Gleichgewichtes zwischen Nachteilen bzw. ungünstigen Nebenwirkungen der einen Maßnahme und den Vorteilen einer anderen Maßnahme bestimmt werden. Das heißt, es stellt sich nicht die Frage psychologischer oder psychopharmakologischer Behandlung, sondern welches die empfehlenswertere Kombination bzw. Reihenfolge therapeutischer Maßnahmen gemäß den heute zur Verfügung stehenden empirisch überprüften Methoden ist. Bei umsichtiger und kluger Benutzung kann der Einsatz von psychotropen Substanzen, unter Berücksichtigung der jeweiligen Diagnose, sowie der häufig spezifischen metabolischen Wirkungweise dieser Substanzen bei Menschen mit IB, zu günstigen Verhaltensänderungen führen. Hierdurch könnte sich für Betreuer bzw. Angehörige eine günstigere Ausgangslage für deren Bemühungen in Richtung Aufbau und Führung einer „normalisierteren" Beziehung zu der betroffenen Person ergeben. Nicht selten wird durch ein solches Behandlungskonzept die soziale Integration für die betroffene behinderte Person erleichtert bzw. überhaupt erst ermöglicht.

5.3.1 Problembereiche psychotroper Behandlungen

Abgesehen von den physiologischen ungünstigen Nebenwirkungen einer bestimmten verabreichten Substanz, wobei diese Nebenwirkungen auf der Organebene oder auf der Verhaltensebene auftreten können, bleibt die Verwendung psychotroper Substanzen bei erwachsenen Menschen mit IB mit zusätzlichen Problemen verbunden. Diese reichen von ethischen Aspekten, wie z. B. dem Problem des sogenannten „informed consent" (der Behandlungszustimmung der Person bzw. ihres gesetzlichen Vertreters unter Voraussetzung einer genauen Mitteilung der Ziele der medikamentösen Behandlung, der medikamentösen und nicht medikamentösen Alternativen und Nebenwirkungen der Behandlung), über die individuellen Rechte, bis hin zu den Problemen, die sich aus der Schnittstelle zwischen psychopharmakologischer und anderen Behandlungsformen ergeben. Zudem ist bei polypharmakologischer Behandlung, welche nicht selten mit „Übermedikation" einhergeht, auf mögliche Wechselwirkungen zwischen den einzelnen Substanzen zu achten. Bei polypharmakologischer Behandlung können Nebenwirkungen besonders gravierende Ausmaße annehmen.

Bis heute überwiegt in der ärztlichen Praxis der Behandlung von psychischen Störungen und schwerwiegenden Verhaltensstörungen bei Menschen mit IB eine sogenannte Routinebehandlung. Diese ist nicht selten durch den großzügigen Gebrauch von Sedativa und Neuroleptika gekennzeichnet. Dadurch wird der Problembereich des Rechtes der behinderten Person auf eine Behandlung, die den aktuellen Wissensstandards entspricht, offenbart. Dies weist unter anderem auf den Bedarf einer verbindlichen Spezialisierung von in diesem Bereich tätigen Ärzten und sonstigen Professionellen hin. Eine vergleichbare Problemschilderung findet sich bei Seidel (1994). Eine weitere Tatsache ist, daß bestimmte Psychopharmaka zur Behandlung von Symptomen benutzt werden, deren Effektivität für diese nicht nachgewiesen ist, bzw. daß die psychiatrische Diagnose häufig unscharf bleibt, wie dies besonders bei Menschen mit schweren Formen von IB der Fall ist. Hierdurch fehlt letztlich die rationale Grundlage für eine bestimmte psychopharmakologische Behandlung (Aman, Sarphare und Burrow, 1995).

Weitere Problembereiche scheinen sich durch den Lebensort, die hier vorzufindende Lebensqualität und das Alter zu ergeben. So wird berichtet, daß erwachsenen Menschen mit IB, die vorrangig in größeren Wohneinrichtungen wie etwa Heimen leben, deutlich häufiger psychotrope Substanzen verabreicht werden (Aman und Singh, 1988). Werden bei bis zu 50 Prozent der Personen dieser Gruppe entsprechende Substanzen verschrieben, so läßt sich eine vergleichbare Medikation nur bei 20 Prozent der behinderten Personen finden, die in kleinen, Wohngruppen leben. Bei älteren Menschen mit IB wird zusätzlich bevorzugt auf psychotrope Behandlung gesetzt. Im Hinblick auf die oben erwähnte Kritik ist es nicht auszuschließen, daß die Population der erwachsenen und insbesonders der älteren Menschen mit IB mit erhöhter Wahrscheinlichkeit einer psychopharmakologischen Behandlung ausgesetzt sind, die medizinisch nicht immer eindeutig zu begründen ist (Pary, 1993). In diesem Zusammenhang ist die Beobachtung anzuführen, daß eine Reduktion in der psychotropen Medikation häufig zu Verbesserungen in Verhalten und Befinden bei Menschen mit IB führt, sofern die Rahmenbedingungen für das Alltagsleben im Sinne einer Normalisierung optimiert werden konnten. Diese Tatsache geht aus vielen Berichten (e. g. Theunissen 1997a, b) bzw. empirischen Studien (e. g. Findholt und Emmett, 1990) hervor. Es bleibt zu erwähnen, daß die Reduktion in der Verabreichung psychotroper Substanzen in der Regel nur über Veränderungen in bestimmten Umweltvariablen wie z. B. Art der inhaltlichen Begleitung und Betreuung oder räumliche Gestaltung herbeigeführt werden konnte.

5.3.2 Richtlinien zur psychopharmakologischen Behandlung

Bevor in weiterer Folge einige psychopharmakologische Behandlungsmöglichkeiten bei vorliegenden psychischen Störungen bzw. Verhaltensstörungen dargestellt werden, erscheint es angebracht, jene Punkte zu erwähnen, die vor einer Entscheidung für eine bestimmte psychopharmakologische Behandlung zu überlegen bzw. zu prüfen sind.

Generell sind bei Verwendung psychotroper Substanzen mindestens folgende sieben Aspekte genauestens zu prüfen und im Rahmen des Behandlungskonzeptes zu berücksichtigen:
- Genauigkeit der Diagnose,
- Substanzdosierung,
- erwartete positive Effekte,
- erwartete negative Effekte bei zeitlich begrenzter Verabreichung,
- erwartete Nebenwirkungen bei Langzeitbehandlung (wie etwa kognitive Beeinträchtigungen bei antikonvulsiver Behandlung oder tardive Diskinesie bei Neuroleptika),
- Vereinbarkeit mit komplementären Therapien bzw. anderen Medikationen,
- Zustimmung der Person bzw. ihres rechtlichen Vertreters.

Weiter sollte während der Therapie eine begleitende Evaluierung durchgeführt werden. Zusätzlich sollte in Einrichtungen, in denen Menschen mit IB betreut werden, eine klare Regelung zum Einsatz psychotroper Substanzen für Notfallsituationen vorliegen; dies, um eine übermäßige Verwendung zu verhindern.

In der folgenden Beschreibung psychopharmakologischer Behandlungsmöglichkeiten erfolgt die Gliederung nach häufigen Störungsformen. Die vorliegende Abhandlung zielt nicht auf einen umfassenden Überblick medikamentöser Behandlungsvarianten bei psychischen Störungen und Verhaltensauffälligkeiten ab. Verfolgt wird eher die Beschreibung traditioneller Behandlungsansätze, aber auch solcher, die heute eher noch als unkonventionell gelten, da wenig bekannt. Ein besonderes Augenmerk liegt auf der empirisch nachgewiesenen Wirkungsweise der erwähnten Medikamente hinsichtlich der zu behandelnden Störungsform.

5.3.3 Verhaltensstörungen

Hierunter fallen vom Phänotyp her so verschiedenartige Verhaltensweisen wie Aggression, die von verbalen und körperlichen Aggressionen gegenüber Drittpersonen bis hin zur Zerstörung von kleineren Objekten und Einrichtungsgegenständen, bzw. bis zu selbstverletzendem Verhalten (z. B. mit dem Kopf rhythmisch gegen die Wand schlagen, sich ins Gesicht schlagen, sich das Auge eindrücken, hier nicht selten mit bleibenden Schäden, beißen und verstümmeln von Gliedmaßen) reichen.

Auch Stereotypien (rhythmisches Schaukeln, bizarre Körperbewegungen oder z. B. die sogenannten „hand-washing-movements" beim Rett-Syndrom) gehören hierzu. Bei einigen von diesen Störungen ist eine primäre neurochemische Basis nicht auszuschließen, wie z. B. bei der Selbstverstümmelung beim Lesch-Nyhan-Syndrom. Viele Verhaltensstörungen sind nicht selten mit emotionalen Auffälligkeiten bzw. mit Störungen des Sozialverhaltens kombiniert. Der Beginn der Störungen ist in vielen Fällen in der Kindheit oder dem Jugendalter zu finden. Solche Störungen können sich aber auch erst im Erwachsenenalter einstellen, bzw. es können sich phänotypische Verschiebungen innerhalb und zwischen den einzelnen Störungskategorien ergeben. Weiter lassen sich mit voranschreitendem ungünstigem Alterungsprozeß – z. B. bei dementieller Erkrankung – zusätzliche Verhaltensauffälligkeiten beobachten, die nach differentialdiagnostischer Abklärung auf diesem speziellen Hintergrund zu behandeln sind. Die folgenden pharmakologischen Behandlungsmöglichkeiten beziehen sich auf Verhaltensstörungen, die zum Teil als typisch für Menschen mit IB, insbesonders für jene mit schweren Formen von IB, gesehen werden können. Der Umstand, daß diese Störungen häufig in äußerst schwerwiegenden Formen auftreten, wobei lebensbedrohliche Situationen für die betroffene Person nicht auszuschließen sind, erklärt in vielen Fällen den Rückgriff auf medikamentöse Behandlung, ohne daß hierdurch aber eine solche Behandlung in allen Fällen längerfristig gerechtfertigt erscheint.

Aggression, selbstverletzendes Verhalten, Stereotypien
Neuroleptika
    Bei Aggressionen, zerstörenden Verhaltensweisen, selbstverletzendem Verhalten, Stereotypien und unangepaßtem sozialen Verhalten stellen Neuroleptika die verbreitetste medikamentöse Behandlungsform dar. Unter den am häufigsten verschriebenen Neuroleptika befinden sich Thioridazin und Chlorpromazin, beide Phenothiazinderivate, sowie Haloperidol (Butyrophenonderivat). Bekanntlich zeigen Neuroleptika neben ihrer antipsychotischen Wirkung, als Folge der Dopamin-Rezeptorenblockade, auch Wirkungen auf andere dopaminerggesteuerte Systeme wie z. B. das nigrostriatale System sowie das mesolimbische System. Hierdurch wird einerseits Motorik und andererseits das emotionale Verhalten, wie z. B. aggressives und sexuelles Verhalten, beeinflußt. Aus älteren, nicht kontrollierten Studien kam man zur Annahme, daß Chlorpromazin aggressives Verhalten bei Menschen mit IB reduzie-

ren könnte. Später wurde aber durch gut kontrollierte Studien bekannt, daß neben dieser, nur bei einigen Personen beobachtbaren Wirkung auch ungünstige Effekte auf vorher angemessenes, gut angepaßtes Verhalten durch die Verwendung von Chlorpromazin auftraten (Schroeder, 1988). Bei Stereotypien wirkt Chlorpromazin symptomreduzierend bei gleichzeitiger sedierender Wirkung. Letzteres führt zu deutlichen Einbußen in komplementär laufenden Therapien und Lernprogrammen wie z. B. dem Erlernen adaptiver Fertigkeiten (Aman, White und Field, 1984). Aus heutiger Sicht sollte Chlorpromazin aufgrund der nicht eindeutigen Effekte auf unangepaßtes Verhalten, aber auch wegen der sedierenden Wirkung eigentlich in diesem Zusammenhang nicht mehr verwendet werden. Untersuchungen zu Thioridazin zeigten Effekte hinsichtlich Reduktion von stereotypen Verhaltensweisen und hyperaktivem Verhalten, dies insbesonders bei Menschen mit schweren Formen von IB (Aman und Singh, 1988). Bezüglich der Dosierung liegen keine konsistenten Ergebnisse hinsichtlich der Effekte auf die zu behandelnde Verhaltensebene vor. Höhere Dosierungen führen in der Regel zu einem erhöhtem lethargischen Verhalten. Bei Absetzen der Medikation kann bei circa einem Viertel der Patienten ein erneutes, massives Einsetzen der Symptome beobachtet werden, was in der Regel wieder zur Verabreichung der Substanz führt (Schroeder und Gualtieri, 1985). Obwohl die Wirkung von Thioridazin letztendlich nicht eindeutig ist, gibt es, verglichen zu Chlorpromazin, mehr Hinweise, daß Thioridazin unangepaßte Verhaltensweisen günstig beeinflußen kann. Untersuchungen zu Haloperidol zeigen, daß diese Substanz ähnlich wie Chlorpromazin und Thioridiazin reduzierende Wirkungen auf aggressive, hyperaktive und stereotype Verhaltensweisen hat. In einigen Studien wird Haloperidol im Vergleich zu den zwei anderen besprochenen Neuroleptika eine weniger sedierende Wirkung nachgesagt, ein Ergebnis, welches nicht für alle Studien konsistent ist. Zum vorliegenden Symptomkomplex fehlen gut kontrollierte Studien zur Wirkung von Haloperidol.

Neuroleptika zeigen verschiedene Effekte auf Dopaminrezeptoren, wobei sie vornehmlich antagonistisch auf den D2 Rezeptortyp oder auf beide Rezeptoren (D1/D2) wirken. Neuerlich werden Substanzen in Zusammenhang mit unangepaßtem Verhalten bei erwachsenen Menschen mit IB getestet, die ausschließlich eine antagonistische Wirkung auf den D1 Rezeptor haben und vielversprechende Effekte zeigen. Diese führen möglicherweise noch zusätzlich zu geringeren Langzeitnebenwirkungen.

Nebenwirkungen: Neuroleptika zeigen eine ganze Reihe von Nebenwirkungen, die zum Teil als schwerwiegend einzustufen sind. Die hierbei auftretenden anticholinergischen Effekte führen zu einer herabgesetzten gastrointestinalen Motilität, zu Tachykardie sowie zu Verwirrtheit und verschwommener visueller Wahrnehmung. Andere Nebenerscheinungen lassen sich auf die alpha-adrenergische Blockade zurückführen und beinhalten solche Symptome wie Mundtrockenheit, Obstipation, gerötete Haut, Mydriasis und Haltungsschwäche. Die Auswirkungen auf das Dopaminsystem gehen mit Akathisie und akuter Dystonie sowie bei Absetzen der Behandlung mit Spätdyskinesien (persistierende Form) einher. Bei letzterem Symptom handelt es sich um medikamentös bedingte unfreiwillige rhythmische Bewegungen im Bereich des Gesichts, insbesondere des Mundes und der Extremitäten und tritt bei ca. 45 Prozent der Menschen mit IB auf, denen Neuroleptika verabreicht werden. Bedingt durch seine Interferenz mit sozial-adaptiven Fertigkeiten stellt die Spätdyskinesie eine in dieser Population nicht zu unterschätzende, sehr belastende Nebenwirkung dar. Weiter ist die Einnahme von Neuroleptika mit Gewichtszunahme und erhöhter Lichtsensibilität, besonders bei Chlorpromazin, verbunden. Schlußendlich ist das Aktivierungsniveau durch die sedative Wirkung vieler Neuroleptika stark herabgesetzt.

Beta-adrenerge Blocker (Anxiolytika)

Zur Behandlung von plötzlich auftretenden aggressiven Verhaltensweisen, Agitiertheit bzw. selbstverletzendem Verhalten wurde von Ratey, Mikklesen, Smith et al. (1986) die Wirkung von Propranolol untersucht. Sie fanden bei der Mehrzahl der untersuchten Patienten eine deutliche Abnahme des jeweiligen Problemverhaltens. Die Ergebnisse bedürfen jedoch einer Überprüfung, da die Studie ohne Kontrollgruppe und ohne Verwendung von Placebo durchgeführt wurde.

Opiat-Antagonisten

In den letzten Jahren wurden einige Untersuchungen durchgeführt, in welchen zur Behandlung von selbstverletzenden Verhaltensweisen Opiat-Antagonisten, wie z. B. Naloxon und Naltrexon, zum Einsatz kamen.

Die Begründung dieses therapeutischen Ansatzes liegt in der Annahme, daß einige Menschen mit IB ein hohes Niveau von körpereigenen Opiaten haben und hierdurch über eine extrem hohe Schmerzschwelle verfügen. Inwiefern das hohe Niveau von körpereigenen Opiaten endogen ist bzw. durch die Schmerzreize des beginnenden selbstverletzenden Verhaltens ausgelöst wurde, bleibt fraglich. Tatsache allerdings ist, daß diese körpereigenen Opiatpeptide an den Opiatrezeptoren des ZNS binden, dies vergleichbar zu der Wirkweise von Heroin oder morphinhaltigen Substanzen (Stein und Belluzi, 1989). Weiter ist nicht auszuschließen, daß das hohe Niveau an körpereigenen Opiaten durch selbstverletzendes Verhalten deshalb aufrechterhalten wird, da diese Opiate, im gleichen Sinne wie Heroin oder Morphium, verstärkende Eigenschaften haben. Gemäß diesem Modell würde selbstverletzendes Verhalten durch die verstärkenden Effekte der körpereigenen Opiate aufrechterhalten werden. In diesem Zusammenhang wird auch von intrinsischer Verstärkung gesprochen. Der besprochene biochemische Prozeß wirkt hiernach als potente autonome Verstärkerquelle. Die betroffene Person würde durch ihr selbstverletzendes Verhalten das Auftreten von unangenehmen Entzugserscheinungen vermeiden. Das Modell einer sogenannten endogenen Opiat-Dysfunktion bei selbstverletzendem Verhalten und Stereotypien wird durch die Tatsache, daß eine Behandlung über sedative Substanzen bei diesen Patienten häufig zu paradoxen Reaktionen führen, gestärkt (Barron und Sandman, 1985; Sandman, Barron, Chicz-DeMet und DeMet, 1990; Sandman und Barron, 1992).

Erste Studien verwendeten Naloxon, und es ließ sich eine Abnahme bis hin zu einem völligen Verschwinden des auffälligen Verhaltens beobachten (Sandyk, 1985; Bernstein, Hughes, Mitchell und Thompson, 1987). In anderen, besser kontrollierten Studien wurde Naltrexon, ein oral verabreichter Opiat-Antagonist, verwendet. In der Studie von Bernstein et al. (1987) konnte bei einem Patienten eine Abnahme der Frequenz des Zielverhaltens von 80 Prozent beobachtet werden. Bei allen anderen verschwand das kritische Verhalten vollkommen. In einer Untersuchung von Herman, Hammock, Arthuir-Smith et al. (1987) wurde über eine dosisabhängige Reduzierung des Zielverhaltens berichtet, wobei die höchste Reduktion, verglichen zur Ausgangssituation, bei 33 Prozent lag. Neuere Untersuchungen erbrachten den Nachweis, daß die Effektivität von Opiat-Antagonisten sich bei erwachsenen Menschen mit IB steigern läßt, wenn gleichzeitig alpha-adrenergische Blocker verabreicht werden (Thompson, Hackenberg, Cerutti et al., 1994).

Aus den bisher zur Verfügung stehenden Forschungsergebnissen kann vermutet werden, daß ein endogener Opiat-Mechanismus nur bei bestimmten Formen von selbstverletzendem Verhalten vorliegt. Aus

heutiger Sicht wäre es somit falsch, sämtliche Formen von selbstverletzenden Verhaltensweisen quasi blind mit Opiat-Antagonisten zu behandeln. In jenen Fällen jedoch, denen vermutlich ein endogener Opiat-
Mechanismus zugrunde liegt, dürften rein umweltbezogene bzw. verhaltenstherapeutische Interventionen sich als wenig effektiv zeigen.

Nebenwirkungen: Opiat-Antagonisten scheinen mit geringen Nebenwirkungen einherzugehen. Bei der Verwendung von Naltrexon wurden gelegentlich gastrointestinale Beschwerden berichtet (Bauchkrämp-
fe, Durchfall und Übelkeit). Eine ernsthaftere Nebenwirkung stellt die
toxische Wirkung auf die Leberfunktionen dar, welche aber nur bei Personen festgestellt wurde, die überdurchschnittlich hohe Dosen von
Naltrexon verabreicht bekamen. Für eine effektive Behandlung hat sich
die Verabreichung von so hohen Dosen als nicht notwendig gezeigt.

Antidepressiva

In jüngster Zeit werden zur Behandlung von selbstverletzendem und
stereotypem Verhalten Antidepressiva, wie z. B. Clomipramin, eingesetzt. Diese Substanzen hemmen in selektiver Weise die Wiederaufnah-
me vom Neurotransmitter Serotonin. Begründet wird dieser Behand-
lungsansatz dadurch, daß es zwischen selbstverletzendem Verhalten,
Stereotypien und zwanghaften motorischen Störungen nicht nur aus
phänomenologischer Sicht eine starke Analogie gibt, sondern daß diese
Auffälligkeiten auch pathophysiologisch ähnlich sein könnten. Für diese
Störungen wird eine Dysfunktion in den Basalganglien angenommen
(Rapoport, 1988). In den Basalganglien stellt Serotonin einen bedeutenden Neurotransmitter dar. Die positive Wirkung von Clomipramin in
der Behandlung von Zwangsstörungen ist seit längerem bei erwachsenen Patienten ohne IB bekannt. Bei erwachsenen Menschen mit IB
haben Lewis, Bodfish, Powell et al. (1995) in einer ersten Studie die
erfolgreiche Verwendung von Clomipramin bei stereotypem Verhalten
nachgewiesen. In einer neueren Doppelblind-Vergleichsstudie mit Placebo konnten Lewis, Bodfish, Powell et al. (1996) durch Behandlung mit
Clomipramin bei 6 von 8 erwachsenen Menschen mit IB, die alle
schwere Formen von Selbstverletzungsverhalten zeigten, das Zielverhalten in seiner Auftrittshäufigkeit zu 50 Prozent verringern, dies verglichen mit der Gruppe, die eine Placebo Behandlung erhielt. Gleichzeitig
konnte auch eine Reduzierung in der Intensität vom Selbstverletzungsverhalten beobachtet werden. Eine klinisch relevante Reduzierung von
Stereotypien ließ sich bei Verwendung von Clomipramin ebenfalls bei

Menschen, bei denen autistische Störungsformen im Vordergund standen, nachweisen (Gorden, State, Nelson et al., 1993).

Die von King (1993) vorgeschlagene „compulsive behavior hypothesis" bei selbstverletzendem Verhalten, geht von den nicht einheitlichen klinischen Beobachtungen zu diesem Störungsbild aus, und meint, daß dieser Störung eine zerebrale Dysfunktion zugrunde liegt, wobei das Verhalten zwanghaften nicht willentlich gesteuerten Charakter hat, welches durch Angstzustände verschlimmert wird, sich kaum durch Konsequenzen beeinflussen läßt und eine hohe Sensitivität gegenüber serontonergen und dopaminergen Substanzen zeigt. Nach diesem Vorschlag wird selbstverletzendes Verhalten als Korrelat einer allgemeineren psychischen Störung angesehen. Diese Sichtweise findet aber kaum empirisch untermauerte Unterstützung.

Nebenwirkungen: Als mögliche Nebenwirkungen von Clomipramin sind bisher Agitiertheit und Tachykardie bekannt. Ein allgemein sedierender Effekt konnte bisher nicht beobachtet werden. Clomipramin wird in der Regel von den Patienten gut vertragen. Vor allem fehlen die für trizyklische Präparate typischen, anticholinergen und kardiovaskulären Nebenwirkungen (siehe auch Abschnitt „Affektive Störungen").

Hyperaktivität und Impulsivität

Im Erwachsenenalter lassen sich Impulsivität und Hyperaktivität, zwei Störungsformen, die in der Regel im Zusammenhang mit einem Defizit in den Aufmerksamkeitsprozessen zu sehen sind, nur selten beobachten. Im Kindes- und Jugendalter werden diese Störungen bei IB, ähnlich wie bei nicht behinderten Kindern, über die Verabreichung von Psychostimulantien (z. B. d-Amphetamin und Methylphenidat) zu behandeln versucht. Es hat sich gezeigt, daß die Wirkung von Psychostimulantien mit dem vorhandenen intellektuell-kognitiven Niveau in Zusammenhang steht (Aman, Marks, Turbott et al., 1991). Das bedeutet, daß bei tiefgreifenden Entwicklungsstörungen (z. B. bei autistischen Störungsformen) und vor allem solchen mit schwersten Formen von IB, die Behandlung von Impulsivität und Hyperaktivität mittels Psychostimulantien nicht zielführend ist. Dies trifft auch auf das Erwachsenenalter zu. Möglicherweise bewirken Psychostimulantien sogar eher eine Zunahme stereotyper Verhaltensweisen im Erwachsenenalter (Aman, 1982).

Nebenwirkungen: Als Hauptnebenwirkungen von Psychostimulantien sind die psychische Abhängigkeit und die Toleranz zu nennen. Eine

Langzeitmedikation mit Psychostimulantien kann zu sogenannten „Stimulantienpsychosen" führen. Als gewöhnliche Nebenwirkungen treten bei Psychostimulantien ein: Appetitlosigkeit, Gewichtsverlust bis hin zu Anorexie, Schlaflosigkeit, Bauch- und Kopfschmerzen sowie stereotype Verhaltensweisen und asoziales Verhalten. Im Kindesalter kommt noch eine herabgesetzte Geschwindigkeit im Körperwachstum dazu.

Sonstige Behandlungsansätze bei Verhaltensstörungen

Weiter werden zur Behandlung von Hyperaktivität, selbstverletzendem Verhalten und Aggression sogenannte befindlichkeitsstabilisierende Substanzen verabreicht, wie etwa Lithiumkarbonat, Carbamazepin und Valproinsäure (für andere Anwendungsbereiche und Nebenwirkungen vergleiche unter „Affektive Störungen"). In mehreren Studien konnte nachgewiesen werden, daß die Einnahme von Lithiumkarbonat, zu einer deutlichen Abnahme des Problemverhaltens führte: herabgesetzte Aggressivität, Abnahme der Ruhelosigkeit bzw. des selbstverletzenden Verhaltens (Sovner und Hurley, 1981). In einer Multi-Zenter-Studie, in welcher der Effekt von Lithiumkarbonat auf aggressive Verhaltensweisen bei Menschen mit schwerer IB untersucht wurde, konnte gezeigt werden, daß es in 73 Prozent der Fälle zu einer deutlichen Abnahme im Zielverhalten kam. In 8 Prozent der Fälle dagegen wurde eine Verschlechterung des Problemverhaltens registriert, bei den restlichen Personen blieb das Verhalten durch die Medikation scheinbar unbeeinflußt (Aman und Singh, 1988). Aus diesen Ergebnissen kann geschlossen werden, daß Lithiumkarbonat eine effektvolle Substanz in der Behandlung von aggressivem bzw. auch selbstverletzendem Verhalten darstellen kann. Es fehlen aber noch Richtlinien zur Bestimmung jener Fälle, bei denen diese Substanz die erwünschten Verhaltensveränderungen bewirkt.

5.3.4 Affektive Störungen

Hierunter fallen bipolare und unipolare affektive Störungen sowie depressive Störungsformen, wie Depression und depressive Verstimmungen. Zur Behandlung von Depression und depressiven Verstimmungen werden sogenannte Antidepressiva, aber auch andere Substanzen verwendet, die in der Folge in ihrer Wirkungsweise für diese psychischen Störungen kurz besprochen werden.

Trizyklische, tetrazyklische Antidepressiva und MAO-Inhibitoren
In der Behandlung von Depression und depressiven Symptomen nehmen trizyklische und tetrazyklische Antidepressiva sowie Monoaminoxidase-Inhibitoren (MAO-I) einen bedeutenden Stellenwert ein. Bei erwachsenen Menschen mit IB werden Antidepressiva nur bei ca. 4 Prozent der Population verschrieben (Intagliata und Rinck, 1985). Es ist anzunehmen, daß aufgrund der derzeit noch bestehenden Schwierigkeiten in der Erstellung der Diagnose Depression in dieser Population eine deutliche Unterversorgung und eventuell Fehlbehandlung bei vielen Betroffenen vorliegt. Dabei lassen die Resultate sowohl von Einzelfallstudien (Field, Aman, White und Vaithianathan, 1986) als auch von gut kontrollierten Studien bei Menschen mit Down-Syndrom auf eine große Effektiviät trizyklischer Antidepressiva schließen. Dagegen finden MAO-I eher selten Verwendung, dies wegen ungünstiger Nebenwirkungen.

Zur Behandlung von unangepaßten stark passiven Verhaltensweisen, die durchaus bei diesen Personen als Zeichen depressiver Reaktionsweisen (leichte depressive Episode) verstanden werden könnten, verwenden Aman, White, Vaithianathan und Teehan (1986) bei Erwachsenen mit schwerer IB trizyklische Antidepressiva, mit dem Effekt, daß es zu einer markanten Verschlechterung auf den zu behandelnden Verhaltensebenen führte. Es wurde eine größere Irritierbarkeit, stärkere Lethargie und vermehrter sozialer Rückzug sowie ein Anstieg in hyperaktiven Verhaltensmustern beobachtet.

Die Entwicklungen neuartiger diagnostischer Erfassungssysteme ermöglichen heute eine zuverlässigere Erkennung depressiver Symptome bei Menschen mit IB. Gleichzeitig konnten auch vermehrt Hinweise für einen biologischen Hintergrund affektiver Störungen aufgezeigt werden. Hier wurde insbesonders die Rolle des Neurotransmitters Serotonin bei der Regulierung affektiver Störungen hervorgehoben. Es ist zu erwarten, daß das Interesse für Behandlungen von Depressionen auf der Basis von Antidepressiva bei Menschen mit IB zunehmen wird.

Nebenwirkungen: Antidepressiva zeigen in der Regel anticholinerge Nebenwirkungen wie etwa: orthostatische Hypotonie, Tachykardie, Tremor und Herzrhythmusstörungen. Bezüglich ihrer Wirkung auf kognitive Funktionen bei Menschen mit IB liegen keine Untersuchungen vor.

Lithiumkarbonat, Carbamazepin und Valproinsäure
Substanzen, die einen stabilisierenden Effekt auf die Befindlichkeit haben, werden in der Population von Menschen mit IB relativ wenig

verwendet. Hill, Balow und Bruininks (1985) sowie Intagliata und Rinck (1985) führen beide eine Prävalenzrate von unter 1 Prozent an. Lithiumsalze werden in der Psychiatrie einerseits zur Behandlung von manischen und hypomanischen Zuständen und andererseits zur Prophylaxe der uni- oder bipolaren Depression eingesetzt. Zur Entwicklung der prophylaktischen Wirkung benötigt es in der Regel aber eine vorausgehende Therapie von etwa einem halben Jahr. In der Behandlung bipolarer und rekurrenter unipolarer Depressionen bei Menschen mit IB ist Lithiumkarbonat die am häufigsten verwendete Substanz.

Weiter werden zur Stabilisierung der Befindlichkeit Carbamazepin und Valproinsäure eingesetzt. Bei Carbamazepin handelt es sich, wie bei Valproinsäure, eigentlich um ein Antiepileptikum. Erstere Substanz ist chemisch den trizyklischen Antidepressiva verwandt (Rivinus, Grofer, Feinstein und Barrett, 1989). Sehr häufig zeigen bipolare Störungen bei Menschen mit IB einen atypischen Verlauf, wobei ein rascher Zykluswechsel nicht selten festgestellt werden kann. In solchen Fällen hat Carbamazepin eine höhere Effektivität als Lithiumkarbonat.

Nebenwirkungen: Bei Lithiumkarbonat gibt es Hinweise, daß eine Reduktion in den kognitiven Leistungsfähigkeiten nicht auszuschließen ist (Platt, Campbell, Green et al., 1981), was bis hin zu Verwirrtheitszuständen führen kann (Chandler, Gualtieri und Fahs, 1988). Als schwere toxische Nebenwirkungen von Lithiumkarbonat sind Tremor, Ataxie und Veränderungen im Elektrolythaushalt zu erwähnen, wobei letztere bis zur Auslösung von epileptischen Anfällen führen können. Häufig werden bei Lithiumkarbonat-Therapien auch gastrointestinale Probleme und Erbrechen berichtet. Bei dieser Therapie sind bei Menschen mit IB jedenfalls sorgfältige Analysen von Schilddrüsen- und Nierenfunktionen durchzuführen.

Bei der Verabreichung von Carbamazepin bei älteren Menschen ist bekannt, daß Verwirrtheitszustände hierdurch ausgelöst werden, was die Verwendung dieser Substanz bei älteren Menschen mit IB als äußerst bedenklich erscheinen läßt. Als weitere Nebenwirkungen bei Carbamazepin werden gastrointestinale Beschwerden, Müdigkeit, Kopfschmerz und Ataxien beschrieben. Bei der Verabreichung von Valproinsäure in gemäßigten Dosen sind keine schweren Nebenwirkungen bekannt. Auch waren keine negativen Auswirkungen auf das kognitive Funktionsniveau nachweisbar (Trimble und Thompson, 1984).

5.3.5 Neurotische Störungen und Belastungsstörungen

Bei diesen Störungen sind Angstsymptome und phobische Symptome vorherrschend, wobei deren Reaktionsweisen häufig mit depressiven Phasen gekoppelt sein können. Angesichts der Häufigkeit des Auftretens von Angststörungen bei erwachsenen Menschen mit IB soll in der Folge der pharmakologische Behandlungshintergrund bei Angstzuständen und Phobien besprochen werden. Zur Behandlung werden in der Regel sogenannte Sedativa verwendet.

Erhebungen aus großen Behindertenheimen zeigen, daß Anxioloytika, wie z. B. das zu den Benzodiazepinen gehörende Diazepam, relativ häufig verschrieben wurden. Nach Hill et al. (1985) wird diese Substanz bei 18 Prozent der Bewohner von Heimen verschrieben. Dagegen sind bei Bewohnern von kleineren, gemeindenah integrierten Wohngruppen Häufigkeiten zwischen 2 und 12 Prozent vorzufinden (Intagliata und Rinck, 1985). Dabei werden Anxiolytika nur begrenzt wegen Angstzuständen verabreicht. Vielmehr werden Anxiolytika wegen ihrer bekannten antiaggressiven Wirkung, bzw. zur Erhöhung der Toleranzschwelle in Konfliktsituationen bei erwachsenen Menschen mit IB verabreicht. Aus gut kontrollierten Untersuchungen ist aber bekannt, daß die gewünschten Wirkungen bei diesen Indikationen oft ausbleiben. So berichten Intagliata und Rinck (1985) in ihrer Studie, daß Anxiolytika auch zur Behandlung von Hyperaktivität, Agitiertheit und störendem Verhalten bei erwachsenen Menschen mit IB verabreicht wurden. Es wird aber eine Verschlechterung in den zur Behandlung anstehenden Symptomen, insbesonders bei Verwendung von Benzodiazepinen, angeführt. Dementsprechend sind vermehrt paradoxe Reaktionen bei der Verabreichung dieser Medikamente zu erwarten. Letzlich bedeutet dies, daß es keine rationale Grundlage zur Verabreichung von Anxiolytika für die Behandlung von Problemverhalten bei erwachsenen Menschen mit IB gibt. Weiter fehlen Studien hinsichtlich der kognitiven Auswirkung anxiolytischer Substanzen.

Neben den Sedativa (minor tranquilizer) zeigen noch eine Reihe von anderen Substanzen anxiolytische Wirkung, welche aber in der Regel nicht primär wegen dieser Eigenschaft bei erwachsenen Menschen mit IB verwendet werden. Insgesamt gesehen sprechen diese Zahlen und sonstige Feststellungen (Seidel, 1994) dafür, daß Sedativa häufig nicht wegen der spezifischen anxiolytischen Wirkung bei Menschen mit IB verordnet werden. Man muß vielmehr annehmen, daß die zentral dämpfende Wirkung dieser Substanzen häufig die Hauptzielrichtung der Behandlung darstellt. Dies ist ein Umstand, der heute, angesichts verfügbarer alternativer Therapiemöglichkeiten, äußerst kritisch gesehen werden muß. Darüberhinaus konnte nachgewiesen werden, daß bei vielen Arten von Angst an Stelle einer psychopharmakologischen Behandlung psychotherapeutische oder klinisch-psychologische Interventionen zielführender sind.

Nebenwirkungen: Die Behandlung mit Benzodiazepinen geht einher mit Schläfrigkeit, Apathie, Ataxie. Weiter ist mit Kopfschmerzen, Schwindelzuständen, Tachykardie und Leberfunktionsstörungen zu rechnen. Auch treten bei erwachsenen Menschen mit IB mit der Einnahme von Sedativa häufig paradoxe Reaktionen auf (Sandman und Barron, 1992). Das heißt, die Patienten reagieren mit Agitiertheit, nicht kooperativem, oppositionellem Verhalten, bzw. die Medikation geht mit einer Zunahme von bestimmten Verhaltensstörungen (z. B. Stereotypien) einher.

5.3.6 Schizophrenie und wahnhafte Störungen

Obwohl die Ätiologie von schizophrenen Störungsformen bis heute letztlich ungeklärt bleibt, nimmt die sogenannte „Dopamin-Hypothese" der Schizophrenie innerhalb der psychopharmakologischen Behandlung einen besonderen Stellenwert ein. Bei erwachsenen Menschen mit IB ist die Diagnosestellung für Schizophrenie aus Gründen, wie bereits an früherer Stelle erwähnt, zusätzlich erschwert und somit oft unsicher. Die psychopharmakologische Behandlung erfolgt bei Schizophrenie mittels Neuroleptika. Nach Intagliata und Rinck (1985) werden Menschen mit IB, sofern in großen Institutionen lebend, in bis zu 50 Prozent und sofern sie gemeindenahen Einrichtungen leben, in bis zu 20 Prozent der Fälle Antipsychotika (Neuroleptika) verschrieben. Wie aus dem Abschnitt „Verhaltensstörungen" bekannt, erfolgt die Verabreichung von Neuroleptika nicht ausschließlich bei wahnhaften Störungsformen. Menolascino, Ruedrich, Golden und Wilson (1985) verglichen die Wirkung von Thioridazin und Thiothixen bei Menschen mit und ohne IB, bei denen Schizophrenie diagnostiziert wurde. Durch beide Substanzen konnten die klinischen Symptome herabgesetzt werden. Thiothixen zeigte im Vergleich zu Thioridazin eine wesentlich raschere Wirkung in der Gruppe der Patienten mit IB. Die Untersuchung wurde aber ohne Placebo und Kontrollgruppe durchgeführt. Die Effektivität einer antipsychotischen Behandlung mittles traditioneller Neuroleptika bleibt in der Anwendung bei Menschen mit IB aber nicht eindeutig (Aman und Singh, 1991).

In Anbetracht der Probleme bei der Diagnoseerstellung in dieser Population hat sich die Verwendung von biologischen Markern für die Vorhersage der Wirksamkeit einer psychopharmakologischen Therapie als brauchbar erwiesen. So zeigt sich z. B. eine erhöhte Plasmakonzentration vom Dopamin Metaboliten HVA als ein zuverlässiger Indikator zur Vorhersage einer klinisch effektiven Wirkung von Neuroleptika bei Patienten mit Schizophrenie (Davidson, Giordani, Mohs et al., 1987). Diese Diagnose- und Behandlungsstrategie ist aber in der Population mit IB kaum verbreitet.

Nebenwirkungen: siehe weiter oben Abschnitt „Verhaltensstörungen" unter „*Neuroleptika*".

Bei der Suche nach effektiven antipsychotischen Behandlungssubstanzen, die gleichzeitig mit weniger gravierenden Nebenwirkungen einhergehen, konzentriert sich das Interesse in der Behandlung von Schizophrenie neuerlich auf die Wirkung von Serontonin Antagonisten. Die Anwendung einer kombinierten Therapie auf der Basis von Serontonin Antagonisten (5HT2) und Dopamin Antagonisten (D2) zeigte deutliche Besserungen in der schizophrenen Symptomatik (Grant und Fitton, 1994) und führte auch zu einer Reduktion in beeinträchtigenden Nebenwirkungen (Chouinard, Jones, Remington, Bloom et al., 1993). Aus einer ersten Studie, in welcher die traditionelle antipsychotische Behandlung bei erwachsenen Menschen mit IB durch Risperidon, einen Serotonin Antagonisten, substituiert wurde, konnten Simon, Blubaugh und Pippidis (1996) bei allen untersuchten Patienten eine Verbesserung in der klinischen Symptomatik bei gleichzeitiger Auflösung der Nebenwirkungen aus der vorangegangenen antipsychotischen Medikation beobachten. Die vorliegenden Ergebnisse zeigen auf mögliche alternative Behandlungswege für schizophrene Störungen bei Menschen mit IB hin. Zur weiteren Abklärung sind aber gut kontrollierte und doppelblind Studien zur Risperidon Substituation ausständig.

5.3.7 Kommentar und Ausblick

Bei der Behandlung psychischer Störungen und Verhaltensauffälligkeiten wird vermehrt eine Integration zwischen psychopharmakologischen und verhaltensbezogenen Behandlungen bzw. psychotherapeutischen

Interventionen gefordert. Bezüglich der nicht psychopharmakologischen Behandlungsformen ist zu unterstreichen, daß die gewählte Behandlungstechnik nicht als alleiniger erfolgversprechender Wirkfaktor, sei dies in verhaltensorientierten Therapien oder sonstigen psychotherapeutischen Interventionen, anzusehen ist. Vielmehr kann die Interaktion Klient-Therapeut bei der Behandlung von Menschen mit IB heute als wesentlicher Faktor für einen erfolgreichen Verlauf einer Therapie genannt werden. Dies bedeutet, daß in der Praxis zukünftig eine höhere Interaktionsqualität gefordert sein wird. Handfestes theoretisches Wissen und technische Kompetenz, gepaart mit einer empathischen therapeutischen Grundhaltung, sollten es zukünftig ermöglichen, daß klinisch-psychologische Interventionen und Psychotherapie bei Menschen mit IB vermehrt durch menschliche Anteilnahme und professionelle Verpflichtung gekennzeichnet werden.

Eine verantwortungsvolle Benutzung psychopharmakologischer Interventionen setzt abgesicherte, empirisch gewonnene Daten bezüglich der Wirkungsweise psychopharmakologischer Substanzen bei Menschen mit IB voraus. Aus rechtlichen, wie auch aus ethischen Gründen sollten diese Kenntnisse zukünftig zur Erstellung von Standards der psychopharmakologischen Behandlung in dieser Population genützt werden. Für die Forschung bedeutet dies, die Effekte aus verschiedenen therapeutischen Methoden, sowie aus kombinierten therapeutischen Plänen in komparativer Form zu analysieren. Letztlich fehlen noch zur Gänze Untersuchungen zum Thema der sozialen Validität psychotroper Behandlungen bei erwachsenen Menschen mit IB (Poling und LeSage, 1995).

6. Zur Hypothese der Emotions-Spezifität

Durch die reduzierte und wenig differenzierte sprachliche Ausdrucksfähigkeit bleibt die direkte Erfassung emotionalen Erlebens bei Menschen mit IB wie bereits an früherer Stelle erwähnt deutlich reduziert.
Im Rahmen einer klinisch-psychologischen diagnostischen Abklärung
bezieht man sich zur Einschätzung emotionaler Zustände häufig allein
auf Angaben von Informanten, was aber nicht unproblematisch
erscheint (Sturmey, Reed und Corbett, 1991). Sowohl Validität als auch
Reliabilität solcher Angaben bleiben letztlich häufig fragwürdig. Einen
möglichen Ansatz zur Verbesserung der Erfassung von innerpsychischen
Zuständen bei Menschen mit IB stellt die Entwicklung von spezifischen
Interviewverfahren dar, welche sowohl mit den betroffenen Personen,
als auch mit Informanten durchgeführt werden können (Moss et al.,
1995). Durch Einbeziehen von Informationen, die direkt von der betroffenen Person stammen, läßt sich die Sensitivität zur Erfassung von
affektiven Störungen und von Angststörungen deutlich steigern (Patel et
al., 1993). Erfolgt die diagnostische Abklärung lediglich über Fremdbe-
urteilungsdaten, so werden depressive Störungen und Angststörungen
laut letztgenannten Autoren häufig nicht erkannt. Dies spricht dafür,
daß in der klinisch-psychologischen Diagnostik vermehrt Daten, die
direkt von der betroffenen Person stammen, erhoben werden sollen.
  Kürzlich konnte die Informationsverarbeitung von Stimuli mit emotionalen Inhalten bei Menschen mit IB näher untersucht werden. Die
Ergebnisse aus diesen Studien führten zur Formulierung der Hypothese
der Emotions-Spezifität welche besagt, daß Menschen mit IB beim
Erkennen emotionaler Ausdrücke weniger gute Leistungen zeigen als
eine nicht behinderte Vergleichsgruppe (Rojahn, Rabold und Schneider,
1995). Dieses Ergebnis weist auf eine mögliche spezifische Schwäche in
der Diskriminierung emotionaler Reize bei Menschen mit IB hin, ein
Befund, dessen psychodiagnostische Bedeutung noch differenziertere
Untersuchungen benötigt. Ferner ist hervorzuheben, daß die in diesen
Untersuchungen benutzten Methoden und Verfahren erlauben, Daten
von den betroffenen Menschen mit IB direkt zu gewinnen. Eine
Abklärung der Bedeutung dieses „direkten" Instrumentes zur Erfassung
von bestimmten Aspekten der emotionalen Verarbeitung scheint hin-

sichtlich seiner Verwendung für klinisch-psychologische Abklärungen bei Menschen mit IB überprüfenswert.

In den folgenden Abschnitten dieses Kapitels werden vorerst verschiedene theoretische Modelle zu emotionalem Ausdrucksverhalten kurz dargelegt. Daran anschließend wird der Stand der Forschung zur Hypothese der Emotions-Spezifität im Zusammenhang mit der Dekodierung emotionaler Stimuli dargestellt und diskutiert. Zwei Studien dazu werden detaillierter vorgestellt. Hierdurch soll einerseits eine genaue Offenlegung der experimentellen Vorgangsweise und dadurch eine bessere Einschätzung deren Ergebnisse ermöglicht werden. Andererseits erscheinen diese Informationen für das Verständnis der Methode und für die Bewertung der Ergebnisse aus neueren Untersuchungen, die im abschließenden Teil dargestellt werden, nützlich.

6.1 Dekodierung emotionaler Stimuli

6.1.1 Allgemeiner Hintergrund

Eine erste systematische Beschreibung über emotionales Ausdrucksverhalten lieferte Darwin in seinem 1872 erstmals erschienenen Werk, betitelt mit "The Expression of the Emotions in Man and Animals" (Darwin, 1892). Der beobachtbare emotionale Ausdruck wird hier als Spiegel des innerpsychischen Zustandes verstanden. Das emotionale Ausdrucksvermögen ist nach Darwin angeboren ("habit"). Emotionales Verhalten läßt sich reaktiv als auch willentlich herbeiführen.

Aus der jüngeren psychologischen Forschung ist bekannt, daß emotionale Reaktionen quasi „vorprogrammiert" sind (Tomkins, 1982), bzw. Ergebnisse aus kulturvergleichenden Untersuchungen bestätigen die Erwartung, daß einige emotionale Reaktionen universeller Natur sind (Izard, 1994). Weiter läßt sich bereits bei Kleinkindern eine scheinbar angeborene Fähigkeit zur Interpretation von Gesichtsausdrücken anderer Personen nachweisen (Serrano, Iglesias und Loeches, 1992). Die bereits von Darwin geäußerte Meinung, daß eine Reihe von Emotionsausdrücken des Gesichtes universeller Natur sind, wurde aus verschiedenen Untersuchungen aus der Arbeitsgruppe um Ekman empirisch bestätigt (Ekman und Friesen 1971; 1986; Ekman, 1984; 1994). Auch im Erkennen von Emotionen konnten sieben Grundkategorien identifiziert werden, nämlich fröhlich, überrascht, verärgert, angeekelt, ängstlich, traurig und verächtlich. Nur diesen Gesichtsausdrücken kommt universeller Charakter zu. Andere Gesichtsausdrücke dürften eher kulturabhängig sein (Ekman und Friesen, 1975; Ekman, 1994). Nach Ekman ist diese vorgefundene Universalität im Ausdruck und Erkennen von Emotionen das gemeinsame Ergebnis der biologischen Entwicklung des Gehirns (Evolution) und ubiqitäre sozial-kultureller Faktoren. Er bezeichnet dies als sogenanntes neuro-kulturelles Modell der Entwicklung von emotionalem Ausdrucksverhalten.

6.1.2 Neurobiologische Aspekte

Zu den neurobiologischen, neurophysiologischen sowie neurohormonellen Strukturen, Mechanismen und Prozesse, die in Zusammenhang mit der Entstehung von Emotionen und mit emotionalem Ausdrucksverhalten stehen, liegen fortgeschrittene Ergebnisse aus der Grundlagenforschung vor, die auch zur Formulierung von verschiedenen Theorien der Entstehung von Emotionen führten. So lassen sich etwa bei Birbaumer und Schmidt (1996), bzw. bei Guttmann (1982) die biologischen und neuropsychologischen Grundlagen, bei Birbaumer und Öhman (1994) sowie bei Kolb und Whishaw (1990) die klinisch relevanten neuropsychologischen und bei Boesel (1986) spezifische Aspekte zur Aktiviertheit und emotionalen Prozessen nachlesen.

Beim Dekodieren von bestimmten emotionalen Gesichtsausdrücken nimmt die Amygdala, eine Struktur des medialen Temporallappens, eine besondere Funktion ein. Bekannt ist, daß Läsionen im Bereich der Amygdala beim Menschen mit selektiven Defiziten im Erkennen von ängstlichen Gesichtsausdrücken einhergehen (Adolphs, Tranel, Damasio und Damasio, 1994). Kürzlich berichteten Morris et al. (1996) über differentielle Reaktionen in der Amygdala bei der Dekodierung von ängstlichen bzw. fröhlichen Gesichtsausdrücken. Über Positron-Emissions-Tomographie (PET) bestimmten sie Maße zur neuronalen Aktivität, hier den rCBF (regional cerebral blood flow), während sich die Versuchspersonen Bilder von Gesichtern mit unterschiedlich stark dargestellten Emotionsausdrücken anschauten. Die Versuchspersonen waren lediglich aufgefordert, jedes Gesicht hinsichtlich seiner Geschlechtszugehörigkeit zu klassifizieren. Es zeigte sich eine markante selektive Aktivierung der linkshemisphärischen Amygdala. Diese Aktivierung war mit der Verarbeitung von ängstlichen Stimuli positiv korreliert, mit fröhlichen Stimuli dagegen negativ korreliert. Die Ergebnisse sprechen für eine spezifische Involvierung der Amygdala beim Erkennen von ängstlichen Gesichtsausdrücken.

Aus tierexperimentellen neurobiochemischen Untersuchungen liegen Befunde vor, die dem muskarinischen Acetylcholin-Rezeptorsystem der Amygdala in analoger Weise eine prominente Rolle in der Verarbeitung von angstbezogenen Verhaltensreaktionen bestätigen (Van der Zee, Roozendeaal, Bohus, Koolhaas und Luiten, 1997). Dies bedeutet, daß die Amygdala nicht nur bei der Entstehung von angstbezogenen Emotionen sondern auch bei Prozessen der Dekodierung von bestimmten emotionalen Signalen involviert ist. Eine vergleichbare Funktion wird dem Gyrus Cinguli bei Emotionen der Trauer und bei Panikgefühlen zugeschrieben (Ciompi, 1993).

Aus klinisch neuropsychologischen Untersuchungen ist bekannt, daß zerebrale Dysfunktionen die korrekte Interpretation von emotional relevanten Stimuli erschweren. Kolb und Taylor (1981) konnten sowohl bei Patienten mit rein rechtshemisphärischen Läsionen als auch bei Patienten mit rein linkshemisphärischen Läsionen reduzierte Leistungen im Wiedererkennen von emotionalen Gesichtsausdrücken beobachten. Diese Beobachtungen, die mehrfach repliziert werden konnten, werden häufig zur Relativierung der allgemein verbreiteten Annahme, daß die Verarbeitung visueller Stimuli, wie Gesichter oder Gesichtsausdrücke, auf der rechten Hemisphäre dominant ist, herangezogen. In einer weiteren Studie von Kolb und Taylor (1988), durchgeführt an einer größeren Stichprobe, konnten deutliche Beeinträchtigungen im Dekodieren von Gesichtsausdrücken bei Patienten mit linksfrontalen Läsionen nachgezeigt. Ähnliche Auffälligkeiten waren bei Patienten mit Läsionen im rechten Frontallappen und rechten Temporallappen zu beobachten. Daraus kann angenommen werden, daß beim Erkennen von Gesichtsausdrücken den Frontallappen eine größere Bedeutung zukommt als anderen neokortikalen Regionen. Die aus klinischen Fällen stammenden Beobachtungen zur Lateralität sind aber keine hinreichende Belege, um die bei neurologisch unauffälligen Personen festgestellte Dominanz der rechten Hemisphäre bei der Verarbeitung von Gesichtsstimuli in Frage zu stellen. Allerdings können die vorliegenden klinischen Befunde als Hinweis dafür benutzt werden, um Auffälligkeiten in emotionalen Dekodierungsleistungen, die möglicherweise bei Personen mit atypischer zerebraler Organisation beobachtet werden, entsprechend verstehen zu können.

In der anwendungsorientierten neuropsychologischen Forschung hat in den letzten Jahren auch das Interesse für emotionale Inhalte deutlich zugenommen. Hier kann bereits auf erste Resultate verweisen werden, wie dies beispielsweise die klinisch relevanten Ergebnisse in der Forschung zum Startle-Reflex belegen (Lang, Bradley und Cuthbert, 1990; Birbaumer und Öhman, 1994). In dem von LeDoux (1995) präsentierten neuropsychologischen Modell zur Konditionierung von Angst werden die darin involvierten neurostrukturellen Stationen mit der Amygdala als zentrales Integrations- und Koordinationszentrum, dargelegt. Gleichzeitig werden die mit der Dekodierung von bestimmten Reizeigenschaften befaßten weiteren kortikalen und subkortikalen Strukturen dargestellt. Es ist aber anzunehmen, daß sich die Dekodierung von verschiedenen emotionalen Qualitäten, wie auch das Erleben verschiedener Gefühlszustände, nicht in ein einheitliches neuropsychologisch fundiertes Modell verdichten lassen, wie dies aus Ergebnissen der jüngeren neuropsychologischen Forschung nahegelegt wird.

6.1.3 Kommunikative Aspekte

Emotionale Gesichtsausdrücke, als externe Zeichen innerer emotionaler Zustände und Intentionen verstanden, sind im Zusammenhang mit sozialen Wahrnehmungs- und Kommunikationsprozessen von elementarer Bedeutung (Aggelton, 1992; Ekman und Friesen, 1976). Die Kommunikation emotionaler Qualitäten kann, in vereinfachter Form, im Sender-Empfänger-Modell beschrieben werden. Beim Sender stehen primär Kompetenzen im Bereich der Ausdrucksgestaltung, beim Empfänger dagegen die Kompetenzen der Dekodierung, des Erkennens und der Diskriminierung im Vordergrund. Die Fähigkeit, zwischen dem Gesichtsausdruck einer glücklichen, einer wuterregten, einer traurigen und einer überraschten Person diskriminieren zu können, mag in den meisten Umweltsituationen nicht von primärer Überlebensbedeutung stehen, doch dürften Mängel in dieser Basisfertigkeit bei der Entstehung und Aufrechterhaltung von Auffälligkeiten in der Kommunikation und Wahrnehmung eine gewisse Relevanz zukommen. An dieser Stelle sei an die von Ciompi formulierte Hypothese der Affektlogik verwiesen, die besagt, daß psychische Prozesse aus zwei untrennbar verbundenen komplementären Funktionseinheiten bestehen, einem Emotionssystem und einem Kognitionssystem. Diese Hypothese wird in Zusammenhang mit psychischen Störungen erörtert (Ciompi, 1982, 1991). Empirische Belege für die Bedeutung von kognitiven und nicht kognitiven Prozessen in der Aktivierung von Emotionen werden in der Arbeit von Izard (1993) erörtert.

Weiter darf vermutet werden, daß das korrekte Erkennen emotionaler Qualitäten unter anderem für das konstruktive Zusammenleben in Gruppen, bzw. bei der Regulierung sozialer Interaktionen, von elementarer Bedeutung ist. Rojahn, Rabold und Schneider (1995) gehen davon aus, daß diese Basisfertigkeit für jegliches Lernen, das an soziale Konsequenzen gebunden ist, von elementarer Bedeutung ist. Zusätzlich ist bekannt, daß bestimmte Kontextvariablen die Dekodierung und das korrekte Erkennen von Emotionen, insbesondere mimisch vermittelte Gefühle, beeinflussen (Wallbott, 1990). Für einen umfassenden Überblick zur emotionspsychologischen Forschung und Theoriebildung kann auf das Buch von Lewis und Haviland (1993) verwiesen werden.

6.1.4 Dekodierung und Informationsverarbeitung

In der experimentellen Forschung wird für die Erfassung von nicht kognitiven Kompetenzen häufig auf die Verarbeitung emotionaler Stimuli zurückgegriffen. Besonders brauchbar zeigte sich hierbei die Verwendung von Materialien mit emotional unterschiedlichen Gesichtsausdrücken oder mit emotional unterschiedlich gefärbten vokalen Äußerungen. Hierdurch gewinnt man einen Zugang zur Bestimmung der Sensitivität der Erkennung bestimmter Qualitäten auf Seiten des Empfängers (untersuchte Person), bezogen auf eine emotional-affektive Ausdrucksweise des Senders (Stimulusperson). Auf formaler Ebene könnte zum näheren Verständnis der Abläufe der Stimulusverarbeitung bis zur Wiedererkennung des emotionalen Signals, beispielsweise auf das Struktur- und Prozeßmodell menschlicher Informationsverarbeitung (SPIV-Modell) nach Hussy (1983), zurückgegriffen werden. Die experimentellen Untersuchungen zu diesem oder ähnlichen Modellen befassen sich aber vornehmlich mit Aspekten der kognitiven Entwicklung, des Problemlösens und des begrifflichen Denkens. Die Verarbeitung rein emotionaler Stimuli ist im Rahmen solcher Modelle jedoch kaum untersucht. Dagegen ist die Rolle von Emotionen bei der Informationsverarbeitung vor allem für Gedächtnisprozesse aber auch bei sozialen Entscheidungsprozessen, in der Population der Menschen ohne IB recht gut erforscht (Bower, 1981, 1991).

In Zusammenhang mit der Dekodierung emotionaler Gesichtsstimuli geht Wallbott (1988) von dem von Frijda (1969) vorgeschlagenen dualen Dekodierungsmodell aus. Nach diesem Modell läuft die Informationsverarbeitung bei der Wahrnehmung von Gesichtszügen einerseits über Personeninformationen, hier dem Gesichtsausdruck, und andererseits über Kontextinformationen ab. Es wird angenommen, daß Kontext- und Personeninformationen von einander unabhhängig in einem Erfahrungsspeicher verglichen werden, wobei die Zuordnung zu einer Emotionsqualität das Ergebnis dieser Analyse darstellt. Wallbott konnte nun aufzeigen, daß bei diskrepanten Personen- und Kontextinformationen, die Entscheidungsfindung bezüglich der Zuordnung durch Personeninformation dominiert wird. Sind Kontext- und Personeninformationen konkordant, so werden beide Ebenen zur Dekodierung benutzt, wobei die Kontextinformationen aber einen stärkeren Einfluß auf die Entscheidung nehmen. Hervorzuheben bleibt, daß diese Befunde an nicht behinderten Menschen erhoben worden sind.

6.1.5 Zur Dekodierung emotionaler Stimuli bei Menschen mit IB

Eine breite Aufmerksamkeit findet sich in der Forschung für Themen, die sich mit intellektuell-kognitven Aspekten bei Kindern, Jugendlichen und Erwachsenen mit IB auseinander setzen. Es finden sich aber nur relativ wenige methodisch gut fundierte experimentelle Arbeiten, die sich der Verarbeitung von emotionalen Inhalten in diesem Personenkreis widmen, sieht man einmal von den Studien ab, die in diesem Zusammenhang bei autistischen Menschen mit Intelligenzminderung durchgeführt wurden (MacDonald, Rutter, Howlin, Rios, LeConteur, Evered, und Folstein, 1989; Ozonoff, Pennington und Rogers, 1990; Hobson, Outson und Lee, 1988). Auf die Notwendigkeit von solchen Untersuchungen außerhalb des Personenkreises mit autistischen Symptomen wurde verschiedentlich hingewiesen (Vietze, 1985). Für eine theorieorientierte zusammenfassende Dartsellung der psychologischen Forschung bei Kindern mit IB und gleichzeitig autistischer Symptomatik kann auf die Arbeit von Innerhofer und Klicpera (1988) verwiesen werden. Eine anschauliche Darstellung von praktisch-therapeutischen Handlungsmöglichkeiten zu diesem Störungsbild findet sich bei Rollett und Kastner-Koller (1994).

Die Schwierigkeiten, die manchmal im Bereich der sozialen Anpassung bei Menschen mit IB zu beobachten sind, wurden teilweise auf einen relativen Mangel des „sozialen Bewußtseins" bei diesen selbst zurückgeführt (Greenspan und Schoultz, 1981; Smith, Valenti-Hein und Heller, 1985). Bezüglich sozial-adaptiver Fertigkeiten wiederum konnte Warren (1991) feststellen, daß die Leistungen aus der „Social Performance Survey Schedule" (Matson, Helsel, Bellack und Senatore, 1983) signifikant positiv mit Leistungen im Erkennen und mit Leistungen im Verbalisieren von emotionalen Qualitäten bezogen auf mimisches Ausdrucksverhalten korrelierten. Die Hintergünde zur Entstehung der Schwierigkeiten in der sozialen Anpassung bleiben vorerst aber unklar. Möglicherweise stehen Defizite beim Erkennen externer emotionaler Reize in Zusammenhang mit Schwierigkeiten, bestimmte soziale Kompetenzen zu erlernen. Weiter kann nicht ausgeschlossen werden, daß reduzierte soziale Kompetenzen unter anderem mit reduzierten Copingmechanismen bzw. Copingstrategien einhergehen. Daraus ableitend wäre ein Risikofaktor für erhöhte emotionale Vulnerabilität, sprich psychopathologische Auffälligkeiten, nicht von vornherein auszuschließen.

6.2 Emotions-Spezifität: Stand der Forschung

In weiterer Folge sollen nun die wichtigsten Forschungsergebnisse aus psychologischen Untersuchungen zur Dekodierung emotionaler Qualitäten bei Menschen mit IB dargestellt werden.

Eine detailliertere Besprechung erfolgt für jene Untersuchungen, die bei jugendlichen und erwachsenen Menschen mit IB durchgeführt wurden. In den berichteten Untersuchungen waren Menschen mit Autismus und gleichzeitiger IB wegen der bei diesen Menschen bekannten spezifischen Problematik im emotional-affektiven Bereich ausgeschlossen. Die in der nachstehenden Besprechung verfolgte Systematik bezieht sich auf Aspkete methodologischer Genauigkeit und Designstärke, wie etwa Benutzung von Kontrollgruppen oder Kontrollmaterial. Mittels dieser Darstellungsform wird eine bessere Vergleichbarkeit der Ergebnisse aus den einzelnen Untersuchungen angestrebt.

6.2.1 Erste experimentelle Befunde

In einer frühen Untersuchung von Levy, Orr und Rosenzweig (1960) wurden Menschen mit leichter Intelligenzminderung und eine altersgleiche psychiatrische Patientengruppe berücksichtigt. Die Aufgabe bestand darin an Hand von photographischen Porträts glückliche und unglückliche Gesichter hinsichtlich der Intensität der dargestellten Emotion miteinander zu vergleichen und zu beurteilen. In beiden Gruppen konnten vergleichbare Leistungen gefunden werden, wobei die Gruppe mit Intelligenzminderung in den Leistungen eine höhere Schwankungsbreite aufzeigte. Sowohl Harris (1977) als auch Iacobbo (1977) untersuchten die Fähigkeiten der Wiedererkennung von emotionalen Gesichtsausdrücken über Photographien, indem die Versuchspersonen jene Porträts bestimmten, die am ehesten zu bestimmten Bildgeschichten mit eindeutigem emotionalen Inhalt paßten. In beiden Untersuchungen zeigten sich vergleichbare Resultate. Die Versuchsgruppe – jene mit Intelligenzminderung – erzielte bei dieser Aufgabe jeweils signifikant weniger gute Leistungen, verglichen mit der nach dem chronologischen Alter gepaarten Kontrollgruppe. In einer weiteren Untersuchung (Gray, Fraser und Leudar, 1983) wurden jungen erwachsenen Menschen mit mittelgradiger bis schwerer Intelligenzminderung Geschichten vorgelesen. Nach jeder Geschichte wurden den Versuchspersonen standardisierte Photos mit sechs verschiedenen emotionalen Gesichtsausdrücken vorgelegt. Es sollte jenes Photo bestimmt werden, welches am besten zur Geschichte paßte. Hier konnten keine Korrelationen zwischen Schweregrad der Intelligenzminderung und der Fähigkeit, den passenden Gesichtsausdruck zuzuordnen, gefunden werden. In ihrer Publikation heben die Autoren die Beobachtung hervor, daß die Versuchspersonen besondere Schwierigkeiten bei „emotionalen Inhalten mit hoher Intensität" sowie „dem Zurückweisen von Emotionen" (S. 570) zeigten. In den zitierten Studien wurden keine Kontrollgruppen mit vergleichbarem MA verwendet. Auch wurden die Effekte von aufgabenspezifischen Schwierigkeiten, die unabhängig von jenen die mit der Wiedererkennung von Emotionen stehen, nicht über Kontrollaufgaben geprüft. Für eine stringente und kongruente Interpretation erweisen sich diese Resultate demnach als schwierig.

Brosgole, Gioia und Zingmond (1986) verwendeten in ihrer Untersuchung schematische Tierzeichnungen mit einer Mischung aus emotionalen Gesichtsausdrücken und Körperhaltungen und verglichen Kinder und Jugendliche mit leichten bis schweren Formen von IB mit einer Gruppe nicht behinderter Kinder mit vergleichbarem MA. Zur Überprüfung der Dekodierung des emotionalen Inhaltes wurde das Zeigen auf glückliche, traurige oder zornige Tier herangezogen. Versuchspersonen mit schwerer Intelligenzminderung zeigten aber niedrige Leistungen. Dagegen erzielten die Versuchspersonen mit leichter Intelligenzminderung fast ähnliche Leistungen wie die nicht behinderte Kontrollgruppe. In einer Untersuchung von Maurer und Newbrough (1987) wurde eine Gruppe mit leichter bis mittelgradiger Intelligenzminderung (Mittelwert im IQ von 54) mit einer Gruppe nicht behinderter Menschen mit vergleichbarem chronologischem Alter (CA) hinsichtlich ihrer Leistungen untersucht, über Diapositive präsentierte Gesichtsausdrücke richtig zu bestimmen. Sie fanden, daß die nicht behinderten Versuchspersonen deutlich erfolgreicher in der Identifikation von glücklichen, zornigen und neutralen Gesichtern waren. Die Leistungen im Erkennen von Gesichtsausdrücken mit traurigen Inhalten zeigten dagegen keine Unterschiede zwischen den zwei Gruppen. Bei einer näheren Analyse zeigte sich aber ein qualitativer Unterschied hinsichtlich der Emotion „traurig". Die nicht behinderten Versuchspersonen verwechselten häufig die neutralen und die traurigen Gesichtsausdrücke, die Versuchspersonen mit IB dagegen neigten dazu zornige mit traurigen Gesichtern zu verwechseln.

Die Studie von Marcell und Jett (1985) verdient allein schon wegen der Kreativität in der Auswahl des Stimulusmaterials aber auch wegen des originellen Versuchsplanes Beachtung. Sie untersuchten bei Kindern und Jugendlichen mit IB die Fähigkeit der Wiedererkennung von Emotionen, die über die Lautsprache geäußert wurden. Es wurde eine Kontrollgruppe mit nicht behinderten Kindern mit vergleichbarem MA berücksichtigt. Von allen Versuchspersonen waren in einem Prä-Test die Fähigkeiten der Zuordnung der mitgeteilten Attribute „glücklich", „traurig", „ängstlich" und „zornig", bezogen auf vorgelegte Personenbilder in den entsprechenden Kontexten, bestimmt worden. Daraufhin wurde den Versuchspersonen über Tonbänder von einer weiblichen Stimme in französischer Sprache, die für alle Versuchspersonen eine nicht bekannte Sprache darstellte, Textpassagen vorgespielt, welche die vier verschiedenen emotionalen Qualitäten wiedergaben. Die Versuchspersonen waren aufgefordert das jeweils zu dem Ton passende Personenbild auszuwählen. Die Menschen mit schwerer IB konnten die Aufgabe nicht bewältigen. Die Menschen mit leichter IB (mittlerer IQ-Wert von 57) zeigten dagegen so gute Leistungen wie die Kontrollgruppe. Innerhalb der behinderten Versuchsgruppe fand sich eine positive Korrelation mit der Leistung sowohl für das CA als auch für den IQ.

Die Vergleichsanstellung zwischen den Leistungen der behinderten Versuchsgruppe und der nicht behinderten Kontrollgruppe enthält aber in jeder der einzelnen Studien fundamentale Einschränkungen, und zwar dahingehend, daß in den Untersuchungen kein Material zur Kontrolle von nicht emotionsbezogenen Aufgabenschwierigkeiten berücksichtigt wurden. Die zur Erstellung von sogenannten „matched" Kontrollgruppen verwendeten Verfahren waren verglichen mit den bei der Bestimmung der Leistung im Erkennen emotionaler Inhalte verwendeten Materialien eigentlich sehr verschieden. Somit ist eine Beurteilung, ob Menschen mit IB in der Bewältigung von wahrnehmungsbedingten, kognitiven oder sprachlichen Aufgabenschwierigkeiten in ihren Fähigkeiten vergleichbar oder unterschiedlich zu den nicht behinderten Versuchspersonen waren, letztlich unmöglich. Diese methodologische Schwäche grenzt die Aussage bezüglich der Fähigkeit der Erkennung oder der Wiedererkennung von emotionalen Inhalten bei Menschen mit IB letzlich stark ein. Als Problem wirkt es sich insbesonders dann aus, wenn derart gewonnene Resultate verwendet werden, um ein Defizit in der Erkennung von emotionalen Inhalten bei Menschen mit IB nachzuweisen. Es kann aber sicher angenommen werden, daß die Fähigkeit zur Dekodierung emotionaler Gesichtsausdrücke in Funktion zum Schweregrad der IB steht. Andererseits kann aber nicht ausgeschlossen werden, daß das doch deutlich höher liegende CA der Versuchsgruppe mit anderen Faktoren der Aufgabenstellung und Aufgabenleistung einhergeht, als dies in der Kontrollgruppe der Fall ist, wodurch potentielle Probleme möglicherweise unerkannt blieben.

In den folgenden dargestellten Untersuchungen wurde versucht einige der eben genannten Problembereiche durch methodische Maßnahmen einzugrenzen.

6.2.2 Bedeutung parallelisierter Kontrollgruppen sowie von Kontrollmaterial

Hobson, Outson und Lee (1989) planten als erste eine Untersuchung, in welcher die weiter oben angeführten Kritikpunkte teilweise berücksichtigt werden sollten. Die Versuchsgruppe umfaßte 21 jugendliche und jüngere erwachsene Menschen mit leichter Intelligenzminderung. Aus der Versuchsgruppe waren Menschen mit autistischen Merkmalen und solche, die sensorische Beeinträchtigungen aufwiesen, ausgeschlossen. Die Kontrollgruppe bestand aus 21 nicht behinderten Kindern (Schulalter), welche hinsichtlich ihrer Ergebnisse aus der „British Picture Vocabulary Scale" (BPVS) (Dunn, Dunn & Whetton, 1982) auf individueller Ebene den Personen aus der Versuchsgruppe zugeordnet wurden. Von allen Personen lagen somit die Leistungen aus dem Sprachverständnistest vor. Zusätzlich wurden die Leistungen aus dem Raven Test (Raven, 1960) bei allen Personen erhoben. Die Leistungen der zwei Gruppen waren hinsichtlich der beobachteten Mittelwerte aus diesen zwei psychodiagnostischen Verfahren sehr ähnlich.

Stimulusmaterial

Als Material kamen vier verschiedene Tests aus dem audio und visuellen Bereich zur Erkennung von Emotionen (ET) und sechs Verfahren zur Erkennung von Objekten oder Ereignissen, sogenannte „non-emotion tasks" (N-ET) zur Anwendung. Durch die höhere Anzahl von N-ET sollte es im nachhinein ermöglicht werden, jene vier Kontrollaufgaben zu bestimmen, die von der Itemschwierigkeit her am besten mit den ET Aufgaben zu vergleichen waren. In jeder Aufgabe wurde den Teilnehmern nacheinander sechs 10-Sekunden-Laute über Tonband vorgespielt. Nach jedem Item sollten die Personen aus einem Set von sechs Photoporträts (insgesamt 10 Sets) jenes auswählen, welches am besten zum präsentierten Laut paßte. Die ET Tonbänder enthielten von männlichen Personen vorgetragene Laute zu folgenden emotionalen Ausdrücken: „glücklich", „traurig", „ängstlich", „verärgert", „überrascht" und „angeekelt". Die verschiedenen emotionalen Qualitäten wurden innerhalb und zwischen den Versuchspersonen in zufallsverteilter Form dargeboten. In einer Voruntersuchung waren die emotionalen Ausdrücke auf ihre Validität hin überprüft worden. Als emotional neutral wurden zwei Audioaufzeichnungen mit jeweils sechs kurzen Prosatexten angeboten, wobei die Texte hinsichtlich ihres emotional neutralen Inhaltes ausgewählt wurden. Diese Texte wurden von einer Schauspielerin in den sechs verschiedenen emotionalen Ausdrucksweisen auf Band gesprochen. Auch dieses Material wurde vorweg hinsichtlich der Validität überprüft und in der Untersuchung in zufallsverteilter Form dargeboten. Die sechs N-ET Tonbänder enthielten gleichfalls 10-Sekunden dauernde neutrale Laute mit folgenden Inhalten: sechs Geräusche von motorisierten Fahrzeugen, die Stimmen von sechs verschiedenen Vögeln, die Geräusche von sechs verschiedenen Elektrohaushaltgeräten, die Geräusche von sechs funktionierenden Gartengeräten, sechs verschiedene Wassergeräusche und sechs verschiedene durch Gehen auf unterschiedlichen Bodenoberflächen hervorgerufene Geräusche. Das emotionsbezogene Material bestand aus zwei Photosets zu je sechs Gesichtern (ein Set weiblich, das andere männlich), wiederum mit folgenden emotionalen Qualitäten: „glücklich", „traurig", „ängstlich", „verärgert", „überrascht" und „angeekelt". Die Photos wurden aus Ekman und Friesen (1975) ausgewählt. Die N-ET Tonbänder hingegen wurden mit sechs verschiedenen Sets von nicht direkt emotionsbeladenen Bildern begleitet. Es handelte sich dabei um Objekte aus dem Alltagsgebrauch, wie z. B. das Bild eines Kühlschrankes oder das eines Küchenmixers.

Durchführung

Die Untersuchung wurde in zwei, zeitlich um mehrere Stunden, auseinanderliegenden Abschnitten durchgeführt. Die Reihenfolge von ET Aufgaben und N-ET Aufgaben waren in den Abschnitten ausbalanciert. Die Versuchspersonen wurden über Imitationslernen unter gleichzeitiger Begleitung von einfachen sprachlichen Anweisungen entsprechend instruiert. Nach jedem Ton oder Geräusch legte der Versuchsleiter die entsprechende Bilderserie vor, und die Versuchsperson sollte das zum Geräusch passende emotionale Gesicht auswählen. Der Versuchsleiter verwendete während der Durchführung keine Begriffe, die mit den emotionalen Inhalten der Gesichter in Zusammenhang standen. Als ET Aufgaben fungierten zwei nicht verbale Tests und zwei Prosa-Tests. Hierdurch sollte die Aufrechterhaltung des Interesses der Versuchspersonen am Versuchsmaterial während der Untersuchung möglichst unterstützt werden. Es wurde angenommen, daß alle ET Aufgaben den Versuchspersonen ähnliche Fähigkeiten abverlangten.

Ergebnisse

In der Auswertung wurden zuerst jene zwei N-ET Aufgaben bestimmt, die sich hinsichtlich ihres Schwierigkeitsniveaus als zu verschieden von den ET Aufgaben zeigten. Es handelte sich dabei um die Geräusche von motorisierten Fahrzeugen und die Stimmen der Vögel. Beide Aufgaben zeigten sich als sehr leicht. Es ließen sich Deckeneffekte sowohl in der behinderten als auch in der nicht behinderten Gruppe beobachten. Dies verdeutlicht, daß die Instruktion und die Aufgabenanforderungen (Aufmerksamkeit, Gedächtnis und Bilder erkennen) von den Versuchspersonen zu meistern war. Die Ergebnisse einer Varianzanalyse (Diagnose x Aufgabe) für abhängige Stichproben zeigte signifikante Haupteffekte sowohl für Diagnose als auch für Aufgabe sowie eine signifikante Interaktion zwischen Diagnose x Aufgabe. Über Mittelwertsvergleiche konnte anschließend festgestellt werden, daß die Kontrollgruppe in den ET Aufgaben deutliche höhere Leistungen erzielte als die Versuchsgruppe. Demgegenüber zeigten sich die Leistungen der Versuchsgruppe in den N-ET Aufgaben gegenüber den Leistungen der Kontrollgruppe als nicht signifikant verschieden.

In der behinderten Gruppe konnten, anders als in der nicht behinderten Gruppe, keine signifikanten Korrelationen zwischen den Leistungen aus den ET Aufgaben und dem CA, bzw. den Werten aus dem Raven-Test, gefunden werden. Dagegen zeigte sich eine deutlich signifikante Korrelation zwischen den Leistungen der ET Aufgaben mit dem BPVS. Bei den N-ET Aufgaben waren die Leistungen der behinderten Gruppe mit dem CA beinahe signifikant korreliert. Auch hier lag keine signifikante Korrelation mit den Ergebnissen des Raven-Tests vor; dagegen war die Korrelation mit BPVS wieder signifikant. Nach Herauspartialisierung des Effektes der Leistungen aus dem Raven-Test blieben nur die Korrelationen in der behinderten Gruppe zwischen den Ergebnissen aus der BPVS und den beiden Aufgabentypen signifikant.

Diskussion

Die Autoren führen an, daß die signifikant höheren Schwierigkeiten in der Verarbeitung von ET Aufgaben verglichen mit N-ET Aufgaben eventuell auf die Aufgabenschwierigkeit an sich zurückgeführt werden könnten und nicht so sehr durch den emotionalen Informationsgehalt der Aufgabe bedingt seien. Das würde bedeuten, daß Menschen mit IB aufgrund der intellektuell-kognitiven Beeinträchtigung weniger gute Leistungen bei den schwierigeren Aufgaben zeigen. Um diese Position deutlich abzuschwächen können die Autoren drei stichhaltige Argumentationspunkte anführen. Zuerst ist anzumerken, daß die Aufgabentypen für die nicht behinderte Gruppe nicht signifikant leichter war als für die behinderte Gruppe. Hierdurch wird es unwahrscheinlich, daß das Schwiergkeitsniveau der Aufgaben die beobachteten Differenzen zwischen den Gruppen verursachte, dies unabhängig von der Diagnosegruppe. Zweitens die Verteilung der Ergebnisse war zwischen den beiden Diagnosegruppen und innerhalb der Aufgabentypen in etwa gleich. Die Standarabweichungen waren innerhalb eines Aufgabentyps für die Diagnosegruppen sehr ähnlich, woraus geschlossen werden kann, daß die Aufgaben auf jedem Schiergkeitsniveau als effektiver Test angesehen werden können. Drittens lagen die Leistungen der Versuchspersonen in jedem Aufgabentyp im Mittelbereich des maximal möglich zu erzielenden Wertes. Es ließen sich weder Decken- noch Bodeneffekte beobachten, so daß durch die Aufgabenschwierigkeit kaum Verzerrungen in den Resultaten entstehen konnten.

Ferner interessieren, welche Fehlermuster bei ET Aufgaben auftraten, und ob es diesbezüglich möglicherweise Unterschiede zwischen den Diagnosegruppen gibt. Beide Gruppen machten vergleichbar häufig Fehler bei der Erkennung von Lautqualitäten, die Überraschung ausdrücken. Hier wurden häufig „glückliche" Gesichter ausgewählt. Die meisten Fehlerreaktionen auf „ängstliche" Lautqualitäten waren die

Auswahl von „glücklichen" bzw. „überraschten" Gesichtern. Ein spezifischer Unterschied zwischen den beiden Diagnosegruppen konnte nur in Bezug auf „wütende" Lautqualitäten beobachtet werden. Hier wählten die nicht behinderten Personen vor allem „angeekelte" Gesichter aus, die behinderten Personen dagegen zeigten keine eindeutig gehäufte falsche emotionale Zuordnungsqualität.

Zusammenfassend läßt sich aus dieser Studie sagen, daß Menschen mit leichter IB (jugendliche und jüngere Erwachsene) im Vergleich zu einer Gruppe nicht behinderter Kinder, parallelisiert nach dem verbalen MA, weniger gut im Erkennen emotionaler Gesichtsausdrücke über emotionale Tonqualitäten sind. Der zwischen den Gruppen gefundene Unterschied in der Emotionserkennung kann als spezifisch angesehen werden, da behinderte und nicht behinderte Personen in der Verarbeitung von nicht-emotionalen Aufgaben vergleichbare Leistungen zeigen. Die bei falschen Reaktionen vorgefundenen Muster zeigten zwischen den Gruppen nur wenige Unterschiede, so daß eine Aussage zum Prozeß der Beurteilung aus den Daten nicht abgeleitet werden kann. Innerhalb der behinderten Gruppe korrelierte die Leistung der ET Aufgaben und der N-ET Aufgaben mit dem verbalen MA (BPVS), aber nicht mit dem non-verbalen MA (Raven-Test). In wieweit die gefundenen Unterschiede aber Auskünfte über Emotionserkennungsprobleme liefern, läßt sich wegen des verwendeten Materials, bei welchem es sich laut Aussagen der Autoren, um „Abstraktionen" von Menschen handelt, die sich emotional ausdrücken, nicht eindeutig ableiten.

6.2.3 Kontrolle von MA und CA sowie parallelisierte Kontrollgruppen und vergleichbares Kontrollmaterial

Rojahn, Rabold und Schneider (1995) gehen in ihrer Studie davon aus, daß die Hypothese der Emotions-Spezifität bisher nicht eindeutig für Menschen mit IB bestätigt werden konnte. Der Studie von Hobson et al. (1989) wird zwar eine gegenüber vorigen Untersuchungen deutliche Optimierung von methodischer Seite her zuerkannt. Doch das in der Studie verwendete nicht-emotionale Kontrollmaterial wird kritisiert, da es im Vergleich zum Zielmaterial (emotionale Inhalte) zu leicht gewesen sein könnte. Kritische Überlegungen gegenüber dem Kontrollmaterial lassen sich bereits in der Originalarbeit von Hobson et al. (1989) nachlesen. Hier wird beispielsweise erwähnt, daß es schwer sei, Kontrollmaterial zu finden, welches den gleichen Komplexitätsgrad wie das menschliche Gesicht aufweist. Rojahn, Rabold und Schneider (1995) planten somit eine Replikationsstudie und benutzten dabei anderes, verbessertes Versuchs- und Kontrollmaterial. Weiter wurde eine zusätzliche, altersgleiche Kontrollgruppe eingesetzt.

Die Versuchsgruppe (VG) bestand aus 16 Menschen mit IB mit einem Durchschnittsalter von 29,9 Jahren. Im IQ wurde ein Wert zwischen 40 und 70 als Aufnahmekriterium in die Versuchsgruppe definiert. Die Versuchspersonen zeigten keine sonstigen sensorischen oder physischen Beeinträchtigungen, welche einen Einfluß auf die experimentelle Aufgabenstellung hätte haben können. Auch waren sie gemäß den Eintragungen in ihrer Krankengeschichte frei von psychiatrischen Störungen und standen nicht in psychopharmakologischer Behandlung. Die nach dem MA parallelisierte Kontrollgruppe (MA-KG) umfaßte 16 nicht behinderte Kinder zwischen 6 und 12 Jahren. Diese Personen wurden gemäß dem „Peabody Picture Vocabulary Test-Revised" (PPVT-R; Dunn und Dunn, 1981) paarweise parallelisiert. Weiter wurden VG und MA-KG mit dem Raven-Test untersucht. Im Unterschied zu Hobson et al. (1989) wurde der Raven-Test nicht zur Parallelisierung verwendet, die Testergebnisse wurden lediglich als ein kognitives Kontrollmaß verwendet. Die erwachsene Kontrollgruppe (CA-KG) bestand aus 16 Personen ohne IB mit einem Durchschnittsalter von 24,1 Jahren.

Stimulusmaterial und Durchführung

Als Material wurde der „Penn Facial Discrimination Task" (PFDT) (Erwin, Gur, Gur, Skolnick, Mawhinney-Hee und Smailis, 1992) verwendet. Mit dem Material, bestehend aus Porträts, läßt sich die Beurteilung von emotionalen Gesichtsausdrücken (Emotions-Aufgabe) und die Beurteilung des Alters von Personen (Alters-Aufgabe) durchführen. Eine genauere Beschreibung des Testmaterilas erfolgt unter 6.3.3 weiter oben.

In vorausgehenden Untersuchungen konnte bereits nachgezeigt werden, daß der PFDT erfolgreich bei Personen mit leichter bis mittelgradiger Intelligenzminderung durchgeführt werden kann (Rojahn, Kroeger und McElwain, 1994). Zum PFDT liegen psychometrische Angaben sowohl für eine Personengruppe mit borderline Fähigkeiten im kognitiven Bereich als auch für eine Personengruppe mit IB vor. Der PFDT zeigte weder signifikante Leistungsunterschiede in Funktion zur Lateralität noch in Funktion zum Geschlecht der Versuchspersonen (Rojahn, Kroeger und McElwain, 1994). Die Versuchspersonen konnten verbal antworten, bzw. bei der VG und der MA-KG wurde zur Antworter-leichterung auch noch eine Vorlage benutzt, auf welcher „fröhlich", „traurig" und „normal" gedruckt war, bzw. für die Alters-Aufgabe stand „alt" oder „jung" bzw. „weder jung noch alt" auf dem Zettel. Unter den Adjektiven waren auf jedem Zettel zwei unterschiedlich große Striche angebracht, einer symbolisierte „ein wenig" und ein anderer symbolisierte „sehr viel". In der Emotions-Aufgabe sollte die Person den Emotionsausdruck beurteilen, in der Alters-Aufgabe war das Alter der Person auf dem Bild zu schätzen.

Die Untersuchung lief für die VG in zwei Phasen ab. Zuerst wurde der PFDT, und in der zweiten Phase wurden der PPVT-R und der Raven-Test durchgeführt. In der MA-KG wurden alle Untersuchungen in einer Sitzung durchgeführt.

Ergebnisse

Aus den Rohdaten wurden verschiedene Verhältniszahlen berechnet. Es wurden die insgesamt korrekten Antworten (IK) aus dem Verhältnis aller richtig erkannten Items, bezogen auf die Gesamtzahl der Items, gebildet. Als Sensitivität (SE) wurde das Verhältnis aller richtigen Antworten einer Emotionskategorie bzw. einer Alterskategorie in Relation zur Gesamtanzahl der Items der jeweiligen Kategorie bestimmt. Als Spezifität (SP) wurde in analoger Weise das Verhältnis für die neutralen Items (normal bzw. weder/noch) bestimmt.

Für die primäre statistische Analyse wurde eine zweifache Varianzanalyse für wiederholte Messungen verwendet; Gruppe x Aufgabe. Neben einer signifikanten Interaktion zwischen Aufgabe x Gruppe zeigten sich beide Haupteffekte (Gruppe und Aufgabe) als signifikant. Über weitere Analysen konnte nachgezeigt werden, daß in der Emotionsaufgabe die Leistungen der VG signifikant niedriger waren als jene der zwei anderen Gruppen. Die Leistungen der beiden Kontrollgruppen unterschieden sich in der Emotionsaufgabe aber nicht voneinander. In der Altersaufgabe konnten keine signifikanten Leistungsunterschiede zwischen der VG und der MA-KG gefunden werden. Dagegen unterschieden sich die Leistungen beider Gruppen aber signifikant von den Ergebnissen der CA-KG, die hier deutlich höhere Werte erzielten.

Hinsichtlich der Leistungen aus dem Raven-Test unterschieden sich die VG und die MA-KG signifikant voneinander, wobei die MA-KG deutlich höhere Werte in diesem Test erreichte. Auch nach Herauspartialisierung der Variable Raven-Test blieb der kritische Effekt für die

Interaktion Aufgabe x Gruppe signifikant. Die Haupteffekte (Aufgabe, Gruppe) waren nach dieser Anpassung nicht signifkant. Das bedeutet, daß die unterschiedlichen kognitiven Kompetenzen zwischen den Gruppen möglicherweise für die ursprünglich gefundenen Effekte mitverantwortlich waren. Die Unterschiede im kognitiven Bereich können aber für jene Leistungsunterschiede, die in Zusammenhang mit der Hypothese der Emotions-Spezifität stehen, als nicht kritisch betrachtet werden.

In einem weiteren Analyseschritt wurde nach möglichen Unterschieden in der Fehlerart zwischen den einzelnen Gruppen, getrennt nach den zwei Aufgabentypen, gesucht. Als Hauptergebnis konnte festgestellt werden, daß die erwachsene Kontrollgruppe (CA-KG) signifikant bessere Leistungen bei SE-F (Sensitivität-fröhlich) aufzeigt als die VG und die MA-KG. Die MA-KG unterschied sich in ihren diesbezüglichen Leistungen aber nicht von der VG. Hinsichtlich SE-T (Sensitivität-traurig) zeigten beide Kontrollgruppen (MA-KG und CA-KG) eine deutlich höhere Leistung als die behinderte VG. Zwischen den zwei Kontrollgruppen gab es keine Unterschiede. Für die Spezifität (SP) zeigte sich, daß die beiden erwachsenen Gruppen (VG und CA-KG) deutlich bessere Leistungen hervorbrachten als die Kindergruppe (MA-KG).

Eine analoge Auswertung erfolgte für die Altersaufgabe. Die erwachsene Kontrollgruppe zeigte sich hinischtlich der Beurteilung junger Gesichter, verglichen mit den Leistungen der beiden anderen Gruppen (VG und MA-KG), deutlich überlegen, zwischen welchen keine Unterschiede festgestellt werden konnten. Hinsichtlich der Beurteilung alter Gesichter zeigten beide erwachsenen Gruppen (VG und CA-KG) signifikant bessere Leistungen als die Kindergruppe. In den Leistungen zur Beurteilung von Gesichtern, die weder alt noch jung waren, konnten zwischen den drei Gruppen keine statistisch signifikanten Unterschiede nachgewiesen werden.

Diskussion

Das Hauptergebnis dieser Studie stellt in erster Linie eine Bestätigung der Ergebnisse aus der Untersuchung von Hobson et al. (1989) dar. Es konnte nachgewiesen werden, daß erwachsene Menschen mit IB bei der Dekodierung emotionaler Gesichtsausdrücke, verglichen mit Kindern und parallelisiert nach dem MA, signifikante Defizite aufzeigen, wogegen zwischen diesen beiden Gruppen aber keine Unterschiede in der Kontrollaufgabe gefunden wurden. Da durch die Wahl von Gesichtern für die Gestaltung der Kontrollaufgabe in der vorliegenden

Untersuchung das Problem der Kontextstruktur zwischen Untersuchungsaufgabe und Kontrollaufgabe deutlich reduziert werden konnte, können die Ergebnisse vorweg als eine klare Bestätigung zugunsten der Hypothese der Emotions-Spezifität im Bereich visuo-rezeptiver Informationsverarbeitung verstanden werden. Der Unterschied zwischen Versuchs- und Kontrollaufgabe bestand lediglich darin, daß die Versuchspersonen aufgefordert waren, einen von der Kontextstruktur her als gleichwertig anzusehenden Reiz, das einemal hinsichtlich seiner emotionalen Struktur, und das andere mal hinsichtlich seiner Zeitstruktur, dem Alter, zu verarbeiten. Aus der Analyse der falsch erkannten emotionalen Gesichtsausdrücken wird ersichtlich, daß Menschen mit IB eine deutlich höhere Schwierigkeit im korrekten Erkennen von neutralen Items in der Emotionsaufgabe haben, dies unabhängig vom Alter des Gesichtes auf dem Stimulusmaterial.

Zweifelsohne kann den Ergebnissen der Studie von Rojahn, Rabold und Schneider (1995), verglichen mit jener von Hobson et al. (1989), nicht zuletzt aufgrund der Verwendung eines methodisch sehr gut abgesicherten Untersuchungsmaterials, das innerhalb der gleichen Modalität bei Versuchs- und Kontrollmaterial bleibt, eine höhere interne Validität zugesprochen werden. Dies bedeutet aber noch nicht, daß sich aus diesen Ergebnissen theoretische Verallgemeinerungen, bzw. praxisrelevante Implikationen ableiten lassen.

Bisher gibt es noch wenig Erklärungen dafür, weshalb Menschen mit IB bei der Erkennung emotionaler Gesichtsausdrücke auf der Ebene des visuo-rezeptiven Systems, im Vergleich zu nicht behinderten Menschen auffällig sind bzw. spezifische Dekodierungsschwächen zeigen. Möglicherweise werden Kinder mit IB durch eine systematische Abweichung (Bias) des sozial-emotionalen Feedbackverhaltens ihrer Umgebung in der Entwicklung des Systems zur differenzierten Erkennung emotionaler Signale eingeschränkt, wie dies Rojahn, Rabold und Schneider (1995) andeuten.

6.2.4 Intervenierende Variablen

Bevor weitere Untersuchungen dargestellt werden, wird in Anlehung an Rojahn, Lederer und Tassé (1995) ein systematischer Überblick zu jenen Variablen geliefert, die in der Dekodierung emotionaler Stimuli intervenierenden Charakter haben können.

Geschlecht

In lediglich zwei Studienn wurde der Einfluß des Geschlechts der Versuchspersonen auf die Leistung in der Emotionserkennung untersucht (Maurer und Newbrough, 1987; Warren, 1992). In keiner dieser Studien konnten Geschlechtsunterschiede nachgewiesen werden. In der Arbeit von Rojahn, Lederer und Tassé (1995) empfehlen die Autoren die Variable Geschlecht als Kontrollvariable in Untersuchungen zu berücksichtigen und die Stichproben hinsichtlich dieser Variable vergleichbar zu halten. Bei der Auswertung der Antworten kann weiter empfohlen werden, das Geschlecht des Stimulusmaterials in Bezug zum Geschlecht der Versuchspersonen zu analysieren.

Alter

Rojahn, Rabold und Schneider (1995) führen in ihrer Arbeit eine völlig andere Interpretationsmöglichkeit für ihre eigenen Resultate an. An Stelle, daß die Resultate zur Bestätigung der Emotions-Spezifitäts Hypothese gesehen werden, könnten diese auch ein Beleg dafür sein, daß (1) sich normal entwickelnde Kinder in dem Alter spezifische Schwierigkeiten beim Erkennen von Altershinweisen über photographische Gesichter zeigen, und daß (2) bei Menschen mit IB eine allgemeine Schwäche beim Erkennen von emotionalen Gesichtsausdrücken über Photographien nachweisbar ist. Aus diesen zwei Überlegungen könnte eine „alters-spezifische" Hypothese für sich nicht auffällig entwickelnde, nicht behinderte Kinder vorgeschlagen werden. In weiterer Konsequenz würde dies aber auch bedeuten, daß die Emotions-Spezifitäts-Hypothese durch die Daten nicht unterstützt werden könnte. Rojahn, Rabold und Schneider bezeichnen diese Sicht als „konkurrierende Interpretation", die einer genaueren Untersuchung würdig sei. In verschiedenen Untersuchungen konnte nachgewiesen werden, daß das Alter einen bedeutenden Einfluß auf die Leistung der Emotionserkennung ausübt (Lambert und Defays, 1978; Thios und Rojahn, 1994). Iacobbo (1978) untersuchte jüngere und ältere Kinder (Jugendliche) mit und ohne IB. Einen Alterseffekt konnte er aber nur für die Gruppe der nicht behinderten Kinder nachweisen. Eine Kontrolle der Variable Alter wird für Untersuchungen zur Emotionserkennung empfohlen.

Intellektuell-kognitive Kompetenzen

In fast allen Studien an denen Personen mit IB teilnahmen, und wo es gleichzeitig möglich war, den IQ oder die Ergebnisse aus bestimmten

Untertests des IQ´s zu berücksichtigen, ließen sich positive Korrelationen zwischen intellektuell-kognitiven Variablen und der Variable Emotionserkennung nachweisen (Gray, Fraser und Leudar, 1983; McAlpine, Singh, Kendall und Ellis, 1992; Rojahn, Rabold und Schneider, 1995). In den meisten Studien waren Personen mit schweren und schwersten Formen von IB nicht berücksichtigt, da die Fähigkeit zur Dekodierung von Gesichtszügen in Funktion zum Schweregrad der IB steht.

Kontext des Stimulusmaterials

Es ist nicht bekannt, inwiefern die vorliegenden Laborbefunde sich sinnvoll auf reale Gegebenheiten generalisieren lassen. In der realen Umgebung ist das Indviduum zu einem gegebenen Zeitpunkt einer Vielzahl von Stimuli ausgesetzt, die es gemäß seiner Informationsverarbeitungskapazität benutzen kann. Dies ist im Vergleich zu Laborsituationen, wie etwa in den weiter oben berichteten experimentellen Untersuchungen, eindeutig verschieden. Auch die Verwendung von photographischen Gesichtsausdrücken bei der Dekodierung emotionaler Ausdrücke erscheint hinsichtlich der Verallgemeinerung der Resultate nicht unproblematisch. In der Realität steht zur Dekodierung eines emotionalen Gesichtsausdruckes nicht nur die in einem Bruchteil einer Sekunde bildlich festgehaltene und somit stark reduzierte und statische Informationsmenge zur Verfügung, sondern zur Dekodierung kann auf das plastische Gefüge eines zeitlich ablaufenden emotionalen Ausdrucksverhaltens zurückgegriffen werden. Das Individuum kann bei der Dekodierung von emotionalen Botschaften in der Regel auf Informationen aus verschiedenen Modalitätskanälen gleichzeitig zurückgreifen und diese für seine emotionalen Erkennungs- und Beurteilungsprozesse benutzen. Insofern bleibt kritisch zu fragen, inwiefern es sich bei den bisher gefundenen Ergebnissen, welche vordergründig als Bestätigung der Emotions-Spezifitäts-Hypothese bei Menschen mit IB gesehen werden können, nicht eventuell um Ergebnisse handelt, die durch eine künstliche, laborbedingte Deprivation bei der Dekodierung von emotionalen Ausdrücken hervorgerufen wurde. Das bedeutet, daß Menschen mit IB zur Bewältigung einer emotionalen Erkennungsaufgabe in der restriktiven Laborsituation besonders benachteiligt wären. Eine Erklärung für die Überlegenheit der Leistungen in der Erkennung von emotionalen Ausdrücken in Laborsituationen bei Menschen ohne IB könnte in Zusammenhang mit Unterschieden im Vorstellungsvermögen von Situationen mit visuell-emotionalem Gehalt vermutet werden. Diese Vermutung wird durch eine neuere Untersuchung von Courbois (1996) unterstützt, aus welcher hervorgeht, daß jugendliche Menschen mit IB, verglichen mit MA-parallelisierten nicht behinderten Kindern, deutlich schlechtere Leistungen in visuellen imagery Aufgaben zeigten. Darüberhinaus zeigte sich, daß zwischen den zwei Gruppen mit IB jene Personen noch schlechtere Ergebnisse in den mentalen Aufgaben hatten, bei denen eine organische Ursache für die Behinderung vorlag, dies im Vergleich zu einer Personengruppe, deren IB eher psychosozial bedingt war.

Eine weiterer Interpretationsansatz zu den von Rojahn, Rabold und Schneider (1995) gefundenen Ergebnissen ergibt sich möglicherweise aus weiterführenden, differenzierteren Überlegungen bezüglich des verwendeten Stimulusmaterials. Es ist zu hinterfragen, inwiefern die Bestimmung des Alters einer Person über eine Photographie, eine Aufgabenstellung welche in der Untersuchung als andersartige Aufgabe angesehen wurde, an sich nicht auch eine einfachere Aufgabe darstellt. Möglicherweise werden zur erfolgreichen Bearbeitung der Altersaufgabe weniger Hinweise benötigt, als bei der Bearbeitung von emotionalen Qualitäten. Dies bedeutet ferner, daß sich die Aufgabenarten, wie sie im Experiment verwendet wurden, im Vergleich zu einer realen Situation, grundsätzlich unterscheiden. Das heißt, die Altersbestimmung an Hand von Photographien entspricht weitaus mehr einer realen Situation. Dagegen würde die Bestimmung von Emotionen an Hand von Photographien deutlicher von der realen Situationen abweichen. Die Beurteilung eines Gesichtsausdruckes über ein Bild allein würde somit vermutlich eher neuartigen Aufgabencharakter darstellen, verglichen mit der Aufgabe der Beurteilung des Alters einer Person an Hand eines Bildes. Aus neuropsychologischer Sicht würde das bedeuten, daß beim Prozeß der Dekodierung emotionaler Qualitäten über das statische Bild nicht auf bisher hierfür verwendete funktionale Einheiten, bzw. auf ein bereits hierfür vorbereitetes (primed) neuronales Gewebe zurückgegriffen werden kann. Das heißt, daß die Informationsverarbeitung durch die Art der Aufgabe letztlich erschwert wird. Hierzu kommt noch, daß die Prozesse durch die bekanntlich generell langsamer ablaufende Informationsverarbeitung bei Personen mit IB zusätzlich verzögert werden können (Kail, 1992). Bei Personen mit IB könnte in einer solchen Situation die Umstellung, die hierdurch in der Informationsverarbeitung erforderlich wird, möglicherweise nicht so leicht durch andere Prozesse kompensiert werden. Hinweise hierfür gibt es in Zusammenhang mit der Aufmerksamkeitsintensität und deren Zuteilung bei der Durchführung von Aufgaben mit unterschiedlichem Schwierigkeitsgrad. Personen mit IB reagieren bei Zunahme in der Aufgabenschwierigkeit im Gegensatz zu nicht behinderten Kontrollpersonen nicht mit erhöhter Aufmerksamkeitszuwendung (Merrill und Peacock, 1994).

Diesen kritischen Überlegungen gegenüber dem Kontext des Stimulusmaterials bei Menschen mit IB, stehen aber eindeutige Befunde aus Untersuchungen bei nicht behinderten Personen gegenüber (Wallbott, 1988). Hier konnte gezeigt werden, daß der emotionale Ausdruck eines Gesichtes auch ohne Kontextinformationen herausgefunden werden konnte. In wieweit dies aber in vergleichbarem Ausmaß bei Menschen mit IB zutrifft, bleibt zu prüfen.

Aufgabenstellung

Der Effekt der Methoden, gemeint ist die Art der Aufgabenstellung, mit welcher die Emotionserkennung gemessen wird, wurde bisher nicht systematisch innerhalb einer Untersuchung überprüft. Doch ist nicht auszuschließen, daß die Ergebnisse aus den bisher durchgeführten Untersuchungen, unabhängig vom Stimulusmaterial, durch die verschiedenen Aufgabenstellungen geprägt wurden. Folgende bisher verwendete Methoden können dabei unterschieden werden: (1) „Discrimination": hier ist zwischen gleichen und ungleichen Stimulipaaren zu unterscheiden; (2) „Matching-to-sample" zu einem vorgebenen Ausgangsstimulus soll ein entsprechender Stimulus aus mehreren identifiziert werden; (3) „Rating": es ist das Ausmaß oder der Grad der emotionalen Intensität eines Stimulus zu schätzen; (4) „Labeling": der im Stimulusmaterial enthaltene emotionale Ausdruck ist zu benennen und (5) „Matching-to-sample (reverselabeling)": aus mehreren Gesichtern wird ein Stimulus ausgewählt, welcher beispielsweise zum Adjektiv „fröhlich" paßt. Der Aufgabenstellung dürfte größere Bedeutung beizumessen sein, da aus Neuroimaging Studien seit kurzem bekannt ist, daß bestimmte Aufgabenarten mit bestimmten neuronalen Aktivierungsmustern des Gehirns einhergehen (George, Ketter, Gill, Herscovitch und Post, 1993). Auch wenn zwei Aufgabenstellungen scheinbar sehr ähnlich sind, können sie in der Verarbeitung unterschiedliche zentralnervöse Ressourcen benötigen.

Analysestil

Ein anderer Aspekt, welcher bisher keine Berüksichtigung bei der Klärung der Emotions-Spezifitäts-Hypothese bei Menschen mit   IB fand, sind die Ergebnisse aus Studien zur Entwicklung der Dekodierung und Diskriminierungsfähigkeit von emotionalen Gesichtsausdrücken bei Kindern. Gemäß den Ergebnissen von Diamond und Carey (1977) beziehen sich Kinder bei einem solchen Diskriminierungsprozeß auf sehr klare und nur bestimmte Gesichtszeichen. In einem frühen Alter betrachten Kinder zur Diskriminierung von Gesichtsausdrücken vor allem die entsprechenden Kennzeichen aus den Mund- und den Augenpartien an. Ältere Kinder setzen dabei auf eine konfigurale Diskriminierung, das bedeutet, sie beziehen ihre Information zur Analyse des Gesichtsausdruckes über das ganze Gesicht. Da für das korrekte Zuordnen von emotionalen Gesichtsausdrücken häufig eine konfigurale Analyse benötigt wird, sind jüngere Kinder weniger genau bei der Benennung und der Erkennung von emotionalen Gesichtsstimuli (Carey, Diamond und Woods, 1980). Weiter ist bekannt, daß Vorschulkinder zur Entschlüsselung von emotionalen Gesichtsstimuli bei der Analyse nicht immer den Focus auf die gleichen Teile des Gesichts legen (Walden und Field, 1992). Der Analysestil bzw. die Dekodierungsstrategien sind in den Untersuchungen, die an Menschen mit IB durchgeführt wurden, bisher, mit Ausnahme der weiter unten berichteten Studie von Chertkoff-Walz und Benson (1996), nicht berücksichtigt worden .

Emotionskategorien und Kontrollaufgaben

Von jenen emotionalen Qualitäten, die bisher bei Menschen mit IB untersucht wurden, kann die Emotion „fröhlich" als die am leichtesten zu dekodierende angesehen werden. Darüberhinaus bleibt „fröhlich" aber eine valide Kategorie, da sie zwischen Personen mit verschiedenen kognitiven Niveaus gut differenzieren kann. Bei den bisher untersuchten emotionalen Qualitäten handelt es sich um „fröhlich" bzw. „freuen", „traurig", „ängstlich", „wütend" bzw. „böse", „überrascht", „angeekelt", „erwartungsvoll", „anerkennend", „gefühllos" und „neutral" bzw. „normal".

Über Kontrollaufgaben läßt sich eine Aussage machen, inwiefern die Leistung der Emotionserkennung in Zusammenhang mit kognitiven Anforderungen der Aufgabe, oder im Zusammenhang mit dem affektiven Inhalt steht. Die wenigsten der weiter oben vorgestellten Untersuchungen verwendeten Kontrollmaterial. Wird aber Kontrollmaterial verwendet, so bleibt zu prüfen, ob dieses Material von seinem Komplexitätsgrad vergleichbar zum Versuchsmaterial ist, bzw. ob die Kontroll- und Versuchsstimuli unterschiedliche Modalitäten beanspruchen.

6.3 Psychische Auffälligkeiten und Emotions-Spezifität

Ein weiterer Aspekt, der in den bisher berichteten Untersuchungen zur Emotionserkennung bei Menschen mit IB nicht berücksichtigt, bzw. explizit ausgegrenzt wurde, ist der Aspekt psychische Störungen bzw. psychopathologische Auffälligkeiten, welcher eine zusätzliche Personencharakteristik darstellt. In weiterer Folge wird diese Thematik zu beleuchten versucht, wobei die empirische Darstellung an Hand einer vom Autor konzipierten Untersuchung erfolgt.

Die vorliegenden Ergebnisse zur Emotions-Spezifitäts Hypothese bei Menschen mit IB besagen, daß diese Personengruppe im Vergleich zu nicht behinderten Kontrollgruppen größere Schwierigkeiten bei der genauen Erkennung von emotionalen Gesichtausdrücken vorweisen. Inwiefern es im Dekodieren von gefühlsmäßigen Gesichtsausdrücken auch Unterschiede zwischen einzelnen Untergruppen von erwachsenen Menschen mit IB – Autismus ausgeschlossen – gibt, wurde bislang nicht geklärt. Wie bereits an verschiedenen Stellen angeführt, erscheint es naheliegend, die genannten Kompetenzen bei Menschen mit IB, die zusätzlich Träger von psychopathologischen Symptomen sind, mit den diesbezüglichen Leistungen von Menschen mit IB, die frei von entsprechenden Symptomen sind, vergleichend zu untersuchen. Dies könnte auch dazu beitragen, die bisher vorliegenden Daten zur Emotions-Spezifitäts Hypothese bei Menschen mit IB in einem anderen Kontext zu sehen und zu verstehen.

Zum Thema psychopathologischer Auffälligkeiten, so wie in dieser Arbeit verstanden, liegen bezüglich der Dekodierung von emotionalen Gesichtsausdrücken zwei Studien vor, die bei Menschen mit IB durchgeführt worden sind. Die erste bezog sich auf Personen mit depressiven Symptomen, in der zweiten Untersuchung wurden Personen mit Verhaltensstörungen berücksichtigt.

Aus der Untersuchung von Warren (1992), in welcher Personen mit IB, mit und ohne depressive Symptomatik berücksichtigt wurden, werden paradoxe Ergebnisse berichtet. Die Gruppe mit hohen Depressionswerten zeigte gegenüber der Gruppe mit niedrigen Depressionswerten signifikant höhere Leistungen in den insgesamt korrekt erkannten Emotionskategorien. Unter Berücksichtigung demographischer Hintergrundinformationen bezüglich der in dieser Untersuchung verwendeten Stichprobe schließen Rojahn, Lederer und Tassé (1995) eine systematische Verzerrung der Ergebnisse, bedingt durch einen Stichprobenfehler, nicht aus. Weiter konnte nachgewiesen werden, daß die zwei Gruppen sich hinsichtlich der IQ-Werte signifikant von einander unterschieden. Zu dieser Thematik scheint eine Replikationsstudie erfoderlich.

In einer rezenten Untersuchung von Chertkoff-Walz und Benson (1996) wurden erwachsene Menschen mit IB mit und ohne Verhaltensstörungen hinsichtlich der Verarbeitung von emotionalen Gesichtsstimuli untersucht. Dabei berücksichtigten sie einerseits eine Gruppe von Personen, die Verhaltensstörungen zeigten (stark aggressive Verhaltensweisen) und eine Gruppe ohne aggressive Verhaltensprobleme. Die "Pictures of Facial Affect" (Ekman und Friesen, 1976) dienten als Emotionsmaterial. Als Kontrollmaterial dienten Photos mit Szenen aus dem Alltagsleben (z. B. Telefonieren). Die Analyse der Daten brachten keine signifikanten Ergebnisse zwischen den zwei Gruppen hinsichtlich den Leistungen in den zwei Aufgabetypen (overall correct response) hervor. Es ließ sich nur ein signifikanter Aufgabeneffekt mit höheren Leistungen in der nicht-emotionalen Aufgabe nachweisen. Diese Aufgabenstellung dürfte auch leichter gewesen sein, da die Versuchspersonen aufgefordert waren, das zu benennen, was die Menschen auf dem Kontrollbild taten (Kontextproblematik des Kontrollmaterials). Es zeigten sich über die zwei Gruppen aber deutliche Unterschiede hinsichtlich der Anzahl der korrekten Nennungen in den einzelnen Emotionskategorien. Am häufigsten wurden glückliche (98,7 %), traurige (76,9 %) und wütende (69,2 %) Gesichtsausdrücke richtig erkannt. Die Qualitäten Angst und Überraschung wurden zu je 33,3 Prozent richtig erkannt, und am häufigsten irrten die Versuchspersonen bei der Kategorie angeekelt, mit lediglich 6,4 Prozent richtiger Antworten. Aus kovarianzanalytischen Untersuchungen konnte ermittelt werden, daß aggressive Versuchspersonen im Vergleich zu nicht aggressiven Versuchspersonen bei falsch erkannten Bilder, diese signifikant häufiger mit den Kategorien wütend und traurig verwechselten. Eine Auswertung der während des Test erhobenen qualitativen Daten zur individuellen Erkennungsstrategie der einzelnen Versuchspersonen zeigte, daß die falschen Antworten bei glücklichem, traurigem und überraschtem Gesichtsausdruck in der Mehrzahl auf eine Strategie zurückgeführt werden konnten, bei welcher im Zentrum eine Analyse der Mundpartie und nicht der Augenpartie erfolgte. Nach diesen Beobachtungen haben isolierte Verhaltensstörungen, im vorliegenden Fall aggressives Verhalten, keinen Einfluß auf die Leistung der Emotionserkennung bei erwachsenen Menschen mit IB.

6.3.1 Begründung der Fragestellung und Feststellung der Durchführbarkeit

Begründung

Erstens ist aus der psychiatrischen Forschung der Allgemeinpopulation eine Schwäche in der Erkennung von emotionalen Gesichtsausdrücken seit längerer Zeit bekannt, welche in Fachkreisen mit prosopoaffektive Agnosie bezeichnet wird. Dieses Phänomen ließ sich für verschiedene psychiatrische Diagnosegruppen nachweisen, wie z. B. bei Depression (Cutting, 1981; Feinberg, Rifkin, Schaffer und Walker, 1986; Gur, Erwin, Gur, Zwil, Heimberg und Kraemer, 1992), oder bei Schizophrenie (Feinberg et al., 1986; Heimberg, Gur, Erwin, Shtasel und Gur, 1992) und bei seniler Demenz (Brosgole, Gioia und Zigmond, 1986). Dies berechtigt die Frage, inwieweit bei Menschen mit IB die zusätzlich psychopathologische Symptome aufweisen, eventuell ähnliche Auffälligkeiten in der Verarbeitung emotionaler Gesichtsstimuli vorliegen.

Zweitens geben die Prävalenzzahlen für psychopathologische Symptome und Störungen in der Population der Menschen mit IB genügend Anlaß, Vermutungen zur Erklärung der möglichen Ursachen für diese im Vergleich zur Allgemeinpopulation hohen Zahlen anzustellen. Gegenüber den bisher eher diffusen Erklärungen, wie jene, daß Menschen mit IB generell eine allgemein höhere Vulnerabilität für psychiche Störungen haben, ein Erklärungsansatz der in dieser sehr allgemein gehaltenen Form keinen großen Aufklärungswert hat, könnte durch die Überprüfung der Emotions-Spezifitäts Hypothese eine spezifischere Aussage getroffen werden.

Drittens weisen die in Kapitel 4 hervorgehobenen Probleme traditioneller diagnostischer Ansätze zur Erfassung von psychischen Störungen und Verhaltensstörungen bei erwachsenen Menschen mit IB deren Grenzen. Eine Weiterentwicklung und Verbesserung in der diagnostischen Abklärung könnte möglicherweise durch die Erprobung von neuartigen diagnostischen Ansätzen erreicht werden. In diesem Zusammenhang wäre eine Klärung interessant, inwieweit Schwächen in der Erkennung von emotionalen Gesichtsausdrücken eventuell als Marker für eine gleichzeitig auftretende psychische Störung bei Menschen mit IB gesehen werden kann (vergleiche etwa den Vorschlag von Rojahn, Lederer und Tassé, 1995), bzw. welche Bedeutung ein solcher Marker in Zusammenhang mit psychohygienischen Maßnahmen für die Population der Menschen mit IB einnimmt.

Viertens konnte in einer rezenten Studie nachgewiesen werden, daß bei erwachsenen Personen mit IB mit und ohne aggressive Verhaltensstörungen keine Unterschiede in den Leistungen des korrekten Erkennens von emotionalen Gesichtsausdrücken feststellbar sind (Chertkoff-Walz und Benson, 1996). Noch ungeklärt ist, inwiefern durch psychische Auffälligkeiten die Leistungen der Emotionserkennung bei Menschen mit IB beeinflußt werden.

Mit der folgenden Untersuchung sollte geklärt werden, inwieweit das korrekte Erkennen von emotionalen Gesichtausdrücken bei erwachsenen Menschen mit IB durch psychische Auffälligkeiten erschwert wird. Die Unterteilung der untersuchten Gruppen erfolgte hierbei nach psychopathologischen Gesichtspunkten.

Feststellung der Durchführbarkeit

Die inhaltliche Zielsetzung der Untersuchung, Durchführungsformen und angewendete Untersuchungsmethoden wurden in jener Behindertenorganisation vorgestellt und besprochen, bei welcher bereits die in Kapitel 2 erwähnte epidemiologische Studie zu psychopathologischen Auffälligkeiten durchgeführt werden konnte. Das Untersuchungskonzept wurde von den verantwortlichen Personen der Trägerorganisation hinsichtlich bestimmter Kriterien aus deren Grundsatzprogramm zur Arbeit zugunsten von Menschen mit IB überprüft und genehmigt.

6.3.2 Nominierung und Selektion der Versuchspersonen

Die Versuchspersonen stammen alle aus verschiedenen Tagesstrukturen der gleichen Trägereinrichtung aus einer Großstadt. Für die vorliegende Fragestellung sollten zwei Gruppen zusammengestellt werden. In der einen, der Versuchsgruppe (VG) werden jene Personen zugeteilt, bei welchen klinisch relevante Symptome zu psychischen Auffälligkeiten mit oder ohne Verhaltensauffälligkeiten vorliegen, und die zweite Gruppe, die Kontrollgruppe (KG), umfaßt jene Personen, die hinsichtlich psychischer Auffälligkeiten als völlig unauffällig beurteilt werden konnten, bzw. bei denen lediglich geringfügige Verhaltensauffälligkeiten vorlagen.

Vorweg dienten die Ergebnisse aus der epidemiologischen Untersuchung, wie in Kapitel 2 erwähnt, als eine erste Orientierung bei der Auswahl der Versuchspersonen. Zur Nominierung der Personen in die Auswahlgruppe für die VG wurde das aus der Epidemiologie Studie zur

Anwendung gekommene Kriterium für psychopathologisch auffälliges Verhalten angewendet. Zur Nominierung für die KG wurden jene Personen herangezogen, welche aus der Epidemiologie Studie von beiden Beurteilern hinsichtlich einer möglichen psychischen Symptomatik als völlig unauffällig eingestuft wurden. Da die Angaben aus der Epidemiologie Studie durchschnittlich ein dreiviertel Jahr zurück lagen (Zeitpunkt 1), war es notwendig, diese Daten hinsichtlich ihrer Aktualität zu überprüfen (Zeitpunkt 2). Dies wurde durch ein kurzes Interview garantiert, in welchem, ähnlich wie in einem Glossar, eine kurze, konkrete und beispielhafte Beschreibung zu psychischen Auffälligkeiten bzw. Verhaltensauffälligkeiten erfolgte. Diese Beschreibung erfolgte auf der Basis der Items aus den hierfür relevanten Skalen des von Weber (1994b) adaptierten „Gerontological Questionnaire" (GQ) (Haveman, Maaskant, Van Schronstein-Lantman, Urlings und Kessels, 1994). Zur Einschätzung der psychischen Auffälligkeiten sollte auf eine Kombination von gravierenderen Abweichungen aus den Bereichen Apathie, Anpassungsverhalten, Irritierbarkeit, Verwirrtheit, Dösen, Angst, Weinen, sich unglücklich fühlen, mißtrauisches Verhalten, schlechter Appetit und unbestimmte körperliche Beschwerden geachtet werden. Für Verhaltensauffälligkeiten sollte zur Einschätzung vor allem die Kategorien selbstverletzendes Verhalten, stetig wiederkehrende Episoden von Schreien und Heulen, unruhiges bzw. aufgeregtes Verhalten, Nörgeln, Schimpfen, anderen Personen absichtlich körperlich weh tun, andere Personen durch Worte oder körperliche Gesten bedrohen, Stereotypien im Umgang mit Objekten, Lautstereotypien bzw. Stereotypien in der Sprache und stereotype Bewegungsmuster berücksichtigt werden.

Das Interview wurde im Anschluß an die Hauptuntersuchung mit den zwei Betreuern durchgeführt. Lagen sich eindeutig widersprechende Ergebnisse aus den zwei Beurteilungszeitpunkten vor, so war die aktuelle Beurteilung für die endgültige Zuordnung entscheidend. Entsprechend dieser Vorgangsweise konnten sowohl in der VG, als auch in der KG jeweils 31 Personen zugeteilt werden. Die näheren Angaben zu der Verteilung der Versuchspersonen kann aus Tabelle 9 entnommen werden. Von den 31 Personen die gemäß der aktuellen Beurteilung als psychisch auffällig, mit oder ohne Verhaltensauffälligkeiten, eingestuft wurden, sind zum ersten Zeitpunkt der Beurteilung des psychischen Zustandes lediglich 2 Personen (6,4 Prozent) als „unauffällig" beurteilt werden. 5 Personen (16,1 Prozent) wurden zu diesem Zeitpunkt als „verhaltensauffällig" beschrieben. Es kann also davon ausgegangen werden, daß es sich bei der großen Mehrzahl der Personen der Versuchsgruppe um Menschen handelt, die bereits über einen längeren Zeitraum unter psychischen Auffälligkeiten mit oder ohne Verhaltensauffälligkeiten leiden.

Eine vergleichende Vorgangsweise wurde auch zur endgültigen Aufnahme in die Kontrollgruppe vorgenommen. Hier zeigte sich bei 25 Personen (80,7 Prozent) eine Übereinstimmung zwischen der Beurteilung „symptomfrei" bzw. „verhaltensauffällig" zu den zwei Beobachtungszeitpunkten. Lediglich eine Person (3,2 Prozent) der Kontrollgruppe wurde zum ersten Untersuchungszeitpunkt als „psychisch auffällig" diagnostiziert. Von der Kontrollgruppe wurden zum zweiten Zeitpunkt der Erfassung der Auffälligkeiten 6 Personen als „verhaltensauffällig" angesehen (19,3 Prozent) gegenüber 4 (12,9 Prozent) aus der Untersuchung des ersten Zeitpunktes. Für die Zurodnung war auch hier bei widersprüchlicher Beurteilung zwischen den zwei Untersuchungszeitpunkten die aktuelle Einschätzung entscheidend.

Personen, die in ihrer Kindheit als sogenannte „Autisten" diagnostiziert wurden, wurden nicht in der Untersuchung berücksichtigt. Von einem ophthalmologischen Gesichtspunkt waren die Versuchpersonen unauffällig, bzw. ihre Sehschwäche war durch entsprechende Mittel korrigiert. Die Zuordnung der als rein „verhaltensauffällig" diagnostizierten Personen in die Gruppe der Personen ohne psychopathologische Auffälligkeiten kann unter Bezugnahme auf die Ergebnisse der Untersuchung von Chertkoff-Walz und Benson (1996) begründet werden.

Tab. 9: *Zusammensetzung von Versuchs- (VG) und Kontrollgruppe (KG) hinsichtlich der Auffälligkeiten*

Versuchsgruppe psychisch auffällig n (%)	psychisch- und verhaltensauffällig n (%)	gesamt n
15 (48,4 %)	16 (51,6 %)	31

Kontrollgruppe symptomfrei n (%)	verhaltensauffällig n (%)	gesamt n
25 (80,7 %)	6 (19,3 %)	31

Die Kennwerte zu den Personencharakteristika Alter und Geschlecht von VG und KG sind in Tabelle 10 zusammengefaßt. Hinsichtlich der Variable Alter unterscheiden sich VG und KG statistisch nicht signifikant voneinander (t-Test: t = -0,01; df = 60; p = 0,989). Trennt man die untersuchten Personen sowohl für VG und KG nach der Variable Geschlecht, so lassen sich gleichfalls keine signifikanten Unterschiede beobachten (VG t-test: t= -0,01; df = 29; p = 0,899 und KG t-test: t = -0,59; df = 29; p = 0,560). Es kann davon ausgegangen werden, daß VG und KG hinsichtlich der Variable Alter den Charakter parallelisierter Stichproben aufzeigen. Auch hinsichtlich der Variable Geschlecht kommt es innerhalb und zwischen VG und KG zu einer unverzerrten Verteilung.

Tab. 10: *VG und KG hinsichtlich Alter und Geschlecht*

	VG	KG
Alter Jahre	Mittelwert 36,71 (SD = 10,07) (min. = 19; max. = 56)	Mittelwert 36,7 (SD = 8,16) (min. = 22; max. = 54)
Geschlecht Weiblich Männlich	N 15 (48 %) 16 (52 %)	N 14 (45 %) 17 (55 %)

Bei den Personen der VG und der KG lagen keine auffälligen Befunde bzw. bekannte Beeinträchtigungen im Wahrnehmungsbereich oder sonstigen physischen Behinderungen vor, die einen direkten Einfluß auf die Leistungen in den experimentellen Aufgaben hätten nehmen können. Den meisten Personen aus der VG waren psychopharmakologische Medikamente verordnet. Wesentlich seltener waren entsprechende Behandlungen in der KG zu beobachten.

6.3.3 Untersuchungsmaterial

Penn Facial Discrimination Task (PFDT)

Zur Bestimmung der Leistung von Emotionserkennungen wurde der „Penn Facial Discrimination Task" (PFDT) von Erwin et al. (1992) verwendet. Wegen des geringen Bekanntheitsgrades im deutschsprachigen Raum soll der PFDT in der Folge in einer detaillierteren Form beschrieben werden. Die Entwicklung des PFDT erfolgte über Finanzierung der John D. und Catherine T. MacArthur Foundation (USA) und wurde an der Penn-State University durchgeführt. Auf die Literatur zur Anwendung dieses Tests in der Gruppe der Menschen mit IB und auf die entsprechenden psychometrischen Analysen wurde bereits in Kapitel 6.2.3 verwiesen. Der PFDT, bei dem es sich im wesentlichen um eine Serie von Portraitaufnahmen zu verschiedenen emotionalen Gesichtsausdrücken handelt, welche von professionellen Schauspielern speziell für diese Zwecke gewonnen werden konnten, liegt sowohl in einer computerunterstützten Form, als auch in Form von Photomappen vor. Beide Versionen wurden großzügigerweise für die vorliegende Untersuchung zur Verfügung gestellt. Sowohl aus technischen Gründen als auch aus Gründen der praktischen Opportunität wurde in der vorliegenden Untersuchung auf die Form der Photomappen zurückgegriffen. Es liegen drei parallele Versionen der Photomappen vor (A, B, C), wobei jede Version wieder aus zwei Untertests besteht. Der erste Untertest umfaßt die sogenannten „Emotions-Aufgaben" und der zweite Untertest besteht aus den „Alters-Aufgaben". Bei den Emotions-Aufgaben sind die Versuchspersonen aufgefordert, den Gesichtsausdruck der abgebildeten Person entsprechend vorgegebenen Emotionskategorien einzustufen. Bei den Alters-Aufgaben sollen die Versuchspersonen aus dem Gesicht der Personen die Alterskategorie dieser Person bestimmen. Bei der Entwicklung des PFDT wurde ein Gesichtausdruck dann als „richtig" definiert, wenn mindestens 70 Prozent der 160 hierzu befragten jungen erwachsenen Personen sich für ein und dieselbe Emotionskategorie entschieden hatte und maximal 5 Prozent der Personen dieser Normierungsgruppe zu einer andersartigen Beurteilung kamen. Die gleichen Kriterien wurden auch zur Bestimmung der „richtigen" Einschätzung bei der Altersaufgabe angewendet. Von der Aufgabenstellung her können beide Aufgabentypen als vergleichbar gesehen werden, hierdurch dürfte auch eine Ähnlichkeit im Schwierigkeitsgrad der Instruktion der zwei Aufgabentypen erwartet werden.

In der vorliegenden Untersuchung wurde lediglich die Form A des PFDT verwendet. Für diese Form liegen die am weitesten entwickelten psychometrischen Untersuchungen vor. Es handelt sich auch um jene Form welche bisher in den meisten empirischen Untersuchungen zur Anwendung kam. Da das gleiche Untersuchungsmaterials wie in der Studie von Rojahn, Rabold und Schneider (1995) zur Anwendung kam, kann davon ausgegangen werden, daß Stimuluseffekte bei einem direkten Vergleich der Ergebnisse aus den zwei Studien weitestgehendst ausgeschlossen werden können.

Die Porträts aus Form A stammten von 20 Schauspielern, deren Gesichtsausdruck zwischen „glücklich", „neutral" und „traurig" abwechselte. Unter den Schauspielern waren Männer und Frauen gleichmäßig vertreten. Auch in den 43 Porträts der Emotions-Aufgabe von Form A waren beide Geschlechter fast gleich repräsentiert. In Form A stellten 20 Emotionsdarstellungen „neutrale", 12 Bilder „glückliche" und 11 Porträts „traurige" Gesichter dar. Nach dem Alter verteilten sich die 43 Porträts in diesem Aufgabentyp auf 16 „junge" Personen, 8 Personen mit „mittlerem Alter" und 19 „alte" Personen. Drei der Items wurden als Instruktionsitems verwendet. Der Test selbst bestand aus 40 Items. In der „Alters-Aufgabe" von Form A waren 15 Porträts „neutral", 17 waren „glücklich" und 11 Bilder stellten einen „traurigen" Gesichtsausdruck dar. Bei diesen 43 Porträts handelte es sich um 16 „junge", 9 „mittel-alte" und 17 „alte" Personen. Auch in diesem Aufgabentyp kamen Frauen und Männer in einem ausgewogenen Verhältnis vor. Drei Altersaufgaben wurden im Rahmen der Instruktion verwendet.

Die Photos befanden sich in zentrierter Lage auf einem weißen Blatt (28 cm Höhe x 21 cm Breite), wobei das Format der einzelnen Porträts 18,5 cm x 12,5 cm ist. Die Qualität der Photos war durch einen hohen Auflösungsgrad der Bilder bestimmt. Die Porträts lagen in Form von schwarz-weiß Bilder vor, umgeben von einem breiteren weißen Rand. Der Hintergrund der Proträts wurde in allen Bildern einheitlich dunkel gehalten. Die Haare der Schauspieler wurden möglichst unauffällig gehalten und teilweise phototechnisch verunschärft und dadurch ausgeblendet. Hierdurch wurden Kontexteffekte gegenüber dem Gesichtsausdruck soweit wie möglich zu reduzieren versucht. Aus einer Untersuchung von Wallbott (1991) ist bekannt, daß lediglich der Grad der Auflösung eines Bildes das Erkennungsvermögen bei emotionalen Ausdrücken beeinflußt, nicht aber Bildgröße und Kontrast.

Die Beurteilung der Emotions-Aufgabe erfolgte in der vorliegenden Untersuchung zwei-stufig. Zuerst waren die Versuchspersonen aufgefordert, innerhalb eines ca. 3 cm hohen und 15 cm breiten Balken, der in drei gleichmäßige Abschnitte unterteilt war, eine der drei Emotionskategorien, angeordnet von links nach rechts nach „traurig", „normal" (es wurde aus Gründen der Verständlichkeit das Wort „normal" an Stelle von „neutral" verwendet) und „fröhlich" (ebenfalls aus Gründen der besseren Verständlichkeit wurde das Wort „fröhlich" an Stelle von „glücklich" benutzt), zu bestimmen. Das Attribut der jeweiligen Kategorie war sowohl in Schriftform im jeweiligen Balkenabschnitt enthalten, als auch durch unterschiedliche Schattierungen in den drei Balkenabschnitten hervorgehoben, wobei eine dunkle Schattierung für das Attribut „traurig", eine graue Schattierung für das Attribut „normal", und ein weißer Hintergrund für das Attribut „fröhlich" gewählt wurde. Nach erfolgter Entscheidung für eine dieser drei Kategorien wurde die zweite Beurteilungsstufe abverlangt. Hier wurde eine quantitative Feinabstimmung der ersten Entscheidung durchgeführt, indem gefragt wurde, ob das Gesicht nur „ein bißchen" bzw. „sehr" traurig oder fröhlich sei. Hierfür wurden auf einer Vorlage gleichzeitig zwei Kästchen von gleicher Breite von 4 cm und mit unterschiedlicher Höhe (2 cm und 5 cm) vorgelegt. Im kleineren, hell schattierten Kästchen war die Bezeichnung „ein bißchen" eingefügt, im größeren, dunkel schattierten Kästchen war die Bezeichnung „sehr" eingefügt.

Die Beurteilung der Alters-Aufgabe erfolgte ein-stufig, dies in analoger Form zur Stufe eins der Emotions-Aufgabe. Der linke Balkenabschnitt enthielt auf weißem Hintergrund das Attribut „jung", der mittlere Balkenabschnitt war grau schattiert und enthielt das Attribut „mittleres Alter" und das rechtsäußere Abschnitt, welcher dunkel schattiert war, enthielt in weißen Buchstaben das Attribut „alt". Die Gruppe „jung" war zwischen 10 und 39 Jahren alt, das Alter der Gruppe der „mittel alt" lag zwischen 40 und 49 Jahren, die Gruppe der als „alt" bezeichneten Menschen lag zwischen 50 und 79 Jahren.

Vor der eigentlichen Testdurchführung wurden nacheinander drei Übungsbilder vorgelegt, über welche die Versuchspersonen mit der Aufgabenstellung vertraut gemacht wurden, bzw. die eine Überprüfung des Instruktionsverständnisses ermöglichten. Im Test wurden nach bestimmten Abständen zwischen einzelnen Gesichtsbildern, Blätter mit großem Fragezeichen vorgelegt. Hier war die Testperson bezüglich ihrer augenblicklichen Befindlichkeit zu befragen. Die Antworten wurden in das Testprotokoll eingetragen. Diese Antworten wurden in der eigentlichen Auswertung nicht berücksichtigt, sie dienten lediglich dazu extreme Schwankungen in der Befindlichkeit als Begründung für einen Ausschluß aus der Auswertung vorzunehmen.

Die Aufgabeninstruktion erfolgte in Anlehnung an Rojahn, Rabold und Schneider (1995) wie folgt:

Emotions-Aufgabe: „Bei dieser Aufgabe werde ich Ihnen nacheinander einzelne Photos mit Gesichtern zeigen. Sie sollen sich das Gesicht genau anschauen und herausfinden, ob das Gesicht glücklich, traurig oder weder glücklich noch traurig ist, also „normal" ist. Sie können mir Ihre Meinung einfach sagen oder hier auf dem Blatt das Kästchen mit „fröhlich" oder „traurig" anzeigen. Wenn Sie glauben, daß das Gesicht „fröhlich" oder „traurig" ist, dann bitte ich Sie noch, mir zu sagen, wieviel das Gesicht „fröhlich" oder „traurig" ist – „ein bißchen fröhlich" oder „sehr fröhlich", oder „ein bißchen traurig" oder „sehr traurig". Hierbei sollen Sie mir entweder das kleine Kästchen („ein bißchen fröhliche oder traurig") oder das größere Kästchen („sehr fröhlich oder traurig") auf diesem Blatt zeigen. Wenn Sie glauben, daß das Gesicht weder „fröhlich" noch „traurig" ist, sollen Sie auf das Kästchen in der Mitte des langen Balkens zeigen".

Alters-Aufgabe: „Bei dieser Aufgabe zeige ich Ihnen zur gleichen Zeit einige Gesichter. Sie sollen sie sich genau anschauen und mir sagen, wie alt ein jedes von diesen Gesichtern Ihrer Meinung nach ist. Ist das Gesicht Ihrer Meinung nach „jung", dann zeigen Sie auf diesem Blatt auf das weiße Kästchen für „junge" Menschen; die Menschen sind hier zwischen 10 und 39 Jahre alt. Ist das Gesicht Ihrer Meinung nach ein „altes", dann zeigen Sie auf diesem Blatt auf das dunkele Kästchen für alte Menschen; hier sind die Menschen zwischen 50 und 79 Jahre alt. Und bei Gesichtern, die Sie weder alt noch jung finden, zeigen Sie mir auf das Kästchen der 40 bis 49jährigen".

Diese Vorgangsweise der Beurteilung der einzelnen Bilder entspricht in etwa jener, wie sie von Rojahn, Rabold und Schneider (1995) verwendet wurde. Dies dürfte ebenfalls zur Vergleichbarkeit der Ergebnisse beitragen.

Überprüfung verbaler Kompetenzen

Eine Überprüfung der verbalen Kompetenzen war deshalb erforderlich, da eine positive Korrelation zwischen verbalen Leistungen und den Leistungen der Emotionserkennung in vorherigen Untersuchungen berichtet wurde (Hobson, Outson und Lee, 1989; Rojahn, Rabold und Schneider, 1995). Zur Bestimmung dieses Bereiches wurden drei Untertests aus dem AID (Kubinger und Wurst, 1991) verwendet. Die Ergebnisse aus diesen Untertests konnten weiter als eine annähernde Schätzung für das Intelligenzniveau dienen. Bei den Untertests handelte sich hierbei um die Untertests „Alltagswissen", „Synonyme finden" und „Realitätssicherheit". Obwohl der Untertest „Realitätssicherheit" laut Autoren als Aufgabe zur Überprüfung von „manuell-visuellen" Fähigkeiten angeführt wird, verlangt er zur Berabeitung verdeckte verbale Fähigkeiten, nämlich erstens das Erkennen von realen Gestalten und das Erkennen von fehlenden Details in diesen Figuren. Dieser Untertest hat vom Augfgabentyp her eine gewisse Analogie zum PFDT, dürfte aber vom Aufgabeninhalt her Unterschiedliches messen. Die Instruktionen zu den Untertests wurden gemäß den Anforderungen der Versuchspersonen vereinfacht. So wurden beispielsweise Probeitems vorgegeben, die inhaltlich ähnlich zur leichtesten Aufgabengruppe eines Untertests waren. Hierdurch ließ sich ein höheres Verständnis der Instruktion erzielen. Prinzipiell wurde immer mit der einfachsten Aufgabengruppe aus einem Untertest begonnen. Bei den Untertests „Alltagswissen" und „Synonyme finden" wurden maximal drei Aufgabengruppen, beim Untertest „Realitätssicherheit" maximal zwei Aufgabengruppen vorgegeben. Der Untertest „Alltagswissen" wurde abgebrochen, wenn alle 5 Items einer Gruppe nicht gelöst werden konnten. Beim Untertest „Synonyme finden" wurde zum nächsten Untertest weitergegangen, sofern nach dem siebtem Probeitem noch immer kein Verständnis um die Aufgabe erreicht wurde. In diesem Untertest wurden auch die Nennungen von umgangssprachlichen Begriffen als richtig anerkannt, sofern sie Vergleichbares bedeuteten. Wurden alle 5 Items aus einer Itemgruppe nicht gelöst, so wurde dieser Untertest abgebrochen. Zur Bearbeitung des Untertests „Realitätssicherheit" wurden die Personen verbal instruiert, wobei auch ein Hinzeigen auf das fehlende und aufzufindende Detail zwecks Erzielung eines besseren Instruktionsverständnisses flankierend verwendet wurde. Sofern an Stelle des aufzufindenden Zieldetails etwas anderes genannt oder gezeigt wurde, wurde die Versuchsperson gemäß der Testanleitung darauf verwiesen, daß diese Antwort möglich sei, aber daß noch etwas viel „Wichtigeres" fehlen würde. Wurde innerhalb von 30 Sekunden keine Antwort zu einem Item geliefert, wurde das nächste Bild gezeigt. Sofern auch hier eine Person alle 5 Items einer Aufgabengruppe nicht gelöst hatte, wurde der Test abgebrochen.

6.3.4 Vorgangsweise und Testdurchführung

Die Durchführung erfolgte auf der Basis der Freiwilligkeit und wurde im Rahmen der morgendlichen Besprechungsrunde in den kleinen Tagesstrukturgruppen den „nominierten" Versuchspersonen durch ihre Betreuer mitgeteilt. Gleichzeitig wurde auch die Testleiterin vorgestellt. Die Untersuchung fand während der Arbeitszeit in den Tagesstätten, vormittags bzw. nachmittags, statt. Zur Durchführung der Untersuchung wurde in der jeweiligen Einrichtung ein gut belichtetes Zimmer zur Verfügung gestellt, in welchem das ungestörte Arbeiten garantiert war. Die Versuchsperson saß im rechten Winkel zur Testleiterin, wobei darauf geachtet wurde, daß sie keinen Einblick in das Auswertungsblatt nehmen konnte. Bei der Präsentation der Photos wurde besonders darauf geachtet, daß es zu keinen Spiegelungen durch Lichteinfall kam. Mit den zur Untersuchung eingeladenen Personen wurden vor der Untersuchung etwaige Auswirkungen des Testzeitpunktes und der Testdauer auf die ihnen zustehenden anfallenden Arbeitspausen besprochen und geklärt, sodaß hierdurch bedingte Verstimmungen, Ablenkungen und Motivationseinbrüche deutlich eingeschränkt werden konnten.

Von der Testleiterin wurde daraufhin kurz das verwendete Untersuchungsmaterial erklärt, weiter wurde über den Untersuchungsablauf und die Dauer der Untersuchung informiert. Ferner wurde den Versuchspersonen zwecks Motivationserhöhung, auch mitgeteilt, daß ihnen, nach erfolgreicher Beendigung der Untersuchung, eine persönliche Teilnehmerurkunde ausgestellt würde. Die Versuchsleiterin war mit dem Untersuchungsmaterial bestens vertraut und speziell mit der Anwendung des PFDT bei Personen mit IB eingeschult. Die Testleiterin war keiner der untersuchten Personen vorher bekannt.

Als erstes wurden in einem Datenstammblatt persönliche Angaben zur Versuchsperson eingetragen. Es wurde den Versuchspersonen angeboten, dies unter Anleitung selbst zu tun, sofern sie dazu imstande waren. Die bisherige Kommunikation wurde auch zur Auflockerung und zum Aufbau einer Arbeitsbeziehung benutzt. Diese erste Phase dauerte im Schnitt 10 Minuten. In einer zweiten Phase wurden die Untertests vom AID vorgelegt. Zur Durchführung hierzu wurden im Schnitt 20 Minuten benötigt. In der dritten Phase wurde die Hauptuntersuchung, der PFDT, durchgeführt. Zur Bearbeitung der Emotions- und der Alters-Aufgaben wurden im Schnitt 30 Minuten verwendet, mit einer minimalen Durchführungsdauer von 20 Minuten und einer maximalen Durchführungsdauer von 40 Minuten. In der Regel konnte die Untersuchung von den Versuchspersonen innerhalb einer Stunde durchgeführt werden. Sofern von Seiten der Versuchsperson ein Bedarf nach einer oder mehreren Pausen vorhanden war, wurde dieser berücksichtigt.

Nach Beendigung der Untersuchung führte die Testleiterin ein kurzes Interview mit den Betreuern zwecks Einschätzung aktueller psychischer Auffälligkeiten und Verhaltensauffälligkeiten durch.

6.3.5 Datenreduktion und Datenanalyse

Zur Auswertung der Emotions-Aufgaben, sie erfolgte in Anlehung an Rojahn, Rabold und Schneider (1995), wurden die 7 Beurteilungskategorien, die sich durch die Feinabstimmung in der Beurteilung ergeben, auf ein dreikategoriales System reduziert. „Sehr" und „ein bißchen" wurden innerhalb der jeweiligen Kategorie zusammengezogen, so daß die Attribute „fröhlich", „normal" und „traurig" übrigblieben. Auch für die Alters-Aufgaben wurden die Antworten auf ein drei-stufiges Kategoriensystems reduziert.

Zuerst wurde überprüft, inwiefern die Antworten der Emotions-Aufgabe, hier lagen drei Antwortmöglichkeiten vor („glücklich/neutral/traurig") und den Alters-Aufgaben, wo gleichfalls drei Antwortmöglichkeiten („jung/weder jung noch alt/alt") vorlagen, hinsichtlich einer zufallsabhängigen Beantwortung überprüft. Die Wahrscheinlichkeit ein Item allein zufällig richtig zu beantworten lag bei den Emotionsitems und Altersitems somit bei 33,3 Prozent. Diese Daten wurden dann, wie in der Folge näher beschrieben, in verschiedene Reaktionswerte transformiert.

Als abhängige Variablen wurden die Leistungen aus dem PFDT herangezogen. Dabei wurden Quotienten bezüglich der beobachteten Rohleistungen in bezug auf die Gesamtanzahl der Items einer inhaltlichen Itemkategorie bestimmt. Zuerst konnte ein Score für die Anzahl der insgesamt korrekt bearbeiteten Items der Emotions-Aufgabe ermittelt werden. Hier ist die Anzahl der richtigen Antworten, bezogen auf die Gesamtanzahl der Aufgaben gemeint. Dieser Score wurde IK-E (insgesamt korrekt Emotions-Aufgabe) genannt. Ferner ließen sich dann Werte zur „Sensitivität" bestimmen. Hierunter wurde die Anzahl der richtig dekodierten Items einer Emotionskategorie (Freude oder Trauer) im Verhältnis zur Gesamtanzahl der Items einer Emotionskategorie ver-

standen. Daraus ergaben sich die Variablen „Sensitivität-fröhlich" (SE-
F) und „Sensitivität-traurig" (SE-T). Als „Spezifität" (SP) wurde die
Verhältniszahl aus der Anzahl der richtig dekodierten „normalen" Emotionsitems mit der Gesamtanzahl aller neutralen Items gebildet. In analoger Weise ließen sich Scores zu den Alters-Aufgaben berechnen, wobei
mit IK-A das Verhältnis der insgesamt richtig gelösten Alters-Aufgaben
zur Gesamtanzahl der Alters-Aufgaben verstanden wird. Die Sensiti-
vitäts- und Spezifitätsvariablen zur Alters-Aufgabe werden analog zu
jenen der Emotionsaufgaben bestimmt. Diese abhängigen Variablen
wurden zur post hoc Fehleranalyse verwendet.

Die Ergebnisse aus den drei AID Untertests wurden in einer Variable
„verbale Kompetenz" (v-K) zusammengefaßt. Es wurde pro Person der
Quotient aus der Summe der richtigen Antworten aus allen drei Untertests und der Summe aller zur Bearbeitung vorgesehenen Testitems
bestimmt.

Die zur Verwendung der statistischen Analysen errechneten Daten
aus dem PFDT und AID gehen von binomialverteilten Daten aus. Über
die Arcus-Sinus-Transformation läßt sich bei Verhältnisdaten, wie dies
hier der Fall ist, eine recht gute Anpassung an eine Normalverteilung
erzielen. Erst über diese Transformation wurde die Verwendung von
parametrischen Tests für die weiteren statistischen Analysen ermöglicht.
Die Datentransformation erfolgte gemäß der Arcus-Sinus-Transformati-
onsformel nach Winer (1971).

Als unabhängige Variablen fungierten „Diagnose" mit den Ausprä-
gungen „unauffällig bzw. leicht verhaltensauffällig", und „psychische
Auffälligkeit mit oder ohne begleitenden Verhaltensauffälligkeiten",
„Geschlecht", „Alter" und „verbale Kompetenz" (v-K).

6.3.6 Ergebnisse

Bei der Emotionsaufgabe erreichte die VG einen Mittelwert für die insgesamt korrekten Aufgaben (IK-E) von 0,59 (SD = 0,21). Die Kontrollgruppe erreichte einen Mittelwert von 0,79 (SD = 0,22). Bei der Alters-
aufgabe wurde bei der VG ein Mittelwert von 0,75 (SD = 0,18) für IK-
A (insgesamt korrekte Altersaufgaben) gefunden und bei der Kontrollgruppe einen Wert von 0,77 (SD = 0,12).

Die gefundenen Mittelwerte der zwei Gruppen für insgesamt korrekte Antworten lagen für die zwei Aufgabenarten somit jeweils deutlich
über dem Niveau von 33,3 Prozent. Ein gefundener Mittelwert von um

die 33,3 Prozent hätte die Annahme einer zufälligen Beantwortung der Aufgaben impliziert. Es kann also davon ausgegangen werden, daß die Aufgabenbeantwortung auf der Basis der Informationsverarbeitung der jeweiligen Instruktion stattgefunden hat.

Als primäre statistische Analyse wurde eine 2 (Gruppen) x 2 (Aufgaben) Varianzanalyse für Meßwiederholung durchgeführt, wobei „Gruppe" den Faktor zwischen den Versuchspersonen bildete, und „Aufgabe" den Faktor innerhalb der Versuchspersonen darstellte. Als abhängige Variable fungierte die Variable insgesamt korrekter Antworten. Die Voraussetzungen für diese Analysen konnten als erfüllt betrachtet werden. Die Interaktion zwischen den Faktoren „Aufgabe" x „Gruppe" zeigte sich signifikant: F (1, 60) = 11,28; p = 0,001. Zusätzlich waren beide Haupteffekte signifikant: „Gruppe", F (1, 60) = 6,51; p = 0,013, und „Aufgabe", F (1, 60) = 7,52; p = 0,008.

Um zu bestimmen, welche Gruppen sich bei welcher Aufgabe von einander unterschieden, wurden zwei a-posteriori einfache Varianzanalysen mit „Gruppe" als unabhängigem Faktor durchgeführt. In der ersten Varianzanalyse war die Variable IK-E (Emotions-Aufgabe insgesamt korrekt) und in der zweiten Varianzanalyse war die Variable IK-A (Alters-Aufgabe insgesamt korrekt) die abhängige Variable. Die Homogenität der Varianzen war in den zwei Fällen gegeben. Hypothesenkonform unterschieden sich die zwei Gruppen bezüglich der Aufgabenvariable IK-E signifikant von einander, Emotions-Aufgabe: F (1, 60) = 12,30; p = 0,0009. Bei der Alters-Aufgabe dagegen konnte kein signifikanter Unterschied zwischen den Gruppen gefunden werden: F (1, 60) = 0,098; p = 0,754. In der KG konnten, verglichen zur VG, signifikant höhere Leistungen korrekt beurteilter Emotions-Aufgaben gefunden werden. Dagegen zeigten sich keine Leistungsunterschiede zwischen VG und KG in der Alters-Aufgabe.

In weiterer Folge wurde der mögliche Einfluß der verbalen Kompetenzen, des Alters und des Geschlechts auf die gefundenen Ergebnisse überprüft. Bezüglich der verbalen Kompetenzen stellte sich in einer Mittelwertsanalyse heraus, daß sich VG und KG statistisch nicht von einander unterschieden: t (60) = 1,38; p = 0,173. Hierbei zeigte die KG aber die höheren Mittelwerte (x = 0,51; SD = 0,25), VG (x = 0,41; SD = 0,30). Obwohl sich kein signifikanter Unterschied in dem aus drei AID-Subtests bestehenden Kombinationsresultat zu den verbalen Kompetenzen nachweisen ließ, wurden weiter mögliche Effekte dieser Variable auf die Resultate der früher beschriebenen Varianzanalyse über Kovarianzanalysen überprüft. Die Anpassung der gefundenen Ergebnisse gemäß dem kombinierten Leistungsergebnis aus drei AID-Subtests erfolgte über eine 2 („Gruppe") x 2 („Aufgabe") Kovarianzanlyse für wiederholte Messungen, mit einem Faktor zwischen den Versuchspersonen („Gruppe") und einem Faktor innerhalb der Versuchspersonen („Aufgabe") und dem kombinierten Ergebnis aus den AID-Subtestleistungen als Kovariate. Zusätzlich wurden noch die Variablen Alter und Geschlecht als Kovariaten mitgeführt. Der Effekt der kritischen Interaktion Aufgabe x Gruppe blieb auch nach Herauspartialisierung signifikant, F (1, 60) = 11,28; p = 0,001. Dies bedeutet, daß die Kovariate verbale Kompetenzen, definiert nach den kombinierten Leistungen aus drei AID-Subtests, sowie die Kovariaten Alter und Geschlecht keinen Einfluß auf die Interaktion zwischen den Faktoren habt. Dieser Befund ist für die Unterstützung der Haupthypothese bedeutungsvoll. Auch die Haupteffekte von Aufgabe bzw. Gruppe blieben nach Herauspartialisierung signifikant: Aufgabe, F (1, 60) = 7,52; p = 0,008 und Gruppe, F (1, 60) = 4,27; p = 0,043. Der Haupteffekt für den Faktor Gruppe blieb allerdings nur knapp unter dem Niveau der 5-Prozent Irrtumswahrscheinlichkeit.

In weiteren Analysen wurde der Frage nachgegangen, inwiefern es innerhalb der verschiedenen Emotionsqualitäten Unterschiede in der Dekodierung von emotionalen Gesichtsausdrücken zwischen Personen aus der VG und der KG gibt. Diese Analyse ist berechtigt, da aus den vorangegangenen varianz- und kovarianzanalytischen Untersuchungen Unterschiede in der Emotionswiederekennung gefunden wurden. In einem ersten Schritt wurde eine einfache multivariate Varianzanalyse bezogen auf die Gruppen berechnet. Die abhängigen Variablen bestanden aus SE-T (Sensitivität traurig), SE-F (Sensitivität fröhlich) und SP (Spezifität). Die Voraussetzungen für diese Analysen waren erfüllt. Bezogen auf den Haupteffekt konnte nachgewiesen werden, daß die drei Variablen sich signifikant von einander unterschieden: Wilk´s Lambda = 0,79; F (3, 58) = 5,14; p = 0,003. Personen aus VG und KG unterschieden sich hinsichtlich der drei Emotionsvariablen. Die multivariate Analyse zur Interaktion Gruppe x Emotionsvariablen zeigte sich dagegen nicht signifikant: Wilk´s Lambda = 0,97; F (2, 59) = 0,83; p = 0,43. Systematische Interaktionen zwischen KG, VG und den Werten aus den Emotionsvariablen konnten nicht nachgewiesen werden.

Für eine differenziertere Interpretation des Ergebnisses zum Haupteffekt wurden für jede der drei abhängigen Variablen einfache Varianzanalysen berechnet. Für SE-T und SE-F konnten keine signifikanten Unterschiede zwischen den Gruppen gefunden werden. Dagegen unterschieden sich die Gruppen signifikant hinsichtlich der Variable SP, der Dekodierungsleistung von „normalen" Gesichtsausdrücken: $F (1, 60) = 8{,}91$; $p = 0{,}004$. Für die Spezifität konnte in der KG ein Mittelwert von $0{,}72$ (SD = $0{,}42$) gefunden werden, gegenüber einem Mittelwert von $0{,}43$ (SD = $0{,}36$) für die Versuchsgruppe, d. h. die KG zeigte signifikant höhere Leistungen der korrekten Verarbeitung von neutralen Gesichtsausdrücken. In der Variable SE-T wurde für die KG ein Mittelwert von $0{,}98$ (SD = $0{,}34$) und für die VG von $0{,}84$ (SD = $0{,}42$) beobachtet. Die Variable SE-F hatte in der KG einen Mittelwert von $0{,}96$ (SD = $0{,}38$) gegenüber einem Wert von $0{,}83$ (SD = $0{,}36$) in der VG.

6.3.7 Diskussion

Das Hauptergebnis dieser Untersuchung stellt wohl der Befund dar, daß erwachsene Personen mit IB, die als psychisch auffällig erkannt wurden, bei der Dekodierung von emotionalen Gesichtszügen deutliche Defizite gegenüber psychisch unauffälligen erwachsenen Menschen mit IB haben. Dagegen ließ sich zwischen den zwei Gruppen kein Unterschied in der Kontrollaufgabe, der Beurteilung des Alters einer Person über eine Photographie, nachweisen. Aus der post-hoc Fehleranalyse der Emotionsaufgabe ergab sich, daß die Items mit dem größten Schwierigkeitsgrad jene mit neutralem Gesichtsausdruck waren. Die psychisch auffälligen Menschen mit IB scheinen also die größten Schwierigkeiten beim Wiedererkennen von normalen Gesichtsausdrücken zu haben. Dieses Resultat bestätigt in relativierender Weise die Emotions-Spezifitäts Hypothese für visuell-rezeptive Informationsverarbeitung bei Menschen mit IB insofern, daß bei psychisch auffälligen Menschen mit IB ein besonders ausgeprägtes Defizit in der Wiedererkennung vorgefunden werden kann.

   In den Untersuchungen von Hobson, Outson und Lee (1989) sowie von Rojahn, Rabold und Schneider (1995) konnten jeweils Defizite in den Leistung der Erkennung von Gesichtszügen bei Personen mit IB aufgezeigt werden, dies im Vergleich zu nicht behinderten Kontrollgruppen. Auf diese Befunde stützt sich nun aber die Hypothese der Emotions-Spezifiät, mit ihrem Postulat einer spezifischen Schwäche in der Wiedererkennung von emotionalen Gesichtszügen, eine Schwäche der laut diesen Befunden eher generellen Charakter bei Menschen mit IB zu kommen würde. Vergleichbar mit der vorliegenden Untersuchung, waren auch in beiden früheren Untersuchungen Personen, bei denen ein autistisches Störungsbild vorlag, von der Studie ausgeschlossen. Aus der Beschreibung der Zusammensetzung der Untersuchungsgruppe geht bei Hobson et al. (1989) nicht hervor, inwieweit in der Zusammensetzung der Versuchsgruppe Variablen wie psychische Auffälligkeiten bzw. Verhaltensauffälligkeiten berücksichtigt wurden. Letzteres wird aber in der Studie von Rojahn, Rabold und Schneider (1995) berücksichtigt. Diese Autoren haben nur Versuchspersonen berücksichtigt, von denen bekannt war, daß sie keine psychopharmakologischen Substanzen einnahmen, und die laut Krankengeschichte keine psychiatrische Diagnose auf Axe I nach DSM-III-R hatten, bzw. bei denen keine Persönlichkeitsstörung eingetragen war. Obwohl der Modus der Auswahl der Versuchspersonen in diesen zwei Untersuchungen sich hinsichtlich dem Aspekt psychische Störung auf den ersten Blick deutlich unterscheidet, ist die Präsenz von psychisch auffälligen Personen, gemäß der Definiton von psychischer Auffälligkeit in der vorliegenden Untersuchung, vor allem in der ersten Untersuchung nicht auszuschließen. Aber auch in der Untersuchung von Rojahn, Rabold und Schneider (1995) ist die Wahrscheinlichkeit hoch, daß sich in der Versuchsgruppe möglicherweise auch psychisch auffällige Personen gefunden haben. Wie bereits in Kapitel 2 und 4 ausführlich berichtet, bleiben eine ganze Reihe von psychischen Störungen bei Personen mit IB unerkannt und unbehandelt. Das heißt, daß das Fehlen einer entsprechenden Eintragung in der Krankengeschichte letztlich keine sichere Aussage hinsichtlich des psychischen Zustandes eines Menschen mit IB darstellt. Weiter ist die Anwendung von DSM Diagnosemethoden und Diagnosekriterien innerhalb der Population der Personen mit IB hinsichtlich der Validität einer eventuell über diesen Weg erstellten Diagnose nicht unproblematisch.

Unter Berücksichtigung der eben erwähnten Kritikpunkte sind die Ergebnisse aus der vorliegenden Untersuchung nicht unbedingt in Widerspruch zu den Resultaten aus den zwei zitierten früheren Studien zu sehen. Vielmehr könnten die Ergebnisse zur Präzisierung der Emotions-Spezifitäts-Hypothese dienen. Untersuchungen dieser Art aus der Population der Personen mit zusätzlichen psychischen Störungen ohne IB haben bekanntlich ähnliche Ergebnisse geliefert (e. g. Feinberg, Rifkin, Schaffer und Walker, 1986; Heimberg, Gur, Erwin, Shtasel und Gur, 1992; Gur, Erwin, Gur, Zwil, Heimberg und Kreamer, 1992), was durchaus als Unterstützung der These der Präzisierung der Emotions-

Spezifitäts Hypothese angesehen werden kann. In diesem Zusammenhang kann auch die rezente Untersuchung von Chertkoff-Walz und
Benson (1996) angeführt werden, in welcher keine Unterschiede in der
Verarbeitung emotionaler Gesichtszüge bei erwachsenen Menschen mit
IB, mit und ohne umschriebene Verhaltensstörungen, nachgewiesen
werden konnten. Auch dieses Ergebnis stärkt letztlich die erwähnte
These der Präzisierung, nämlich, daß Personen mit IB, die zusätzlich
psychische Auffälligkeiten zeigen, deutliche Schwächen in der Dekodierung von visuell-emotionalen Stimuli haben. Dieser Befund, welcher
allerdings noch der Überprüfung weiterer möglicherweiser intervenie-
render Variablen, wie beispielsweise dem Einfluß psychopharmakologischer Substanzen auf die Dekodierung emotionaler Gesichtszüge
bedarf, könnte hinsichtlich differentialdiagnostischer Fragestellungen
bei psychischen Auffälligkeiten bzw. Verhaltensauffälligkeiten bei Menschen mit IB praktische Bedeutung erlangen.

Hervorzuheben ist auch, daß in der vorliegenden Studie darauf
geachtet wurde, die Durchführung der zentralen Datenerhebung soweit
wie möglich ident mit der Durchführung der Bezugsstudie zu halten.
Aus der Fehrleranalyse hinsichtlich der emotionalen Diskriminierung
liegen aus jenen Untersuchungen, die als Stimulusmaterial auf den
PFDT zurückgriffen, das war in der vorliegenden Studie und der Untersuchung von Rojahn, Rabold und Schneider (1995) der Fall, kongruente Ergebnisse vor. Die besondere Schwäche zeigte sich bei neutralen Stimuli, also für Gesichtszüge die als „normal" bzw. „unauffällig" zu
bezeichnen sind. Die Replikation dieses Befundes durch die vorliegende
Untersuchung, bestätigt die bereits in der ersten Studie mit diesem
Material angestellten Vermutungen, daß neutrale Gesichter deutlich
häufiger mit anderen Emotionen verwechselt werden dürften. Ist dagegen der emotionale Gesichtsausdruck intensiv, so wird die entsprechende Emotionsqualität auch deutlich häufiger korrekt erkannt.

In Zusammenhang mit den vorgefundenen Ergebnissen lassen sich
weiterführende Fragen ableiten, die sich aus dem vorhandenen Daten-
satz aber nicht beantworten lassen und somit auch teilweise auf
Schwächen in der Aussage der vorliegenden Untersuchung hinweisen.
Folgende Aspekte können dabei hergehoben werden. Neben der Erfassung der psychischen Auffälligkeiten über erprobte Screeningverfahren,
durchgeführt von Betreuern, wäre eine kompetente psychiatrische
Abklärung zweckmäßig gewesen. Dies hätte den Vorteil gehabt, daß das
Betreuerurteil mit einem Expertenurteil hätte verglichen werden kön-

nen. Die Bearbeitung von diskrepanten Einschätzungen hätte die Zuteilung zu Versuchs- und Kontrollgruppe valider werden lassen. Auch wäre es hierdurch möglich gewesen, die Versuchsgruppe nach diagnostischen Kategorien zu differenzieren. Über eine Überprüfung der IB nach den Richtlinien, wie sie von der American Psychological Association (Jacobson und Mulick, 1996) für Forschungsfragen definiert wurden, hätte mancher, jetzt offen gebliebener Aspekt, wie beispielsweise die Bedeutung sozial-adaptiver Kompetenzen in Zusammenhang mit der Leistung in der Emotionswiedererkennung, kontrolliert werden können. Weiter erscheint nicht nur eine Fehleranalyse von Interesse, in welcher, wie in der vorliegenden Arbeit, nur die Anzahl der falsch genannten Antworten pro Emotionsqualität berücksichtigt wird, sondern wo zusätzlich die Art der jeweils fälschlich benannten Emotion gesondert erfaßt wird. Hieraus könnten sich durchaus Antworten zu differentialdiagnostisch interessanten Fragen erwarten lassen.

Aus den gegebenen Aussageschwächen der vorliegenden Untersuchung und den dabei angestellten Überlegungen lassen sich konkrete Anregungen für zukünftige Studien zum Thema der Emotionserkennung im Kontext klinisch-psychologischer Fragestellungen bei erwachsenen Personen mit IB ableiten.

6.4 Ausblick

Obwohl seit längerem die Problematik psychischer Störungen bei erwachsenen Menschen mit IB bekannt ist, hat das Thema erst seit wenigen Jahren in der klinisch-psychologischen Forschung Beachtung gefunden. Das gleichzeitige Auftreten von IB, psychischen Störungen und im höheren Alter auch neurodegenerativen Erkrankungen mit einhergehenden psychischen Auffälligkeiten, weisen auf einen Personenkreis mit erheblichem Unterstützungs- und Betreuungsbedarf hin. Die Lebensqualität dieser Menschen wird unter anderem durch den Umstand, daß psychische Störungen bei ihnen nicht effektiv diagnostiziert und behandelt werden, nicht besonders gefördert.

Unter diesem Aspekt scheint eine systematische Fortführung von Entwicklungs- und Forschungsarbeiten zu dieser Thematik notwendig. Hierbei erscheinen gerade die Befunde aus der vorliegenden Untersuchung für die Notwendigkeit einer genaueren Klärung der klinisch-psychologischen Relevanz von Unterschieden in der Leistung von Emotionserkennung zu sprechen. Die Überprüfung dieses Instrumentes für routinepsychodiagnostische Anwendungen könnte nicht nur in Zusammenhang mit der Abklärung zwischen Verhaltensstörungen und psychischen Störungen bei Menschen mit IB von Interesse sein. Darüberhinaus kann vermutet werden, daß dieses Material bei vielen Menschen mit IB relativ leicht anwendbar ist, da die verbale Kommunikation sich hier auf die Benennung von einfachen Emotionsqualitäten beschränkt. Hinzu kommt, daß die Beantwortung von Fragen, bezogen auf konkrete Porträts, für Menschen mit IB einen hohen motivationalen Charakter hat, wie dies auch in der vorliegenden Studie beobachtet werden konnte. Dies alles spricht dafür, die Bedeutung und den Stellenwert der Emotionswiedererkennung über Gesichtsausdrücke als ergänzendes psychodiagnostisches Instrumentarium bei Menschen mit IB zu überprüfen.

Weiter wäre es prüfenswert, inwieweit diese Diskriminierungsschwäche sich durch besondere Maßnahmen, wie etwa einem systematischen Training im Erkennen von Emotionszügen über Bildmaterial, über „in vivo" Wahrnehmungsübungen an Hand von Modellpersonen, bis hin zu „in vivo" interaktiven Kommunikationssituationen, beeinflussen läßt. Dies bedeutet, daß neben den häufig vorzufindenden kognitiven Förderungsprogrammen bzw. Programmen zur Förderung der Aufmerksamkeit auch emotionsbezogene Förderungs- und Diskriminierungsübungen denkbar sind. Diese Übungen könnten bis hin zu den bereits von Concoran (1982) beschriebenen selbst-reflektiven Übungen gegenüber inneren emotionalen Zuständen bei Menschen mit IB reichen. Eine vermehrte Berücksichtigung solcher Interventionen scheinen aber nicht bloß in Zusammenhang mit rehabilitativen Maßnahmen anwendbar, sondern solche Übungen könnten sich durchaus auch für präventive Zwecke als nützlich zeigen.

Für die Forschung in weiteren psychologischen Teildisziplinen ergeben sich in Zusammenhang mit der Dekodierung visuell-rezeptiver emotionaler Inhalte bzw. mit direktem Bezug auf die vorliegenden Ergebnisse eine Reihe von Fragestellungen bzw. Verknüpfungen. Diese Verbindungen seien abschließend exemplarisch an Hand von zwei Teilgebieten, dem der psychologischen Kommunikationsforschung und dem der biologisch orientierten psychologischen Grundlagenforschung, kurz skizziert.

Aus medienpsychologischen Untersuchungen wird nahegelegt, daß die Rezeption emotionaler Situationen über bestimmte Strategien der Informationsverarbeitung (Coping) erfolgen kann. Bei diesen Strategien, die möglicherweise gelernt sind, bei denen aber auch dispositionelle Faktoren nicht ausgeschlossen werden können, kann es sich um adäquate bzw. inadäquate Bewältigungsstrategien handeln. Es konnte nachgewiesen werden, daß bei inadäquater Angstbewältigung in undifferenzierter Weise mit der rezipierten Information umgegangen wird. Als Folge hiervon entwickeln sich schwere Defizite der Informationsverarbeitung. In solchen Fällen basiert die Interaktion mit der Umwelt auf der Basis einer sogenannten „emotionalen Kluft" (emotional-gap) (Vitouch, 1995). Es wird postuliert, daß die Bewältigungsart dabei unmittelbar das aktive Informationssuchverhalten hinsichtlich zukünftiger Erlebenssituationen beeinflußt. In diesem Zusammenhang erscheint es durchaus untersuchenswert, inwieweit sich die verschiedenen Typologien, die im Bewältigungsverhalten vorgefunden werden konnten, mit Leistungen im Emotionserkennungsverhalten überschneiden. Hierdurch könnte ein Beitrag zur Klärung der Entstehungsbedingungen der emotionalen Kluft erwartet werden. Ferner ist es nicht uninteressant, den aus der nicht behinderten Population bekannten Umgang mit und das Konsumieren von emotional erregenden Inhalten bei Menschen mit IB zu überprüfen.

Jüngere Befunde aus Untersuchungen, die Neuroimaging-Techniken anwenden, weisen vermehrt darauf hin, daß in der nicht behinderten Population das Erkennen von Gesichtsausdrücken auch spezifisch innerhalb der Aktivierung von Hirnstrukturen zum Ausdruck kommt. In diesem Zusammenhang ist die bereits früher erwähnte Arbeit von Morris et al. (1996) zu nennen, nach welcher der linken Amygdala eine bedeutende Funktion in der Dekodierung ängstlicher Gesichtszüge zugeschrieben wird. Bis vor kurzem blieb offen, inwiefern die Amygdala lediglich bei der Dekodierung visuell-rezeptiver emotionaler Stimuli von Bedeutng ist. Nach ersten Berichten ist die Amygdala auch zentral in der Dekodierung auditiv-rezeptiver emotionaler Stimuli involviert, dies aber nur für die Emotionsqualitäten „ängstlich" und „wütend" (Scott, Young, Calder, Hellawell; Aggleton und Johnson, 1997). Aus diesen Beobchtungen kann geschlossen werden, daß die Amygdala eine allgemeinere Funktion in der Wiedererkennung von emotionalen Stimuli einnimmt. Läsionen im Bereich der Amygdala führen bekanntlich zu Defiziten im Erkennen von emotionalen Gesichtszügen, nicht aber zu Defiziten im Erkennen der Identität einer Person über Porträts (Adolphs et al., 1994). Eine Zusammenfassung über funktionelles Imaging in der Wiedererkennung von Gesichtern beim nicht behinderten Menschen findet sich bei Kanwisher, Chun, McDermott und Ledden (1996). Der Amygdala Komplex und die erweiterte Amygdala werden gleichfalls in Zusammenhang mit bestimmten neuropsychiatrischen Störungen besprochen. Ihre prominente Rolle wird insbesondere im Hinblick auf Angst, Furcht und Panik sowie auf extreme Formen von sozialem Rückzug, wie dies bei schizophrenen Störungsformen der Fall sein kann, hervorgehoben (Heimer, Harlan, Alheid, Garcia und Olmos, 1997). Vergleichbare Nachweise fehlen aber auf der biologischen Ebene für Menschen mit IB. Unabhängig hiervon darf aber aus den vorliegenden Befunden begründet vermutet werden, daß mit der Methode der Erkennung emotionaler Stimuli ein nicht zu unterschätzendes, einfaches, diagnostisches Instrument zur Erfassung bestimmter psychischer Auffälligkeiten vor uns liegt.

Abschließend soll noch unterstrichen werden, daß Forschung an Menschen, oder mit Menschen, bzw. Forschung für Menschen mit IB, unabhängig von welchem Blickwinkel man dies auch immer zu sehen bereit sein will, mit einer Reihe von ethischen Fragen behaftet bleibt, so insbesondere mit der Frage der Einwilligung der betroffenen Menschen an der Teilnahme einer Untersuchung für Zwecke der Forschung. Eine Teilnahme an Forschungsprojekten soll bei erwachsenen Menschen mit IB prinzipiell über den Weg des sogenannten überprüfbaren „informed consent" geleitet werden. Dies bedeutet für den Forscher sicherlich zusätzlichen Aufwand, bringt aber den Betroffenen erst den erforderlichen Respekt, der ihnen als Person eigentlich zusteht und schützt vermehrt vor Mißbrauchsituationen. Eine Regelung, welche die Verwendung von einwilligungsunfähigen Personen für Forschungszwecke ermöglicht, und nur von der Zustimmung von Drittpersonen abhängig macht, ohne daß das Ergebnis der Forschung der betroffenen Person direkt nützt, ist außerordentlich bedenklich.

7. Literatur

Adolphs, R., Tranel, D., Damasio, H. & Damasio, A. (1994). Impaired recognition of emotion in facial expressions following bilateral damage to the human amygdala. Nature, 372, 669–672.

Aggleton, J. P. (1992). The Amygdala: Neurobiological aspects of emotion, memory and mental dysfunction. New York: Wiley-Liss.

Aman, M. G. & Singh, N. N. (1988). Psychopharmacology of the developmental disabilities. New York: Springer Verlag.

Aman, M. G. (1982). Stimulant drug effects in developmental disorders and hyperactivity: Toward a resolution of disparate findings. Journal of Autism and Developmental Disorders, 12, 385–398.

Aman, M. G., Marks, R. E., Turbott, S. H., Wilsher, C. P. & Merry, S. N. (1991). The clinical effects of methylphenidate and thioridazine in intellectual subaverage children. Journal of the American Academy of Child and Adolescent Psychiatry, 30, 246–256.

Aman, M. G., Sarphare, G. & Burrow, W. H. (1995). Psychotropic drugs in group homes: prevalence and relation to demographic/psychiatric variables. American Journal on Mental Retardation, 99, 500–509.

Aman, M. G., White, A. J. & Field, C. J. (1984). Chlorpromazine effects on stereotypic and conditioned behavior – a pilot study. Journal of Mental Deficiency Research, 28, 253–260.

Aman, M. G., White, A. J., Vaithianathan, C. & Teehan, C. J. (1986). Preliminary study of imipramine in profoundly retarded residents. Journal of Autism and Developmental Disorders, 16, 263–273.

Aman, M. G. & Singh, N. N. (1986). Test manual for the Aberrant Behavior Checklist. East Aurora, NY: Slosson Educational Publications.

Aman, M. G. & Singh, N. N. (1991). Pharmacological interventions. In J. L. Matson & J. A. Mulik (Hrsg.), Handbook of mental retardation (S. 347–372). New York: Pergamon Press.

Aman, M. G. (1991). Assessing psychopathology and behaviour problems in persons with mental retardation. Rockville, MD: U. S. Department of Health and Human Services.

Aman, M. G., Burrow, W. H. & Wolford, P. L. (1995). The Aberrant Behavior Checklist-Community: Factor validity and effect of subject variables for adults in group homes. American Journal on Mental Retardation, 100, 283–292.

Aman, M. G., Singh, N. N., Stewart, A. W. & Field, C. J. (1985a). The Aberrant Behavior Checklist: A behavior rating scale for the assessment of treatment effects. American Journal of Mental Deficiency, 89, 485–491.

Aman, M. G., Singh, N. N., Stewart, A. W. & Field, C. J. (1985b). Psychometric characteristics of the The Aberrant Behavior Checklist. American Journal of Mental Deficiency, 89, 492–502.

Andersen, W. F. (1994). Gene therapy for genetic diseases. Human Gene Therapy, 5, 281–282.

APA (American Psychiatric Association) (1987). Diagnostic and statistical manual of mental disorders – Third edition, revised – DSM-III-R. Washington, DC: Autor.

APA (American Psychiatric Association) (1994). Diagnostic and statistical manual of mental disorders – Fourth edition – DSM-IV. Washington, DC: Autor.

Badelt, I. (1994). Die klientenzentrierte Psychotherapie mit geistig behinderten Menschen. In W. Lotz, U. Koch & B. Stahl (Hrsg.), Psychotherapeutische Behandlung geistig behinderter Menschen. Bedarf, Rahmenbedingungen, Konzepte (S. 141–152). Bern: Verlag Hans Huber.

Barron, J. L. & Sandman, C. A. (1985). Paradoxical excitement to sedative-hypnotics in mentally retarded clients. American Journal on Mental Deficiency, 79, 124–129.

Baumann, U. & Perrez, M. (1990). Lehrbuch der Klinischen Psychologie. Band 1: Grundlagen, Diagnostik, Ätiologie. Bern: Verlag Hans Huber.

Baumeister, A. A. & Woodley-Zanthos, P. (1996). Prevention: Biological factors. In J. W. Jacobson & J. A. Mulick (Hrsg.), Manual of diagnosis and professional practice in mental retardation (S. 229–242). Washington, DC: American Psychological Association.

Baumeister, A. A., Dokecki, P. R. & Kupstas, F. (1988). New morbidity. Washington, DC: U. S. Department of Health and Human Services, Office of Human Development Services, President´s Committee on Mental Retardation.

Benavidez, D. A. & Matson, J. L. (1993). Assessment of depression in mentally retarded adolescents. Research in Developmental Disabilities, 14, 179–188.

Benson, B. A. (1986). Anger Management Training. Psychiatric Aspects of Mental Retardation Reviews, 5, 51–55.

Benson, B. A. (1992). Teaching anger management to persons with mental retardation. International Diagnostic System, Inc., University of Illinois.

Bergman, J. & Harris, J. (1995). Mental retardation. In H. Kaplan und B. Sadock (Hrsg.), Comprehensive textbook of psychiatry, 6th ed. Baltimore, MD: Williams und Wilkins.

Bergman, J. D., Leckman, J. F. & Ort, S. I. (1988). Fragile X Syndrome: Genetic predisposition to psychopathology. Journal of Autism and Developmental Disorders, 18, 343–354.

Bernstein, G. A., Hughes, J. R., Mitchell J. E. & Thompson, T. (1987). Effects of narcotic antagonists in self-injurious behavior: A single case study. Journal of the American Academy of Child and Adolescent Psychiatry, 26, 886–889.

Besems, T. & Vugt, v. G. (1985). Gestalttherapie mit geistig Behinderten. In W. Rotthaus (Hrsg.), Psychotherapie mit Jugendlichen (S. 251–275). Dortmund: Verlag Modernes Lernen.

Birbaumer, N. & Öhman, A. (Hrsg.). (1994). The structure of emotion. Toronto: Hogrefe Publishers.

Birbaumer, N. & Schmidt, R. F. (1996). Biologische Psychologie. 3. Auflage. Berlin: Springer Verlag.

Bird, F., Dores, P., Moniz, D. & Robinson, J. (1989). Reducing severe aggressive and self-injurious behaviors with functional communication training. American Journal on Mental Retardation, 94, 37–48.

Boesel, R. (1986). Biopsychologie der Emotionen. Studien zur Aktiviertheit und Emotionalität. New York: De Gruyter.

Borthwick-Duffy, S. (1994). Epidemiology and prevalence of psychopathology in people with mental retardation. Journal of Consulting and Clinical Psychology, 62, 17–27.

Borthwick-Duffy, S. A. & Eyman, R. K. (1990). Who are the dually diagnosed? American Journal of Mental Retardation, 94, 586–595.

Bouras, N. & Drummond, C. (1992). Behaviour and psychiatric disorders of people with mental handicaps living in the community. Journal of Intellectual Disability Research, 36, 349–357.

Bouras, N. (1994) (Hrsg.). Mental health in mental retardation: Recent advances and practices. Cambridge (UK): Cambridge University Press.

Bouras, N., Moss, S., Costello, H., Tsiantis, J., Hillery, J., Salvador-Carulla, L. & Weber, G. (1996). Standardizing criteria for mental health assessment in adults with mental retardation: A european perspective. Projektantrag an die Europäische Kommission im Rahmen des Biomed II Porgramms. Unveröffentlichtes Manuskript: University of London (UMDS), Guy's and St. Thomas´, Division of Psychiatry and Psychology, Section of Disability, Guy´s Hospital, London.

Bower, G. H. (1981). Mood and memory. American Psychologist, 36, 129–148.

Bower, G. H. (1991). Mood congruity of social judgments. In J. P. Forgas (Hrsg.), Emotional and social judgements (S. 31–54). Oxford: Pergamon Press.

Breese, G. R., Mueller, R. A. & Schroeder, S. R. (1986). The neurochemical basis of symptoms in the Lesch-Nyhan syndrome. In E. Schopler & G. Mesibov (Hrsg.), Neurobiological issues in autism (S. 145–160). New York: Plenum Press.

Brosgole, L., Gioia, J. V. & Zigmond, R. (1986). Facial- and postural-affect recognition in the mentally handicapped and normal young children. International Journal of Neuroscience, 30, 127–144.

Campbell, M. & Malone, R. P. (1991). Mental retardation and psychiatric disorders. Hospital and Community Psychiatry, 42, 374–379.

Carey, S., Diamond, R. & Woods, B. (1980). Development of face recognition: A maturational component? Developmental Psychology, 16, 257–269.

Carr, E. G. & Durand, V. M. (1985). Reducing behavior problems through functional communication training. Journal of Applied Behavioral Analysis, 18, 111–126.

Carr, E. G. (1988). Functional equivalence as a mechanism of response generalization. In R. Horner, G. Dunlap & R. L. Koegel (Hrsg.), Generalization and maintenance (S. 221–241). Baltimore, MD: Paul Brookes.

Carter, G. & Jancar, J. (1983). Mortality in the mentally handicapped: a fifty year survey at State Park Group Hospitals (1930 -1980). Journal of Mental Deficiency Research, 27, 143–156.

Chandler, M., Gualtieri, C. T. & Fahs, J. J. (1988). Other psychotropic drugs: Stimulants, antidepressant, the anxiolytics, and lithium carbonate. In M. G. Aman & N. N. Singh (Hrsg.), Psychopharmacology of the developmental disabilities (S. 119–145). New York: Springer Verlag.

Charlot, L., Doucette, A. & Mezzacappa, E. (1993). Affective symptoms of institutionalized adults with mental retardation. American Journal on Mental Retardation, 98, 408–416.

Chertkoff-Walz, N. & Benson, B. A. (1996). Labeling and discrimination of facial expressions by aggressive and nonaggressive men with mental retardation. American Journal on Mental Retardation, 101, 282–291.

Chouinard, G., Jones, B., Remington, G., Bloom, D., Addington, D., MacEwan, G. W., Labelle, A., Beauclair, L. & Arnott, W. (1993). A Canadian multicentre placebo-controlled study of fixed doses of risperidone and haloperidol in the treatment of chronic schizophrenia. Journal of Clinical Psychopharmacology, 13, 5–40.

Ciompi, L. (1982). Affektlogik. Über die Struktur der Psyche und ihre Entwicklung. Ein Beitrag zur Schizophrenieforschung. Stuttgart: Klett-Cotta Verlag.

Ciompi, L. (1991). Affects as central organizing and integrating factors. A new psychosocial/biological model of the psyche. British Journal of Psychiatry, 159, 97–105.

Ciompi, L. (1993). Die Hypothese der Affektlogik. Spektrum der Wissenschaft, 2, 76–87.

Clarke, D. J. (1993). Prader-Willi syndrome and psychoses. British Journal of Psychiatry, 163, 680–684.

Clayton-Smith, J. (1993). Clinical research on Angelman syndrome in the United Kingdom: observations on 82 affected individuals. American Journal of Medical Genetics, 46, 12–15.

Cohen, I. L., Vietze, P. M., Sudhalter, V., Jenkins, E. C. & Brown, W. T. (1991). Effects of age and communication level on eye contact in fragile X males and non-fragile X autistic males. American Journal of Medical Genetics, 38, 498–502.

Collacott, R. A., Cooper, S. A. & McGrother, C. (1992). Differential rates of psychiatric disorders in adults with Down´s syndrome compared to other mentally handicapped adults. British Journal of Psychiatry, 161, 671–674.

Collmann, R. D. & Stoller, A. (1963). A life table for mongols in Victoria, Australia. Journal of Mental Deficiency Research, 7, 53–68.

Concoran, J. R. (1982). Affect abilities training – A competency based method for couseling persons with mental retardation. Journal of Career Education, 8, 301–311.

Corbett, J. A. (1979). Psychiatric morbidity and mental retardation. In F. E. James & R. P. Snaith (Hrsg.), Psychiatric illness and mental handicap. London: Gaskell.

Courbois, Y. (1996). Evidence for visual imagery deficits in persons with mental retardation. American Journal on Mental Retardation, 101, 130–148.

Crusio, W. E. (1996). The neurobehavioral genetics of aggression. Behavior Genetics, 26, 459–461.

Cutting, J. C. (1981) Judgment of emotional expression in schizophrenia. British Journal of Psychiatry, 139, 1–6.

Darwin, Ch. (1892). The expression of the emotions in man and animals. 2. Auflage. London: John Murray.

Davidson, M., Giordani, A. B., Mohs, R. C., Horvath, T. B., Davis, B. M., Powchik, P. & Davis, K. L. (1987). Short-term haloperidol administration acutely elevates human plasma homovanillic acid concentration. Archives of General Psychiatry, 44, 189.

Day, K. & Jancar, J. (1994). Mental and physical health and ageing in mental handicap: a review. Journal of Intellectual Disability Research, 38, 241–256.

Day, K. (1985). Psychiatric Disorder in the middle-aged and elderly mentally handicapped. British Journal of Psychiatry, 147, 660–667.

Diamond, R. & Carey, S. (1977). Developmental changes in the representation of faces. Journal of Experimental Child Psychology, 23, 1–22.

Didden, R., Duker, P. C. & Korzilius, H. (1997). Meta-analytic study on treatment effectiveness for problem behaviors with individuals who have mental retardation. American Journal on Mental Retardation, 101, 387–399.

Dilling, H., Mombour, W. & Schmidt, M. H. (Hrsg.) (1993). WHO: Internationale Klassifikation psychischer Störungen. ICD-10 Kapitel V (F). Klinischdiagnostische Leitlinien. Bern: Verlag Hans Huber.

Dilling, H., Mombour, W., Schmidt, M. H. & Schulte-Markwort, E. (Hrsg.) (1994). WHO: Internationale Klassifikation psychischer Störungen. ICD-10 Kapitel V (F). Forschungskriterien. Bern: Verlag Hans Huber.

Doll, E. A. (1965). Vineland Social Maturity Scale. Condensed manual of directions. Circle Pine, MN: American Guidance Service Inc.

Dosen, A. & Petry, D. (1994). Psychiatric and emotional adjustment of individuals with mental retardation. Current Opinion in Psychiatry, 7, 387–391.

Dosen, A. (1997). Psychische Gesundheit bei älteren Menschen mit geistiger Behinderung: Neuere Entwicklungen und Problembereiche. In G. Weber (Hrsg.), Psychische Störungen bei älteren Menschen mit geistiger Behinderung (S. 17–26). Bern: Verlag Hans Huber.

Dunn, L. M. & Dunn, I. M (1981). Peabody Picture Vocabulary Test-Revised. Circle Pines, MN: American Guidance Service.

Dunn, L. M., Dunn, I. M., & Whetton, C. (1982). British Picture Vocabulary Scale. Windsor: National Foundation for Educational Research-Nelson.

Dupont, A., Vaeth, M. & Videbich, P. (1986). Mortality and life expectancy of Down´s syndrome in Denmark. Journal of Mental Deficiency Research, 30, 11–120.

Dykens, E. M. (1995). Measuring behaviral phenotypes: provocations from the „new genetics". American Journal on Mental Retardation, 99, 522–532.

Dykens, E. M., Hodapp, R. M. & Leckman, J. F. (1994). Behavior and development in fragile X-syndrome. Knobbier Park, CA: Sage.

Eaton, L. F. & Menolascino, F. J. (1982). Psychiatric disorders in the mentally retarded: types, problems and challenges. American Journal of Psychiatry, 139, 1297–1303.

Ekman, P. & Friesen W. V. (1971). Constants across cultures in the face and emotion. Journal of Personality and Social Psychology, 17, 124–129.

Ekman, P. & Friesen W. V. (1976). Pictures of facial affect. Palo Alto: Consulting Psychologists.

Ekman, P. & Friesen W. V. (1986). A new pan-cultural facial expression of emotion. Motivation and Emotion, 10, 159–168.

Ekman, P. & Friesen, W. V. (1975). Unmasking the face. A guide to recognizing emotions from facial cues. Englewood Cliffs, NJ: Prentice-Hall.

Ekman, P. (1984). Expression and the nature of emotion. In K. R. Scherer & P.

Ekman (Hrsg.), Approaches to emotion (S. 251–287). Hillsdale, NJ: Earlbaum Press.

Ekman, P. (1994). Strong evidence for universals in facial expressions: A reply to Russell's mistaken critique. Psychological Bulletin, 115, 268–287.

Erwin, R. J., Gur, R. C., Gur, R. E., Skolnick, B., Mawhinney-Hee, M. & Smailis, J. (1992). Facial emotion discrimination; Task construction and behavioral findings in normal subjects. Psychiatry Research, 42, 231–240.

Eyman, R., Grossman, H. J., Tarjan, G. & Miller, C. (1987). Life expectancy and mental retardation. A longitudinal study in a state residential facility. Washington, DC: American Association on Mental Deficiency.

Eyman, R. K. & Widaman, K. F. (1987). Life-span development of institutionalized and community-based mentally retarded persons, revisited. American Journal on Mental Deficiency, 91, 559–569.

Faßnacht, G. (1995). Systematische Verhaltensbeobachtung. München: Ernst Reinhardt Verlag.

Feinberg, T. E., Rifkin, A. A., Schaffer, C. & Walker, E. (1986). Facial discrimination and emotional recognition in schizophrenia and affective disorders. Archives of General Psychiatry, 43, 276–279.

Feuser, G. (1996). Zum Verhältnis von Menschenbild und Integration – „Geistigbehinderte gibt es nicht!". Vortrag gehalten am 29. 10. im Österreichischen Parlament in Wien.

Field, C. J., Aman, M. G., White, A. J. & Vaithianathan, C. (1986). A single-subject study of imipramine in a mentally retarded women with depressive symptoms. Journal of Mental Deficiency Research, 30, 191–198.

Findholt, N. E. & Emmett, C. G. (1990). Impact of interdisciplinary team review on psychotropic drug use with persons who have mental retardation. Mental Retardation, 28, 41–46.

Fine, M. A., Tangeman, P. J. & Woodard, J. (1990). Changes in adaptive behavior of older adults with mental retardation following desinstitutionalization. American Journal on Mental Retardation, 94, 661–668.

Flieger, P. (1994). Kritische Bestandsaufnahme amerikanischer Adaptive Behavior Scales und Entwurf eines zeitgemäßen Verfahrens für den deutschsprachigen Raum. Unveröffentlichte Diplomarbeit, Universität Wien, Wien.

Fonagy, P. (1996). Where cure was inconceivable. The aims of modern psychoanalysis with borderline patients. Symposium „25 Jahre Wiener Universitätsklinik für Tiefenpsychologie und Psychotherapie", 15. November (persönliche Mitteilung im Anschluß an den Vortrag). Wien.

Ford, D. H. & Lerner, R. M. (1992). Developmental systems theory: An integrative approach. Newbury Park, CA: Sage.

Foxx, R. M. & Azrin, N. H. (1972). Restitution: A method of eliminating aggressive-disruptive behavior of retarded and brain damaged patients. Behavior Research and Therapy, 10, 15–27.

Frijda, N. H. (1969). Recognition of emotion. In L. Berkowitz (Hrsg.). Advances in experimental social psychology. Band 4. (S. 167–224). New York: Academic Press.

Gaedt, C. (1994). Aspekte eines psychoanalytisch orientierten Konzeptes zur Diagnostik und Therapie von psychischen Störungen bei Menschen mit geistiger Behinderung. In W. Lotz, U. Koch & B. Stahl (Hrsg.), Psychotherapeutische Behandlung geistig behinderter Menschen. Bedarf, Rahmenbedingungen, Konzepte (S. 124–140). Bern: Verlag Hans Huber.

Gaedt, C. (1995). Psychotherapeutic approaches in the treatment of mental illness and behavioural disorders in mentally retarded people: the significance of a psychoanalytic perspective. Journal of Intellectual Disability Research, 39, 233–239.

Gask, L. (1988). The Psychiatric Assessment Schedule (PAS) (revised). Unveröffentlichtes Manuskript: University of Manchester, Department of Psychiatry, Manchester.

George, M. S., Ketter, T. A., Gill, D., Herscovitch, P. & Post, R. M. (1993). The functional neuroanatomy of facial emotion recognition. Paper presented at the 1993 American Academy of Neurology Conference.

Gielen, J. J. (1990). A network of services for the mental health care of the mildly and moderately retarded in South-East Noord-Brabant. In A. Dosen, A. Van Gennep & G. Zwanikken (Hrsg.), Treatment of mentally illness and behavioral disorders in the mentally retarded. Leiden: Logan.

Ginsburg, B. E., Werik, T. M., Escobar, J. I., Kugelmass, S., Treanor, J. J. & Wendtland, L. (1996). Molecular genetics of psychopathologies: A search for simple answers to complex problems. Behavior Genetics, 26, 325–333.

Gordon, C. T., State, R. C., Nelson, J. E., Hamburger, S. D. & Rapoport, J. L. (1993). A double blind comparison of clomipramine, desipramine, and placebo in the treatment of autistic disorder. Archives of General Psychiatry, 50, 441–447.

Görres, S. & Hansen, G. (Hrsg.) (1992). Psychotherapie bei Menschen mit geistiger Behinderung. Klinkhardt: Bad Heilbrunn.

Grant, S. & Fitton, A. (1994). Risperidone. A review of its pharmacology and therapeutic potential in the treatment of schizophrenia. Drugs, 48, 253–273.

Gray, J. M., Fraser, W. L. & Leudar, I. (1983). Recognition of emotion from facial expression in mental handicap. British Journal of Psychiatry, 142, 566–571.

Greenspan, S. & Schoultz, B. (1981). Why mentally retarded adults lose their jobs: Social competence as a factor in work adjustment. Applied Research in Mental Retardation, 2, 33–38.

Grossman, H. J. (Hrsg.) (1973). Manual on terminology and classification in mental retardation. Washington, DC: American Association on Mental Deficiency.

Grossman, H. J. (Hrsg.) (1983). Classification in mental retardation. Washington, DC: American Association on Mental Deficiency.

Gur, R. C., Erwin, R. J., Gur, R. E., Zwil, A. S., Heimberg, C. & Kraemer, H. C. (1992). Facial emotion discrimination: II. Behavioral findings in depression. Psychiatry Research, 42, 241–251.

Guttmann, G. (1982). Einführung in die Neuropsychologie. Bern: Verlag Hans Huber.

Hagberg, B., Goutières, F. Hanefeld, F., Rett, A. & Wilson, J. (1985). Rett Syndrome: Criteria for Inclusion and Exclusion. Brain & Development, 7, 372–373.

Hansen, G. (1996). Gestalttherapeutische Arbeit bei Menschen mit geistiger Behinderung. Behinderte, 19/4, 53–60.

Harper, D. C. (1993). A primer on dementia in persons with mental retardation: Conclusions and current findings. In R. J. Fletcher & A. Dosen (Hrsg.), Mental health aspects of mental retardation: Progress in assessment and treatment (S. 169–200). New York: Lexington Books.

Harris, J. A. (1977). Emotion recognition in average and below average intelligence adults. Unpublished master´s thesis, Geroge Peabody College, Nashville.

Harris, J. C. (1995). Developmental neuropsychiatry, Volume II: Assessment, diagnosis and treatment of developmental disorders. Oxford: Oxford University Press.

Haveman, M., Maaskant, M. A. & Sturmans, F. (1989). Older Dutch residents of institutions, with and without Down syndrome: A comparison of mortality and morbidity trends and motor/social functioning. Australia and New Zealand Journal of Developmental Disabilities, 15, 241–255.

Haveman, M. J., Maaskant, M. A., Van Schrojenstein-Lantman, H. M., Urlings, H. F. & Kessels, A. G. (1994). Mental health problems in elderly people with and without Down´s syndrome. Journal of Intellectual Disability Research, 38, 341–355.

Heaton-Ward, A. (1977). Psychosis in mental handicap. British Journal of Psychiatry, 130, 525–533.

Heber, R. (1959). A manual on terminology and classification in mental retardation. American Journal on Mental Defciency, 64 (Monograph Supplement).

Heimberg, C., Gur, R. E., Erwin, R. J., Shtasel, D. L. & Gur, R. C. (1992). Facial emotion discrimination: III. Behavioral findings in schizophrenia. Psychiatry Research, 42, 253–265.

Heimer, L., Harlan, R. E., Alheid, G. F., Garcia, M. M. & De Olmos, J. (1997). Substantia innominata: A notion which impedes clinical-anatomical correlations in neuropsychiatric disorders. Neuroscience, 76, 957–1006.

Herman, B. H., Hammock, M. K., Arthuir-Smith, A., Egan, J., Chatoor, I., Werner, A. & Zelnik, N. (1987). Naltrexone decreases self-injurious behavior. Annals of Neurology, 22, 550–552.

Hill, B. K., Balow, E. A. & Bruininks, R. H. (1985). A national survey of prescribed drugs in institutional and community residential facilities for mentally retarded people. Psychopharmacology Bulletin, 21, 279–284.

Hobson, R. P., Outson, J. & Lee, A. (1988). Emotion recognition in autism: Coordinating faces and voices. Psychological Medicine, 18, 911–923.

Hobson, R. P., Outson, J. & Lee, A. (1989). Recognition of emotion by mentally retarded adolescents and young adults. American Journal on Mental Retardation, 93, 434–443.

Hodapp, R. M., Leckman, J. F., Dykens, E. M., Sparrow, S. S., Zelinsky, D. C. & Ort, S. I. (1992). K-ABC profiles in children with fragile X syndrome, Down syndrome and non-specific mental retardation. American Journal of Mental Deficiency, 97, 39–46.

Hogg, J. & Moss, S. (1993). The applicability of the Kaufman Assessment Battery for Children (K-ABC) with older adults (50+ years) with mental retardation. Journal of Intellectual Disability Research, 39, 167–176.

Horner, R. H. (1994). Functional assessment: Contributions and future directions. Journal of Applied Behavior Analysis, 27, 401–404.

Hurley, A. D. & Hurley, F. J. (1986). Counseling and psychotherapy with mentally retarded clients: I. The initial interview. Psychiatric Aspects of Mental Retardation Reviews, 5, 22–26.

Hurley, A. D. & Hurley, F. J. (1987). Counseling and psychotherapy with mentally retarded clients: II. Establishing a relationship. Psychiatric Aspects of Mental Retardation Reviews, 6, 15–20.

Hurley, A. D. (1989). Individual psychotherapy with mentally retarded individuals: A review and call for research. Research in Developmental Disabilities, 10, 261–275.

Hussy, W. (1983). Komplexe menschliche Informationsverarbeitung: das SPIV-Modell. Sprache und Kognition, 2, 47–62.

Iacobbo, M. L. (1977). Recognition of affective facial expressions by retarded and nonretarded individuals across the life span. Unpublished doctoral dissertation, Geroge Peabody College, Nashville.

Iacobbo, M. L. (1978). Recognition of facial expressions by retarded and nonretarded individuals across life span. Dissertation Abstracts International, 38, 08B.

Innerhofer, P. & Klicpera, Ch. (1988). Die Welt des frühkindlichen Autismus. München: Ernst Reinhardt Verlag.

Intagliata, J. & Rinck, C. (1985). Psychoactive drug use in public and community residential facilities for mentally retarded persons. Psychopharmacology Bulletin, 21, 268–278.

Iverson, J. C. & Fox, R. A. (1989). Prevalence of psychopathology among mentally retarded adults. Research in Developmental Disabilities, 10, 77–83.

Izard, C. E. (1993). Four systems for emotion activation: Cognitive and noncognitive processes. Psychological Review, 100, 68–90.

Izard, C. E. (1994). Innate and universal facial expressions: Evidence from developmental and cross-cultural research. Psychological Bulletin, 115, 288–299.

Jacobson, J. W. & Mulick, J. A. (Hrsg.) (1996). Manual of diagnosis and professional practice in mental retardation. Washington, DC: American Psychological Association.

Jacobson, J. W. (1982). Problem behavior and psychiatric impairment in a developmentally disabled population. Applied Research in Mental Retardation, 3, 121–139.

Jantzen, W. (1987). Allgemeine Behindertenpädagogik, Band 1, Sozialwissenschaftliche und psychologische Grundlagen. Weinheim: Beltz Verlag.

Jeffries, F. M., Reiss, A. L., Brown, T., Meyers, D. A. Glicksman, A. C. & Bandyopadhyay, S. (1993). Bipolar spectrum disorder and fragile X syndrome: a family study. Biological Psychiatry, 33, 213–216.

Johnson, W. L. & Baumeister, A. A. (1981). Behavioral techniques for decreasing aberrant behaviors of retarded and autistic persons. In M. Hersen, R. M. Eisler & P. M. Miller (Hrsg.), Progress in behavioral modification, Vol. 12, (S. 119–159). New York: Academic Press.

Kail, R. (1992). General slowing of information-processing by persons with mental retardation. American Journal on Mental Retardation, 97, 333–341.

Kamphaus, R. W. (1987). Conceptual and psychometric issues in the assessment of adaptive behavior. Journal of Special Education, 21, 27–35.

Kanwisher, N., Chun, M. M., McDermott, J. & Ledden, P. J. (1996). Functional imaging of human visual recognition. Cognitive Brain Research, 5, 55–67.

Kaplan, L. C., Wharton, R., Elias, E., Mandell, F., Donlon, T. & Latt, S. A. (1987). Clinical heterogeneity associated with deletions in the long arm of chromosome 15: report of 3 new cases and their possible genetic significance. American Journal of Medical Genetics, 28, 45–53.

Kaufman, A. S. & Kaufman, N. L. (1983). Kaufman Assessment Battery for Children. Circle Pines, MN: American Guidance Service.

Kiernan, C. & Moss, S. (1990). Behaviour disorders and other characteristics of the population of a mental handicap hospital. Mental Handicap Research, 3, 3–20.

King, B. H. (1993). Self-injury by people with mental retardation: A compulsive behavior hypothesis. American Journal on Mental Retardation, 98, 93–112.

Kolb, B. & Taylor, I. (1981). Affective behavior in patients with localized cortical excisions: Role of lesion site and size. Science, 214, 89–91.

Kolb, B. & Taylor, I. (1988). Facial expression and the neocortex. Society for Neuroscience Abstracts, 14, 219.

Kolb, B. & Whishaw, I. Q. (1990). Fundamentals of human neuropsychology. 3. Auflage. New York: W. H. Freeman and Company.

Kormann-Bortolotto, M. H. & Webb, T. (1995). Alterations in replication timing of X-chromosome bands in Rett syndrome. Journal of Intellectual Disability Research, 39, 91–96.

Kovacs, M. (1985). The Childrens's Depression Inventory (CDI). Psychopharmacology Bulletin, 21, 995–998.

Kozinetz, C. A., Skender, M. L., McNaughton, N., Almes, M. J., Schultz, R. J., Percy, A. K. & Glaze, D. G. (1993). Epidemiology of Rett syndrome: A population based registry. Pediatrics, 91, 445–450.

Kubinger, K. & Wurst, E. (1991). Adaptives Intelligenzdiagnostikum (AID) (3. ergänzte Auflage). Weinheim: Beltz Verlag.

Lachiewicz, A. M., Gullion, C. M., Spiridigliozzi, G. A. & Aylsworth, A. S. (1987). Declining IQs of young males with fragile X syndrome. American Journal of Mental Deficiency, 92, 271–278.

Lahey, M. (1988). Language disorders and language development. New York: Macmillan.

Laman, D. S. & Reiss, S. (1987). Social skill deficiencies associated with depressed mood of mentally retarded adults. American Journal of Mental Deficiency, 92, 224–229.

Lambert, J.-L. & Defays, D. (1978). La compréhension d´expressions faciales chez les enfants arriérés mentaux et normeaux. Revue Suisse de Psychologie, 37, 216–224.

Lambert, N. M. & Windmiller, M. B. (1981). AAMD Adaptive Behavior Scale – School edition. Monterey, CA: Publishers Test Service.

Landis, J. R. & Koch, G. G. (1977). The measurement of observer agreement for categorial data. Biometrics, 33, 159–174.

Lang, P. J., Bradley, M. M. & Cuthbert, B. N. (1990). Emotion, attention and the startle reflex. Psychological Review, 97, 377–395.

LeDoux, J. (1995). Emotion: Clues from the brain. Annual Review of Psychology, 46, 209–235.

Lempp, R. (1992). Psychotherapie und geistige Behinderung. In S. Görres & G. Hansen (Hrsg.), Psychotherapie bei Menschen mit geistiger Behinderung (S. 105–116). Bad Heilbrunn: Klinkhardt.

Lesch, M. & Nyhan, W. L. (1964). A familial disorder of uric acid metabolism and central nervous system function. American Journal of Medicine, 36, 561–570.

Levy, L. H., Orr, T. B. & Rosenzweig, S. (1960). Judgments of emotion from facial expressions by college students, mental retardates, and mental hospital patients. Journal of Personality, 32, 342–349.

Lewis, M. H., Bodfish, J. W., Powell, S. B., Parker, D. E. & Golden, R. N. (1996). Clomipramin treatment for self-injurious behavior of individuals with mental retardation: a double-blind comparison with placebo. American Journal on Mental Retardation, 100, 654–665.

Lewis, M. H., Bodfish, J. W., Powell, S. B., Parker, D. E. & Golden, R. N. (1995). Clomipramin treatment for stereotypy and related repetitive movement disorders associated with mental retardation. American Journal on Mental Retardation, 100, 299–312.

Lewis, M. & Haviland, J. M. (Hrsg.). (1993). Handbook of emotions. New York: Guilford Press.

Lewis, M. H., Aman, M. G., Gadow, K. D., Schroeder, S. R. & Thompson, T. (1996). Psychopharmacology. In J. W. Jacobson & J. A. Mulick (Hrsg.), Manual of diagnosis and professional practice in mental retardation (S. 323–340). Washington, DC: American Psychological Association.

Lindsay, W. R., Michie, A. M., Balty, F. J., Smith, A. H. W. & Miller, S. (1994). The consistency of reports about feelings and emotions from people with intellectual disability. Journal of Intellectual Disability Research, 38, 61–66.

Lingg, A. & Theunissen, G. (1994). Psychische Störungen bei geistig Behinderten. Freiburg, i. B.: Lambertus Verlag.

Lotz, W., Koch, U. & Stahl, B. (Hrsg.) (1994). Psychotherapeutische Behandlung geistig behinderter Menschen. Bedarf, Rahmenbedingungen, Konzepte. Bern: Verlag Hans Huber.

Lowry, M. A. & Sovner, R. (1993). Severe behaviour problems associated with rapid cycling bipolar disorder in two adults with profound mental retardation. Journal of Intellectual Disability Research, 36, 269–281.

Lubs, H. H. (1969). A marker-X-chromosome. American Journal of Human Genetics, 21, 231–244.

Luckasson, R., Coulter, D. L., Polloway, E. A., Reiss, S, Schalock, R. S., Snell, M. E., Spitalnik, D. M. & Stark, J. A. (1992). Mental retardation: Definition, classification, and systems of support (9th ed.). Washington: American Association on Mental Retardation.

Lund, J. (1986). Behavioral symptoms and autistic psychosis in the mentally retarded adult: Acta Psychiatrica Scandinavica, 71, 429–436.

Luxburg, v. J. (1994). Systemisch-ganzheitliche Ansätze zur Therapie „geistig Behinderter" in den Systemen Familie und Frühförderung. In W. Lotz, U. Koch & B. Stahl (Hrsg.), Psychotherapeutische Behandlung geistig behinderter Menschen. Bedarf, Rahmenbedingungen, Konzepte (S. 173–192). Bern: Verlag Hans Huber Verlag.

Maaskant, M., Sturmans, F., Haveman, M. J. & Frederiks, C. M. A. (1993). Life expectancy of institutionalized people with mental handicap in the Netherlands. In M. Maaskant (Hrsg.), Mental handicap and aging (S. 89–108). Dwingeloo: Kavanah.

MacDonald, H., Rutter, M., Howlin, P., Rios, P., LeConteur, A., Evered, C. & Folstein, S. (1989). Recognition and expression of emotional cues by autistic and normal subjects. Child Psychology ans Psychiatry, 30, 865–877.

MacMillan, D. I., Gresham, F. M. & Siperstein, G. N. (1993). Conceptual and psychometric concerns about the 1992 AAMR definition of mental retardation. American Journal on Mental Retardation, 98, 325–335.

Marcell, M. M. & Jett, De L. A. (1985). Identification of vocally expressed emotions by mentally retarded and nonretarded individuals. American Journal of Mental Deficiency, 89, 537–545.

Margraf, J. (1996). Lehrbuch der Verhaltenstherapie. Band 1: Grundlagen, Diagnostik, Verfahren, Rahmenbedingungen. Berlin: Springer Verlag.

Marshburn, E. C. & Aman, M. G. (1992). Factor validity and norms for the Aberrant Behavior Checklist in a community sample for children with mental retardation. Journal of Autism and Developmental Disorders, 22, 357–373.

Martin, J. P. & Bell, J. (1943). A pedigree of mental defect showing sex-linkage. Journal of Neurology, Neurosurgery and Psychiatry, 6, 154–157.

Matson, J., Gardner, W., Coe, D. & Sovner, R. (1991). A scale for evaluating emotional disorders in severely and profoundly mentally retarded persons: Development of the Diagnostic Assessment for the Severely Handicapped (DASH) scale. British Journal of Psychology, 159, 404–409.

Matson, J. L. & Barrett, R. P. (1993). Psychopathology in the mentally retarded. Boston: Allyn & Bacon.

Matson, J. L. (1985). Biosocial theory of psychopathology: a three-by-three factor model. Applied Research in Mental Retardation, 6, 199–227.

Matson, J. L. (1988). Psychopathology Instrument in Mentally Retarded Adults: A test manual. Overland Park, IL: International Diagnostic Systems Inc.

Matson, J. L., Gardner, W. I., Coe, D. A. & Senatore, V. (1990). Diagnostic Assessment for the Severe Handicapped (DASH) Scale (user manual). Unpublished manuscript, Louisiana State University.

Matson, J. L., Helsel, W. J., Bellack, A. S. & Senatore, V. (1983). Development of a rating scale to assess social skill deficits in mentally retarded adults. Applied Research in Mental Retardation, 4, 399–407.

Matson, J. L., Kazdin, A. E. & Senatore, V. (1985). Psychometric properties of the Psychopathology Instrument for Mentally Retarded Adults. Applied Research in Mental Retardation, 5, 81–89.

Maurer, H. & Newbrough, J. R. (1987). Facial expressions of mentally retarded and nonretarded children: I. Recognition by mentally retarded and nonretarded adults. American Journal of Mental Deficiency, 91, 505–510.

McAlpine, C., Singh, N. N., Kendall, K. A. & Ellis, C. (1992). Recognition of facial expressions of emotion by persons with mental retardation: A matched comparison study. Behavior Modification, 16, 543–558.

McGee, J. J. (1988). Issues related to applied behavior analysis. In J. A. Stark, F. J. Menolascino, M. H. Arabelli & V. C. Gray (Hrsg.), Mental retardation and mental health: Classification, diagnosis, treatment, services (S. 203–212). New York: Springer Verlag.

McLaren, J. & Bryson, S. E. (1987). Review of recent epidemiological studies of mental retardation: prevalence, associated disorders and etiology. American Journal of Mental Retardation, 92, 243–254.

Meins, W. (1993). Assessment of depression in mentally retarded adults: reliability and validity of the Children´s Depression Inventory (CDI). Research in Developmental Disabilities, 14, 299–312.

Meins, W. (1995). Symptoms of major depression in mentally retarded adults. Journal of Intellectual Disability Research, 39, 41–45.

Melchers, U. & Preuß, U. (1994). Kaufman Assessment Battery for Children (K-ABC), Deutsche Version, (2. revidierte Auflage). Göttingen: Hogrefe Verlag.

Menolascino, F. J., Ruedrich, S. L., Golden, C. J. & Wilson, T. E. (1985). Diagnosis and pharmacotherapy of schizophrenia in the retarded. Psychopharmacology Bulletin, 21, 316–322.

Menolascino, F. J. & Stark, J. A. (Hrsg.) (1984). Handbook of mental illness in the mentally retarded. New York: Plenum Press.

Menolascino, F. J. (1977). Challenges in mental retardation: progressive ideologies and services. New York: Human Science Press.

Menolascino, F. J. (1982). Schizophrenia in mentally retarded persons. Paper presented at the Annual Meeting of the American Association for Mental Deficiency, Boston (MA).

Menolascino, F. J. (1989). Clinical care update: Model services for treatment/management of the mentally retarded-mentally ill. Community Mental Health Journal, 25, 145–155.

Merrill, E. C. & Peacock, M. (1994). Allocation of attention and task difficulty. American Journal on Mental Retardation, 98, 588–593.

Morris, J. S., Frith, C. D., Perrett, D. I., Rowland, D., Young, A. W., Calder, A. J. & Dolan, R. J. (1996). A differential response in the human amygdala to fearful and happy facial expression. Nature, 383, 812–815.

Moser, H. W. (1992). Prevention of mental retardation (genetics). In L. Rowitz (Hrsg.), Mental retardation in the year 2000. New York: Spinger Verlag.

Moss, S., Patel, R., Prosser, H., Goldberg, D., Simpson, N., Rowe, S. & Lucchino, R. (1993). Psychiatric morbidity in older people with moderate and severe learning disability. I: Development and reliability of the patient interview (PAS-ADD). British Journal of Psychiatry, 163, 471–480.

Moss, S. & Patel, P. (1992). Symptoms of dementia in older people with severe mental handicap: cognitive and functional decline over a three-year period. In J. J. Roosendaal (Hrsg.), Mental retardation and medical care (S. 289–297). Den Haag: CIP-Gegevens Konklijke Bibliotheek.

Moss, S. & Patel, P. (1995). Psychiatric symptoms aasociated with dementia in older people with learning disability. British Journal of Psychiatry, 167, 663–667.

Moss, S. & Patel, P. (1997). Dementia in older people with intellectual disability: symptoms of physical and mental illness, and levels of adaptive behavior. Journal of Intellectual Disability Research, 41, 60–69 (in Druck).

Moss, S. (1995). Methodological issues in the diagnosis of psychiatric disorders in adults with learning disability. Thornfield Journal (Univ. of Dublin), 18, 9–18.

Moss, S. (1997). Neuere psychodiagnostische Verfahren zur Erfassung psychischer Störungen bei älteren Menschen mit geistiger Behinderung. In G. Weber (Hrsg.), Psychische Störungen bei älteren Menschen mit geistiger Behinderung (S. 41–65). Bern: Verlag Hans Huber.

Moss, S., Goldberg, D., Patel, P., Prosser, H., Ibbotson, B., Simpson, N. & Rowe, S. (1995). The Psychiatric Assessment Schedule for Adults with a Developmental Disability (PAS-ADD). Unveröffentlichtes Manuskript, Hester Adrian Research Centre und Institute of Psychiatry, University of Manchester.

Moss, S., Hogg, J. & Horne, M. (1992). Demograpic characteristics of a population of people with moderate severe and profound intellectual disability (mental handicap) over 50 years of age: age structure, IQ and adaptive skills. Journal of Intellectual Disability Research, 36, 387–401.

Moss, S., Prosser, H. & Goldberg, D. (1996). Validity of schizophrenia diagnosis of the Psychiatric Assessment Schedule for Adults with Developmental Disability (PAS-ADD). British Journal of Psychiatry, 168, 415–423.

Moss, S., Prosser, H. Ibbotson, B. & Goldberg, D. (1996). Respondent and informant accounts of psychiatric symptoms in a sample of patients with learning disability. Journal of Intellectual Disability Research, 40, 457–465.

Moss, S., Prosser, H., Costello, H., Simpson, N. & Patel, P. (1996). The PAS-ADD checklist. Unveröffentlichtes Manuskript, Hester Adrian Research Centre, University of Manchester.

Müller-Hohagen, J. (1987). Psychotherapie mit geistig behinderten Kindern. München: Kösel Verlag.

Müller-Hohagen, J. (1990). Psychotherapie mit geistig behinderten Kindern und Erwachsenen. Unveröffentlichter Vortrag, gehalten auf der Arbeitstagung der Lebenshilfe Salzburg.

Müller-Hohagen, J. (1996). Psychoanalyse – Ein Weg für Menschen mit geistiger Behinderung? Behinderte, 19/4, 15–24.

Myers, B. A. & Pueschel, S. M. (1991). Psychiatric disorders in persons with Down syndrome. Journal of Nervous and Mental Diseases, 179, 609–613.

National Institute of Health, NIH (1991). Consensus Development Conference on the Treatment of Destructive Behaviors in Persons with Developmental Disabilities. Washington, DC: U. S. Department of Health and Human Services, Public Health Service, NIH Publication No. 91–2410.

Nelson, L., Lott, I., Touchette, P., Satz, P. & D´Elia, L. (1995). Detection of Alzheimer disease in individuals with Down-Syndrom. American Journal on Mental Retardation, 99, 616–622.

Nezu, C. M., Nezu, A. M. & Gill-Weiss, M. J. (1992). Psychopathology in persons with mental retardation: Clinical guidelines for assessment and treatment. Champaign, IL: Research Press.

Nihira, K., Foster, R., Shellas, M. & Leland, H. (1974). Adaptive Behavior Scales. Washington, DC: American Association on Mental Deficiency.

Nihira, K., Leland, H. & Lambert, N. (1993). Adaptive Behavior Scale – Residential and Community, 2nd edition, (ABS-RC:2). Washington, DC: American Association on Mental Deficiency.

Nyhan, W. L. (1977). Behavior in the Lesch-Nyhan syndrome. Annual Progress in Child Psychiatry and Child Development, 16, 175–193.

Oliver, C., Murphy, G. H. & Corbett, J. A. (1987). Self-injurious behaviour in people with mental handicap: a total population study. Journal of Mental Deficiency Research, 31, 147–162.

Olsson, B. & Rett, A. (1985). Behavioral observations concerning differential diagnosis between the Rett syndrome and autism. Brain & Development, 7, 281–289.

Olsson, B. & Rett, A. (1987). Autism and Rett syndrome: Behavioral investigations and differential diagnosis. Developmental Medicine and Child Neurology, 29, 429–441.

Olsson, B. (1987). Autistic traits in the Rett syndrome. Brain & Development, 9, 491–498.

Ozonoff, S., Pennington, B. F. & Rogers, S. J. (1990). Are there emotion perception deficits in young autistic children? Journal of Child Psychology and Psychiatry, 31, 343–361.

Pary, R. (1993). Psychoactive drugs used with adults and elderly adults who have mental retardation. American Journal on Mental Retardation, 98, 121–127.

Patel, P., Goldberg, D. P. & Moss, S. (1993). Psychiatric morbidity in older people with moderate and severe learning disabilites (mental retardation). Part II: The prevalence study. British Journal of Psychiatry, 163, 481–491.

Pawlacyzk, D. & Beckwith, B. (1987). Depressive symptoms displayed by persons with mental retardation: A review. Mental Retardation, 25, 325–330.

Penrose, L (1949). The incidence of mongolism in the general population. Journal of the Mental Sciences, 95, 685.

Platt, J. E., Campbell, M., Green, W. H., Perry, R. & Cohen, I. L. (1981). Effects of lithium carbonate and haloperidol on cognition in aggressive hospitalized school-age children. Journal of Clinical Psychopharmacology, 1, 8–13.

Platt, L. O., Kamphaus, R. W., Cole, R. W. & Smith, C. L. (1991). Relationship between adaptive behavior and intelligence: Additional evidence. Psychological Reports, 68, 139–145.

Poling, A. & LeSage, M. (1995). Evaluating psychotropic drugs in people with mental retardation: Where are the social validity data? American Journal on Mental Retardation, 100, 193–200.

Prosser, H., Moss, S., Costello, H., Simpson, N. & Patel, P. (1996). The MINI PAS-ADD: A preliminary assessment schedule for the detection of mental health needs in adults with learning disability (mental retardation). Unveröffentlichtes Manuskript, Hester Adrian Research Centre, University of Manchester.

Prout, H. T. & Strohmer, D. C. (1991). Emotional Problem Scales: Self Report Inventory. Schenectady, NY: Genium Publishing.

Pueschel, S. M., Gallagher, P. L., Zartler, A. S. & Pezzullo, J. C. (1987). Cognitive and learning processes in children with Down syndrome. Research in Developmental Disabilities, 8, 21–27.

Qureshi, H. & Alborz, A. (1992). Epidemiology of challenging behaviour. Mental Handicap Research, 5, 130–145.

Ramey, C. T., Mulvihill, B. A. & Landesman-Ramey, S. (1996). Prevention:

Social and educational factors and early intervention. In J. W. Jacobson & J. A. Mulick (Hrsg.), Manual of diagnosis and professional practice in mental retardation (S. 215–228). Washington, DC: American Psychological Association.

Rapoport, J. L. (1988). The neurobiology of obsessive-compulsive disorder (clinical conference). Journal of the American Medical Association, 260, 2888–2890.

Ratey, J. J., Mikkelsen, E., Smith, G. B., Upadhyaya, A., Zuckerman, H. S., Marello, D., Sorgi, P., Polakoff, S. & Bemporad, J. (1986). Beta blockers in the severely and profoundly mentally retarded. Journal of Clinical Psychopharmacology, 6, 103–107.

Raven, J. C. (1960). The standard progressive matrices: A, B, C, D, E. London: Lewis.

Reiss, S. & Benson, B. (1984). Awareness of negative social conditions among mentally retarded, emotionally disturbed outpatients. American Journal of Psychiatry, 141, 1.

Reiss, S. & Benson, B. A. (1985). Psychosocial correlates of depression in mentally retarded adults: I. Minimal social support and stigmatization. American Journal of Mental Deficiency, 89, 331–337.

Reiss, S. & Rojahn, J. (1993). Joint occurrence of depression and aggression in children and adults with mental retardation. Journal of Intellectual Disability Research, 37, 287–294.

Reiss, S. & Szyszko, R. (1983). Diagnostic overshadowing and professional experience with mentall retarded persons. American Journal of Mental Deficiency, 87, 396–402.

Reiss, S. (1987). Reiss Screen Test Manual. Worthington, OH: International Diagnostic Systems Inc.

Reiss, S. (1990). Prevalence of dual diagnosis in community-based day programs in the Chicago metropolitan area. American Journal on Mental Retardation, 94, 578–585.

Reiss, S. (1993). Assessement of psychopathology in persons with mental retardation. In J. L. Matson & R. P. Barrett (Hrsg.), Psychopathology in the mentally retarded. Needham Heights, MA: Allyn & Bacon.

Reiss, S. (1994a). Issues in defining mental retardation. American Journal on Mental Retardation, 99, 1–7.

Reiss, S. (1994b). Handbook of challenging behavior: Mental health aspects of mental retardation. Worthington, OH: International Diagnostic Systems.

Reiss, S., Levitan, G. W. & Szyszko, J. (1982). Emotional disturbance and mental retardation: Diagnostic overshadowing. American Journal on Mental Deficiency, 86, 567–574.

Rett, A. & Seidler, H. (1981). Aging processes in the mentally handicapped. Infans Cerebropathicus, 5, 145–147.

Rett, A. (1966). Über ein zerebral-atrophisches Syndrom bei Hyperammonämie. Wien: Verlag Brüder Hollinek.

Rett, A. (1982). Down-Syndrom: Lebenserwartung gestiegen – Neue Probleme. Monatskurier der ärztlichen Fortbildung, 32, 43–47.

Rett, A. (1984). Das Altern geistig Behinderter. Diagnostik, 17, 17–20.

Reynolds, W. M. & Baker, J. A. (1988). Assessment of depression in persons with mental retardation. American Journal on Mental Retardation, 93, 93–103.

Reynolds, W. M. (1989). Self-Report Depression Questionnaire (SRDQ) administration booklet. Odessa, FL: Psychological Assessment Resources.

Richards, B. W. & Siddiqui, A. Q. (1980). Age and mortality: Trends in residents of an institution for the mentally handicapped. Journal of Mental Deficiency Research, 24, 99–105.

Rivinus, T. M., Grofer, L. M., Feinstein, C. & Barrett, R. P. (1989). Psychopharmacology in the mentally retarded individual: New approaches, new directions. Journal of the Multihandicapped Person, 2, 1–23.

Roberts, G. W., Gentleman, S. M., Lynch, A., Murray, L., Landon, M. & Graham, D. I. (1994). Beta amyloid protein deposition in the brain after severe head injury: Implications for the pathogenesis of Alzheimer´s disease. Journal of Neuroradiological Neurosurgery and Psychiatry, 57, 419–425.

Rogers-Warren, A. und Warren, S. F. (Hrsg.) (1977). Ecological perspectives in behavior analysis. Baltimore, MA: University Park Press.

Rojahn, J. & Weber, G. (1996). Geistige Behinderung. In J. Margaraf (Hrsg.), Lehrbuch der Verhaltenstherapie. Band 2: Störungen, Glossar (S. 401–413). Berlin: Springer Verlag.

Rojahn, J., Kroeger, T. L. & McElwain, D. C. (1994). Performance on the Penn Facial Discrimination task by adults with mental retardation. American Journal on Mental Retardation, 99, 316–319.

Rojahn, J., Schroeder, S. R. & Mulick, J. A. (1983). Selbstverletzendes Verhalten geistig Behinderter – Ökobehaviorale Analyse und Modifikation. Zeitschrift für Klinische Psychologie, 12, 174–199.

Rojahn, J. & Tassé, M. J. (1996). Psychopathology in mental retardation. In J.W. Jacobson & J. A. Mulick (Hrsg.), Manual of diagnosis and professional practice in mental retardation (S. 147–156). Washington, DC: American Psychological Association.

Rojahn, J. (1986). Self-injurious and stereotypic behavior of non-institutionalized mentally retarded people: Prevalence and classification. American Journal of Mental Deficiency, 91, 268–276.

Rojahn, J. (1992). Behavior Problem Inventory: A prospectus. Unpublished manuscript, Nisonger Centre – UAP, The Ohio State University, Columbus, OH.

Rojahn, J. (1994). Epidemiology and topographic taxonomy of self-injourious behavior. In T. Thompson (Hrsg.), Destructive behavior in developmental disabilities: Diagnosis, measurement, and evaluating treatment outcome (S. 49–67). Newbury Park, CA: Sage.

Rojahn, J., Lederer, M. & Tassé M. J. (1995). Facial emotion recognition by persons with mental retardation: a review of the experimental literature. Research in Developmental Disabilities, 16, 393–414.

Rojahn, J., Borthwick-Duffy, S. & Jacobson, J. (1993). The association between psychiatric diagnosis and severe behavior problems in mental retardation. Annals of Clinical Psychiatry, 5, 163–170.

Rojahn, J., Kroeger, T. L. & McElwain, D. C. (1994). Psychometric properties and preliminary norms of the penn facial discrimination task in adults with mental retardation. Journal of Developmental and Physical Disabilities, 7, 285–301.

Rojahn, J., Rabold, D. E. & Schneider, F. (1995). Emotion specifity in mental retardation. American Journal on Mental Retardation, 99, 477–486.

Rollett, B. & Kastner-Koller, U. (1994). Praxisbuch Autismus. Stuttgart: Gustav Fischer Verlag.

Rollett, B. (1997). Das Wiener Kontakt- und Interventionstraining: Ein psychologisches Interventionsprogramm und seine Anwendung bei älteren Erwachsenen mit autistischen Symptomen. In G. Weber (Hrsg.), Psychische Störungen bei älteren Menschen mit geistiger Behinderung (S. 117–130). Bern: Verlag Hans Huber.

Rollin, H. R. (1946). Personality in mongolism with special reference to incidence of catatonic psychosis. American Journal of Mental Deficiency, 51, 219–237.

Rose, J. (1996). Anger Management: A group treatment program for people with mental retardation. Journal of Developmental and Physical Disabilities, 8, 133–149.

Rosen, M. (1993). In search of the behavioral phenotype: A methodological note. Mental Retardation, 31, 177–178.

Rotthaus, W. (1996). Systemische Therapie mit geistig behinderten Menschen. Behinderte, 19/4, 45–52.

Russell, A. T. (1988). The association between mental retardation and psychiatric disorder: Epidemiological issues. In J. A. Stark, F. J. Menolascino, M. H. Albarelli & V. C. Gray (Hrsg.), Mental retardation and mental health: Classification, diagnosis, treatment, services. New York: Springer Verlag.

Sandman, C. A. & Barron, J. L. (1992). Paradoxical response to sedative/hypnotics in patients with self-injurious behavior and stereotypy. Journal of Developmental and Physical Disability, 4, 307–316.

Sandman, C. A., Barron, J. L., Chicz-DeMet, A. & DeMet, E. (1990). Plasma B-endorphin levels in patients with self-injurious behavior and stereotypy. American Journal on Mental Retardation, 94, 84–92.

Sandyk, R. (1985). Naloxone abolishes self-injury in a metally retarded child (letter). Annals of Neurology, 17 (5), 520.

Sansom, D. T., Singh, I., Jawed, S. H. & Mukherjee, T. (1993). Elderly people with learning disabilties in hospital: a psychiatric study. Journal of Intellectual Disability Research, 38, 45–52.

Saß, H., Wittchen, H.-U. & Zaudig, M. (Hrsg., dt. Bearbeitung) (1996). Diagnostisches und statistisches Manual psychischer Störungen DSM-IV. (Herausgeber der Originalversion: APA, 1994). Göttingen: Hogrefe Verlag

Sattel, H., Geiger-Kabisch, C., Schreiter-Gasser, U., Besthorn, C. & Förstl, H. (1993). Häufigkeit und Bedeutung „nicht-kognitiver" Symptome bei der Demenz vom Alzheimer-Typ: produktive psychotische Symptomatik, depressive Störungen und Störungen des Verhaltens. Zeitschrift für Gerontologie, 26, 275–279.

Schachter, M. & Demerath, R. (1996). Neuropsychology and Mental Retardation. In J. W. Jacobson & J. A. Mulick (Hrsg.), Manual of diagnosis and professional practice in mental retardation (S. 165–177). Washington, DC: American Psychological Association.

Schroeder, S. R. & Gualtieri, C. T. (1985). Behavioral interactions induced by chronic neuroleptic therapy with persons with mental retardation. Psychopharmacology Bulletin, 21, 323–326.

Schroeder, S. R. (1988). Neuroleptic medications for persons with developmental disabilities. In M. G. Aman & N. N. Singh (Hrsg.), Psychopharmacology in the developmental disabilities (S. 82–100). New York: Springer Verlag.

Schroeder, S. (1991). Self injury and stereotypies. In J. L. Matson & J. A. Mulik (Hrsg.), Handbook of mental retardation (S. 251–297). New York: Pergamon Press.

Schroeder, S. R., Rojahn, J. & Oldenquist, A. (1991). Treatment of destructive behaviors among people with mental retardation and developmental disabilities. (In NIH Publication No. 91–2410, S. 125–171). Washington, DC: US Government Printing Office.

Schubert, M. T. (1987). System Familie und geistige Behinderung. Wien: Springer Verlag.

Scott, S. K., Young, A. W., Calder, A. J., Hellawell, D. J., Aggleton, J. P. & Johnson, M. (1997). Impaired auditory recognition of fear and anger following bilateral amygdala lesions. Nature, 385, 254–257.

Seidel, M. (1994). Aspekte der Psychopharmakotherapie psychischer Störungen und Krankheiten bei geistig behinderten Menschen. In W. Lotz, U. Koch & B. Stahl (Hrsg.), Psychotherapeutische Behandlung geistig behinderter Menschen. Bedarf, Rahmenbedingungen, Konzepte (S. 241–256). Bern: Verlag Hans Huber.

Seligman, M. E. P. (1975). Helplessness: On depression, development and death. New York: Freeman.

Senatore, V., Matson, J. L & Kazdin, A. E. (1985). An inventory to assess psychopathology of mentally retarded adults. American Journal of Psychiatry, 89, 459–466.

Serrano, J. M., Iglesias, J. & Loeches, A. (1992). Visual discrimination and recognition of facial expressions of anger, fear and surprise in 4- to 6-month-old infants. Developmental Psychobiology, 25, 411–425.

Sevin, J., Matson, J., Williams, D. & Kirkpatrick-Sanchez, S. (1995). Reliability of emotional problems with the Diagnostic Assessment for the Severely Handicapped (DASH). British Journal of Clinical Psychology, 34, 93–94.

Shear, C. S., Nyhan, W. L., Kirman, B. H. & Stern, J. (1971). Self-mutilative behavior as a feature of the de Lange syndrome. Journal of Pediatrics, 78, 827–834.

Simon, E. W., Blubaugh, K. M. & Pippidis, M. (1996). Substituting traditional antipsychotics with risperidone for individuals with mental retardation. Mental Retardation, 34, 359–366.

Singh, N. N., Sood, A., Sonenklar, N. & Ellis, C. (1991). Assessment and diagnosis of mental illness in persons with mental retardation: Methods and measures. Behavior Modification, 15, 419–443.

Singh, N. N. & Millichamp, C. J. (1984). Effects of medication on self-injurious behavior of mentally retarded persons. Psychiatric Aspects of Mental Retardation Reviews, 3, 13–16.

Smith, D. C., Valenti-Hein, D. & Heller, T. (1985). Interpersonal competence and community adjustment of retarded adults. In M. Sigman (Hrsg.), Children with emotional disorders and developmental disabilities (S. 71–94). Orlando: Grune & Stratton.

Sovner, R. & Hurley, A. D. (1981). The management of chronic behavior disorders in mentally retarded adults with lithium carbonate. Journal of Nervous and Mental Disease, 169, 191–195.

Sovner, R. & DesNoyers-Hurley, A. (1986). Four factors affecting the diagnosis of psychiatric disorders in mentally retarded persons. Psychiatric Aspects of Mental Retardation Reviews, 5, 45–50.

Sovner, R. & DesNoyers-Hurley, A. (1989). Ten diagnostic principles for recognizing psychiatric disorders in mentally retarded persons. Psychiatric Aspects of Mental Retardation Reviews, 8, 9–14.

Sovner, R. & Hurley, D. A. (1983). Do the mentally retarded suffer from affective illness? Archives of General Psychiatry, 40, 61–67.

Sparrow, S. S. & Ciccetti, D. V. (1987). Adaptive behavior and the psychologically disturbed child. Journal of Special Education, 21, 89–100.

Sparrow, S. S. & Ciccetti, D. V. (1989). The Vineland Adaptive Behavior Scales. In Ch. S. Newmark (Hrsg.), Major psychological assessment instruments. Volume II (S. 199–231). Boston: Allyn & Bacon.

Sparrow, S. S., Balla, D. A. & Ciccetti, D. V. (1984). Vineland Adaptive Behavior Scales. Circle Pines, MN: American Guidance Service.

Springer-Kremser, M., Jandl-Jager, E. & Presslich, E. (1996). The triage-function of a psychosomatic liaison-service for gynaecological patients. Journal of Psychosomatic Obstetrics and Gynaecology, (in Druck).

Stein, L. & Belluzi, J. D. (1989). Cellular investigations of behavioral reinforcement. Neuroscience and Biobehavioral Reviews, 13, 69–80.

Sternlicht, M. (1979). Fears in the institutionalized mentally retarded adults. The Journal of Psychology, 101, 67–71.

Stieglitz, R.-D. & Baumann, U. (Hrsg.) (1994). Psychodiagnostik psychischer Störungen. Stuttgart: Enke Verlag.

Strohmer, D. C. & Prout, H. T. (1989). Strohmer-Prout Behavior Rating Scale. Schenectady, NY: Genium Publishing.

Strohmer, D. C. & Prout, H. T. (1991). Emotional Problems Scales: Behavior rating scales. Schenectady, NY: Genium Publishing.

Sturmey, P. & Bertman, L. J. (1994). Validity of the Reiss Screen for Maladaptive Behavior. American Journal on Mental Retardation, 99, 201–206.

Sturmey, P. (1993). The use of DSM and ICD diagnostic criteria in people with mental retardation. A review of empirical studies. The Journal of Nervous and Mental Diseases, 181, 38–42.

Sturmey, P., Burcham, K. J. & Perkins, T. S. (1995). The Reiss Screen for Maladaptive Behaviour: its reliability and internal consistencies. Journal of Intellectual Disability Research, 39, 191–195.

Sturmey, P., Reed, J. & Corbett, J. (1991). Psychometric assessment of psychiatric disorders in people with learning difficulties (mental handicap): a review of measure. Psychological Medecine, 21, 143–155

Summers, J. A., Allison, D. B., Lynch, P. S. & Sandler, L. (1995). Behaviour problems in Angelman syndrome. Journal of Intellectual Disability Research, 39, 97–106.

Tait, D. (1983). Mortality and dementia among ageing defectives. Journal of Mental Deficiency Research, 27, 133–142.

Theunissen, G. (1994). Wege aus der Hospitalisierung. Förderung und Integration schwerstbehinderter Menschen (3. Auflage). Bonn: Psychiatrie Verlag.

Theunissen, G. (1997a). Lebensweltorientierte Interventionen bei hospitalisierten älteren Menschen mit geistiger Behinderung. In G. Weber (Hrsg.), Psychische Störungen bei älteren Menschen mit geistiger Behinderung (S. 131–154). Bern: Verlag Hans Huber.

Theunissen, G. (1997b). Stigma: Non-Yarvis. Über „Grenzfälle" zwischen Pädagogik und Psychiatrie. In G. Weber (Hrsg.), Psychische Störungen bei älteren Menschen mit geistiger Behinderung (S. 188–208). Bern: Verlag Hans Huber.

Thios, S. J. & Rojahn, J. (1994). The Penn Facial Discrimination Task and individuals with mental retardation. Poster presented at the American Psychological Association Annual Convention, Los Angeles, CA, August, 14–16.

Thompson, T., Hackenberg, T., Cerutti, D., Baker, D. & Axtell, S. (1994). Opioid antagonist effects on self-injury in adults with mental retardation: response form and location as determinants of medication effects. American Journal on Mental Retardation, 99, 85–102.

Tomkins, S. (1982). Affect, imagery and consciousness. (Vol. 1). 2. Auflage. New York: Springer Verlag.

Trimble, M. R. und Thompson, P. J. (1984). Sodium valporate and cognitive function. Epilepsia, 25, 60–64.

Tuiner, S. & Verhoeven, V. M. A. (1993). Psychiatry and mental retardation: Towards a behavioural pharmacological concept. Journal of Intellectual Disability Research, 37 (suppl. 1), 16–25.

Van der Zee, E. A., Roozendaal, B., Bohus, B., Koohlhaas, J. M. & Luiten, P. G. M. (1997). Muscarinic acetylcholine receptor immunoreactivity in the amygdala – I. Cellular distribution correlated with fear-induced behavior. Neuroscience, 76, 63–73.

Van Schrojenstein Lantman-De Valk, H. M. J., Haveman, M. J., Maaskant, M. A., Kessels, A. G. H., Urlings, H. F. J. & Sturmans, F. (1994). The need for assessment of sensory functioning in ageing people with mental handicap. Journal of Intellectual Disability Research, 38, 289–298.

Vietze, P. M. (1985). Emotional development in retarded children. In M. Sigman (Hrsg.), Children with emotional disorders and developmental disabilities (S. 23–43). Orlando: Grune & Stratton.

Vitouch, P. (1995). Die „emotionale Kluft" – Schlüsselvariable für die Programmselektion. In B. Franzmann, W. D. Fröhlich, H. Hoffmann, B. Spörri & R. Zitzelsperger (Hrsg.), Auf den Schultern von Gutenberg. Medienökologische Perspektiven der Fernsehgesellschaft (S. 138–149). Berlin: Quintessenz Verlag.

Vugt, v. G. & Besems, T. (1994). Gestalttherapie mit Behinderten ist PSYCHOtherapie und psycho-THERAPIE. In W. Lotz, U. Koch & B. Stahl (Hrsg.), Psychotherapeutische Behandlung geistig behinderter Menschen. Bedarf, Rahmenbedingungen, Konzepte (S. 193–208). Bern: Hans Huber Verlag.

Walden, T. A. & Field, T. M (1992). Discrimination of facial expressions by preschool children. Child Development, 53, 1312–1319.

Wallbott, H. G. (1982). Bewegungsstil und Bewegungsqualität: Untersuchungen zum Ausdruck und Eindruck gestischen Verhaltens. Weinheim: Beltz Verlag.

Wallbott, H. G. (1988). „Aus dem Zusammenhang gerissen" – Schauspielermimik ohne Kontextinformation. Zeitschrift für Experimentelle und Angewandte Psychologie, 138, 211–231.

Wallbott, H. G. (1990). Mimik im Kontext – Die Bedeutung verschiedener Informationskomponenten für das Erkennen von Emotionen. Göttingen: Hogrefe Verlag.

Wallbott, H. G. (1991). The robustness of communication of emotion via facial expression: Emotion recognition from photographs with detoriated pictural quality. European Journal of Social Psychology, 21, 89–98.

Warren, V. J. (1991). Recognition of facial expression of emotion by persons with mental retardation and symptoms of depression. Unpublished doctoral dissertation. Columbus: The Ohio State University.

Warren, V. J. (1992). Recognition of facial expression of emotion by persons with mental retardation and symptoms of depression. Unpublished doctoral dissertation, The Ohio State University, Columbus.

Weber, G. & Moss, S. (1997). Zur Optimierung der Erkennung und Erfassung von psychischen Störungen bei erwachsenen Menschen mit intellektueller Behinderung. Projektantrag für den Fonds der wissenschaftlichen Forschung. Unveröffentlichtes Manuskript: Institut für Psychologie der Universität Wien, Abteilung für Angewandte und Klinische Psychologie, Wien.

Weber, G. & Rett, A. (1991). Down-Syndrom im Erwachsenenalter. Klinische, psychologische und soziale Aspekte beim Mongolismus. Bern: Verlag Hans Huber.

Weber, G. (1992). Vieillir avec un handicap mental: perspectives de la recherche récente. In G. Zribi & J. Sarfati (Hrsg.), Le vieillissement des personnes handicapées. Recherches francaises et européennes (S. 47–63). Rennes: Éditions École Nationale de la Santé Publique.

Weber, G. (1994a). „Das Problem-Verhalten-Inventar": deutschsprachige Fassung von „The Problem Behavior Inventory (BPI). A Prospectus" nach Rojahn, J. (1992). Unveröffentlichtes Manuskript, Institut für Psychologie der Universität Wien, Abteilung für Angewandte und Klinische Psychologie, Wien.

Weber, G. (1994b). „Screening zur Erfassung sozial-adaptiver Fähigkeiten und psychopathologischer Symptome bei erwachsenen Personen mit geistiger Behinderung". Übersetzung der „Gerontologischge Vragenlijst voor geestelijk Gehandicapten" nach M. Haveman (1992). Unveröffentlichtes Manuskript, Institut für Psychologie der Universität Wien, Abteilung für Angewandte und Klinische Psychologie, Wien.

Weber, G. (1994c). Geistige Behinderung: Das Erwachsenenalter und darüber hinaus. In G. Gittler, M. Jirasko, U. Kastner-Koller, C. Korunka & A. Al-Roubaie (Hrsg.), Die Seele ist ein weites Land. Aktuelle Forschung am Wiener Institut für Psychologie (S. 281–288). Wien: Wiener Universitäts Verlag.

Weber, G. (1995). Fragebogen zur Erfassung sozialer Fertigkeiten, physischer und psychischer Befindlichkeiten bei erwachsenen Personen mit geistiger Behinderung. Übersetzung der „AAMR Adaptive Behavior Scale – Residential and Community" nach. Nihira, K., Leland, H., & Lambert, N. (1993).

Unveröffentlichtes Manuskript, Institut für Psychologie der Universität Wien, Abteilung für Angewandte und Klinische Psychologie, Wien.

Weber, G. (1996). Neuropsychologische Ansätze in Diagnostik und Therapie bei geistiger Behinderung. Verhaltensmodifikation und Verhaltensmedizin, 17, 311–330.

Weber, G. (1997b). Therapeutische Interventionen und Maßnahmen: Möglichkeiten und Grenzen. In G. Weber (Hrsg.), Psychische Störungen bei älteren Menschen mit geistiger Behinderung (S. 67–116). Bern: Verlag Hans Huber.

Weber, G. (1997c). Morbus Alzheimer bei Menschen mit geistiger Behinderung. In S. Weis & G. Weber (Hrsg.), Handbuch Morbus Alzheimer: Neurobiologie, Diagnostik und Therapie (S.). Weinheim: Psychologie Verlags Union.

Weber, G. (Hrsg.) (1997a). Psychische Störungen bei älteren Menschen mit geistiger Behinderung. Bern: Verlag Hans Huber.

Weber, G., Mück, G. & Pibinger, R. (1988). Lernbehinderung: Ein Übersichtsartikel. Heilpädagogik, 31, 53–70.

Wechsler, D. (1991). Wechsler Intelligence Scale for Children-III. San Antonio, TX: Psychological Corporation.

Weis, S., Weber, G., Neuhold, A. & Rett, A. (1991). Down Syndrome: MR quantification of brain structures and comparison with normal controls. American Journal of Neuroradiology, 12, 1207–1211.

Wendler, J. (1996). Psychologie des Down-Syndroms (2. Auflage). Bern: Verlag Hans Huber.

Widaman, K. F. & McGrew, K. S. (1996). The structure od adaptive behavior. In J. W. Jacobson & J. A. Mulick (Hrsg.), Manual of diagnosis and professional practice in mental retardation (S. 97–110). Washington, DC: American Psychological Association.

Winer, B. J. (1971). Statistical principles in experimental design. New York: McGraw-Hill.

Wing, J. K., Cooper, J. E. & Sartorius, N. (1974). Measurement and classification of psychiatric symptoms. An instruction manual for the PSE and CATEGO program. Cambridge (UK): Cambridge University Press.

Wing, J. K., Nixon, J. M., Mann, S. A. & Leff, J. P. (1977). Reliability of the PSE (ninth edition) used in a population study. Psychological Medicine, 7, 505–516.

World Health Organisation (1992). Glossary: Differential definition of SCAN items and commentary on SCAN text. Geneva: WHO.

World Health Organization (1994). Schedules for clinical assessment in neuropsychiatry (2nd version). Geneva: WHO.

Zori, R. T., Hendrickson, J., Woolven, S., Whidden, E. M., Gray, B. & Williams, C. A. (1992). Angelman-syndrome: clinical profile. Journal of Child Neurology, 7, 270–280.

8. Index

Rupert Schmidt

Die Paläste der Irren

Kritische Betrachtung zur Lebenssituation
geistig behinderter Menschen in Österreich

Dieses Buch ist für Menschen geschrieben, die sich über die Geschichte, die gegenwärtige Lebenslage und die Zukunftsaussichten
geistig behinderter Menschen informieren wollen, unabhängig davon,
ob sie in diesem Bereich tätig sind oder nicht. Drei Aspekten der
gegenwärtigen Situation wird dabei besonderes Augenmerk geschenkt:
Vorurteilen und Feindbildern, dem Problem der beruflichen Integration und den Nachteilen der „Patentlösung" Heim. Ein Teil des
Buches ist den Schwierigkeiten der BetreuerInnen geistig behinderter
Menschen gewidmet.
Rupert Schmidt, Mag., Soziologe, seit mehreren Jahren in der Betreuung behinderter Menschen, als Initiator von Projekten und in der
Organisation der Mitarbeiterfortbildung tätig.

WUV, 1993, 144 Seiten, broschiert,
öS 188,– / DM 26,– / sFr 24,–
ISBN 3-85114-120-2

WUV-Universitätsverlag

Paulus Hochgatterer (Hg.)

Zur Auflösung
der Großanstalten

Dokumentation stationärer Patienten
einer psychiatrischen Fachabteilung
in einem Allgemeinkrankenhaus

Seit 1986 wurden im Kaiser Franz Joseph-Spital anhand eines Doku-
mentationsbogens Patientendaten in insgesamt 30 Variablen, die
neben den Diagnosen biographische und sozialpsychiatrische Informationen erfassen, festgehalten und elektronisch gespeichert. In der
Studie werden die zwischen 1987 und 1991 erhobenen Daten dargestellt und diskutiert. Insgesamt zeigt sich, daß das Konzept der
gemeindenahen psychiatrischen Versorgung im Rahmen des Allge-
meinkrankenhauses im Vergleich zu den tradierten Modellen in mehreren Bereichen überlegen und damit zukunftsweisend ist.

Facultas, 1995, 76 Seiten, broschiert,
öS 148,– / DM 21,– / sFr 19,–
ISBN 3-85076-373-0

Facultas Universitätsverlag